PANCREATIC
INSUFFICIENCY
MANUAL

膵外分泌不全診療マニュアル

膵性消化吸収不良と膵性糖尿病の診断と治療

編集 **中村光男** 弘前市医師会健診センター所長／弘前大学名誉教授／
東邦大学医学部客員教授

監修 **竹内　正** 日本膵臓学会名誉理事長／東京女子医科大学名誉教授
一瀬雅夫 帝京大学医学部特任教授／
埼玉医科大学消化器肝臓内科客員教授

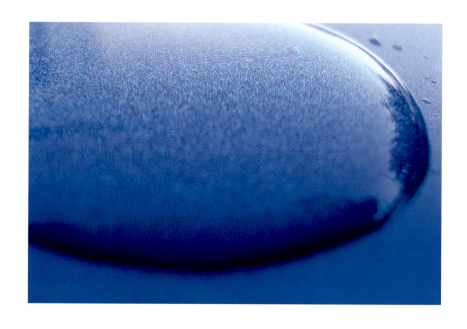

診断と治療社

巻頭カラー口絵

- 巻頭カラー口絵は，本文中のモノクロ画像のうち，カラー画像として提示すべきものを出現順にまとめたものである
- 各カラー口絵の下に示したページ番号は，当該画像の本文掲載ページを示す

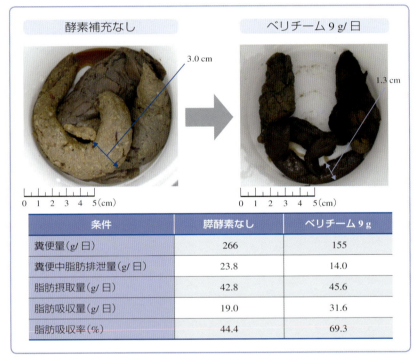

口絵1 本症例における膵酵素補充療法と便性状および脂肪消化吸収能の変化
[p.103]

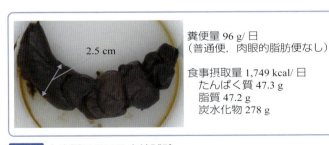

口絵2 本症例における出納試験
慢性膵炎を伴う糖尿病例．2014年7月．
[p.107]

巻頭カラー口絵

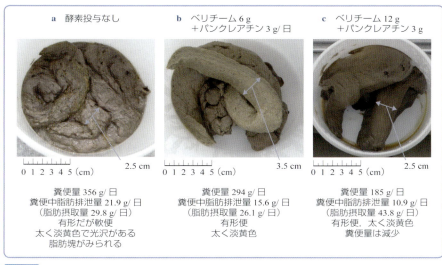

口絵3 本症例における膵酵素補充療法と便性状の変化

81歳女性．膵癌，PD後症例．
[p.117]

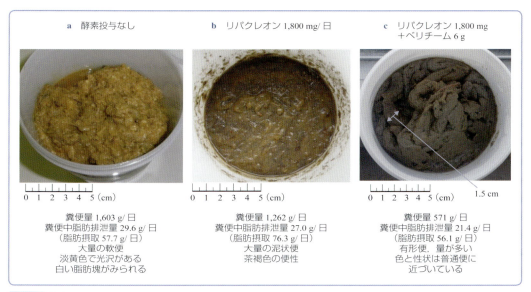

口絵4 本症例における膵酵素補充療法と便性状の変化

膵全摘例．
[p.130]

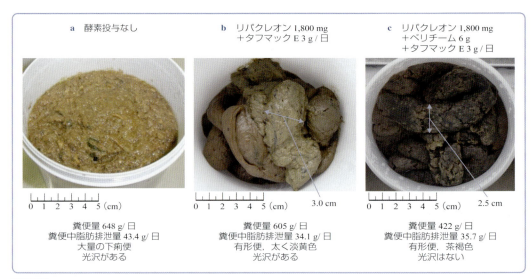

口絵 5 本症例における膵酵素補充療法と便性状の変化

胆管癌 PD 後症例．
[p.138]

便の測定		酵素なし	リパクレオン 1,800 mg	リパクレオン 1,800 mg ＋ベリチーム 6 g
便の測定	便性状（外観）	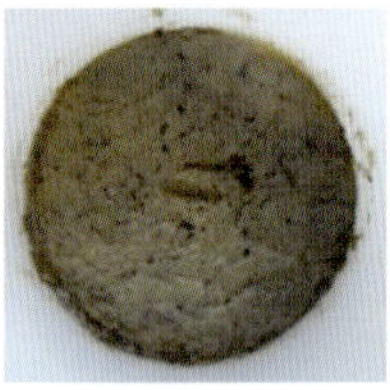	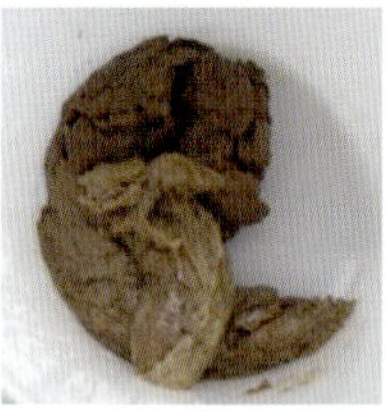	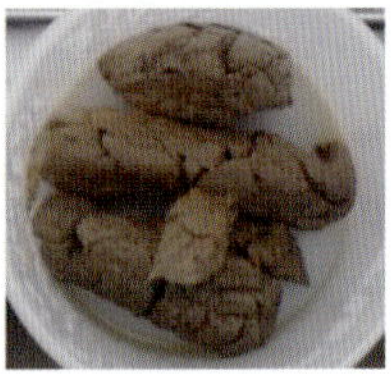
	糞便量(g/日)	301.7	316.7	319.7
	糞便脂肪排泄量(g/日)	13.9	13.2	10.9
	糞便たんぱく排泄量(g/日)	21.9	6.9	-
消化吸収	脂肪吸収量(g/日)	21.3	41.8	45.8
	脂肪吸収率(％)	60.5	76.0	80.7
	たんぱく吸収量(g/日)	36.9	73.0	-
	たんぱく吸収率(％)	62.7	91.4	-
食事調査	エネルギー(kcal/日)	1,519	1,847	1,999
	脂質(g/日)	35.2	55.0	56.7
	たんぱく質(g/日)	58.8	79.9	85.3
	炭水化物(g/日)	238.5	249.9	279.4

口絵 6 本症例における消化酵素補充療法と消化吸収能の変化

胃全摘例．摂取脂肪量は 55.0 g/日に増加，糞便中脂肪排泄量は 13.2 g/日，脂肪吸収量（率）は 41.8 g（76.0 %）となり，約 20 g の脂肪吸収が改善した．
[p.141]

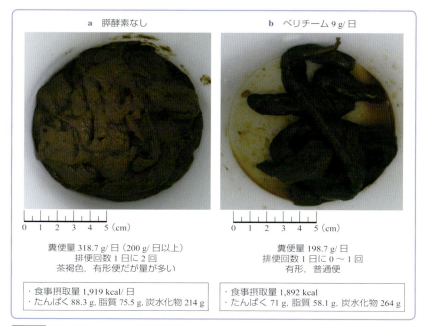

口絵7 本症例における膵酵素補充療法と便性状の変化
2型糖尿病，噴門側胃切除術およびJPI再建術後．
［p.149］

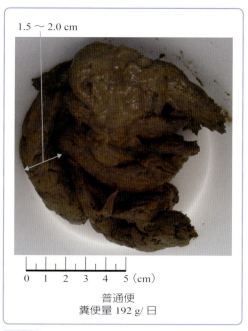

口絵8 本症例における便性状（出納試験）
糖尿病，胃全摘術後例．
［p.152］

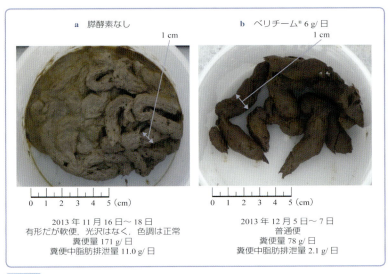

口絵 9 本症例における便性状（出納試験）

糖尿病，SSPPD 後症例．
[p.156]

		治療前	コレスチミド 1,000 mg	コレスチミド 1,000 mg ポリカルボフィルカルシウム 2,500 mg
便の測定	便性状（外観）			
	糞便量(g/日)	1,580	1,196	621
	糞便脂肪排泄量(g/日)	39.4	22.1	7.60
	糞便たんぱく排泄量(g/日)	36.8	27.7	21.9
	胆汁酸排泄量(mg/日) 一次胆汁酸(%)	5,742.4 (47.6)	2,002.1 (44.9)	1,030.4 (36.9)
	中性ステロール(mg/日)	2,171.9	2,248.3	313.0
消化吸収	脂肪吸収量(g/日)	10.6	27.9	42.4
	脂肪吸収率(%)	21.2	55.8	84.8
	たんぱく吸収量(g/日)	33.2	42.3	48.1
	たんぱく吸収率(%)	47.4	60.4	68.7
食事調査	エネルギー(kcal/日)	1,800	1,800	1,800
	脂質(g/日)	50	50	50
	たんぱく質(g/日)	70	70	70
	炭水化物(g/日)	270	270	270
	コレステロール(mg/日)	200	200	200

口絵 10 本症例におけるコレスチミドおよびポリカルボフィルカルシウム投与前後の糞便分析

小腸切除後に低栄養状態に陥った症例．
（長谷川範幸，他：消化と吸収 2007；**30**：5-7 より一部データ引用，改変）
[p.162]

監修の序

　この度,『膵外分泌不全診療マニュアル─膵性消化吸収不良と膵性糖尿病の診断と治療』が出版された.本書の執筆陣は,弘前大学名誉教授/弘前医師会検診センター所長の中村光男先生と中村先生のグループの逸材によるものである.

　中村先生の専門はおもに消化器病(特に膵臓病)と糖尿病であるが,それに関連する膵外分泌不全,消化吸収障害,消化管運動,腸管感染症,胆汁酸代謝,栄養学など多岐にわたる.そのような背景から,糖尿病と慢性膵炎の診断と治療,研究のグループが生まれた.多くの糖尿病専門医は内分泌・代謝疾患を中心に診断と治療,研究にあたっているが,中村先生のグループはこれに加えて,消化器疾患として膵外分泌機能,消化管運動にも着目し,慢性膵炎の膵性糖尿病の治療や膵切除術後の膵内外分泌不全のコントロールを得意としている.

　本書の内容には,最新知見として,膵外分泌機能検査の進歩について中村先生が主導した^{13}C-安定同位元素を用いた呼気試験や,膵外分泌不全の治療における膵酵素補充療法の適応などが含まれているので,ぜひ注目していただきたい.

　中村先生がこれまでに集積されてきた膵外分泌不全症例とその脂肪消化吸収試験(balance study)などの分析データは国内随一である.すでに先生は1998年に『臨床医のための膵性脂肪便の知識─栄養障害・消化吸収不良改善のために』(医学図書出版社)という類書のない啓発書を出版されているが,これは内科医として多くの患者と接しながらも研究に打ち込み,その成果をまとめて膵性脂肪便について解説したものである.本書の発刊はその延長線上にある集大成ともいえよう.

　中村先生は2013年に弘前大学を退官されており,図らずも本書が時宜を得て退官記念誌にもなったことは大変喜ばしい限りである.筆者が中村光男先生との出会いの運に恵まれてから約30年もの時が流れた.今回本書を前にして,あらためて彼のもつ持続的な知的エネルギーを感じている次第である.

　本書を多くの臨床医,研究者の手元に置いていただき,膵臓病学の一大テーマである膵外分泌不全の診療について関心を持たれ,日本の膵臓病学のさらなる発展に寄与されることを願うものである.

2017年9月吉日

監修
日本膵臓学会名誉理事長/東京女子医科大学名誉教授
竹内　正

編集の序

　本書は，1998年に出版された『臨床医のための膵性脂肪便の知識』(医学図書出版)の続編である．同書の出版から20年近くが経過し，その間には膵外分泌不全の診断と治療にも著しい進歩と発展があった．そこで改訂版を出そうと考えていたところ，時宜を得て，一瀬雅夫先生と，診断と治療社の相浦健一氏から本書出版の勧めがあり，お引き受けすることにした．おふた方の叱咤激励もあり，ここに上梓できることは感謝の念に堪えない．

　膵疾患の機能的末期像は膵内外分泌不全であり，より具体的には膵性消化吸収不良(脂肪便)と膵性糖尿病がおもな病態となる．前者は膵酵素分泌不全(膵外分泌不全)，後者はインスリン分泌不全(膵内分泌不全)に由来する．

　膵酵素分泌不全では，脂肪，たんぱく，炭水化物の3大栄養素の(消化)吸収不良のほか，コレステロール，脂溶性ビタミン，胆汁酸などの吸収不良も相まって，複雑な病態を呈する．そのため，膵酵素分泌不全の診療では適宜の栄養評価が不可欠となる．

　栄養を規定する大きな因子は十分量の食事摂取であることに異論はない．しかし，現在のわが国では，栄養過多に基づく生活習慣病の考え方が広く行きわたっており，膵性糖尿病に対しても，いわゆる一次性糖尿病(2型糖尿病)と同様に，血糖評価に基づく極端な食事制限が指示されていることも稀ではない．

　本書では，慢性膵炎に基づく膵内外分泌不全に対して，①十分な食事摂取が必要であり(食事摂取)，不全という病態に対しては，②膵酵素補充療法(消化吸収不良)とインスリン療法を行うことで低血糖，栄養障害を引き起こさず，③良好な栄養状態(栄養評価)のもとでQOLが維持されれば，予後が改善し得ることを明らかにしている．また，慢性膵炎以外に，近年診断・治療法の著しい進歩がみられる膵癌，膵内胆管癌などに施行する膵全摘を含む膵切除後の膵内外分泌不全状態に対して，前述した十分な食事摂取とともに，膵酵素補充療法，インスリン療法が有用であることも随所に示した．

　筆者らは，これら3つを統合して，膵内外分泌不全に対する「三位一体」と名づけている．この三位一体の考え方を基本とすることで，チーム医療，特に栄養サポートチーム(nutrition support team; NST)を行っている各病院において，患者にとってより有益な結果をもたらすことができると考えている．

　本書は，臨床医(研修医はもちろんのこと，消化器専門医，糖尿病専門医の先生方も)，(管理)栄養士，臨床検査技師，看護師などを読者対象とし，膵内外分泌不全の病態を理解し，治療を含む三位一体の考え方を習得するのに最適な書となったと考えている．さらに，病院薬剤師にとっては，服薬指導(膵消化酵素製剤とインスリン製剤)を含め，膵機能不全を正しく理解するのに役立つ．本書が広く読まれ，患者の予後，QOL改善に寄与することを期待したい．

　最後に，本書の編集にあたり，極めて多忙な診療や研究の時間を割いて原稿をお寄せくださった先生方に感謝するとともに，長年にわたり私達をお導きくださった竹内 正先生に，この場を借りて深甚な感謝の意を表す．

2017年9月吉日

編集
弘前市医師会健診センター所長/弘前大学名誉教授/東邦大学医学部客員教授
中 村 光 男

執筆者一覧

編集

中村光男	弘前市医師会健診センター所長 / 弘前大学名誉教授 / 東邦大学医学部客員教授

監修

竹内　正	日本膵臓学会名誉理事長 / 東京女子医科大学名誉教授
一瀬雅夫	帝京大学医学部特任教授 / 埼玉医科大学消化器肝臓内科客員教授

執筆者（執筆順，肩書略）

中村光男	弘前市医師会健診センター所長 / 弘前大学名誉教授 / 東邦大学医学部客員教授
柳町　幸	弘前大学医学部附属病院内分泌内科・糖尿病代謝内科講師
町田光司	まちだ内科クリニック理事長 / 青森警察医会会長
今村憲市	今村クリニック院長 / 弘前市医師会会長
松本敦史	弘前市立病院内分泌代謝科科長兼医療連携室室長
野木正之	弘前市医師会健診センター
丹藤雄介	弘前大学大学院保健学研究科生体検査科学領域教授 / 地域保健医療教育研究センターセンター長
三上恵理	弘前大学医学部附属病院栄養管理部主任管理栄養士
横山麻実	弘前大学医学部附属病院栄養管理部管理栄養士
石岡拓得	一般財団法人愛成会弘前愛成会病院栄養科科長
田中　光	青森市民病院糖尿病内分泌内科部長
黒田　学	天野エンザイム株式会社岐阜研究所メディカル用酵素開発部研究員
洪　　繁	慶應義塾大学医学部坂口光洋記念システム医学講座准教授
柳町悟司	東北女子短期大学生活科准教授
野田　浩	のだ眼科・血管内科クリニック院長
中山弘文	弘前大学大学院医学研究科内分泌代謝内科医員
佐藤衆一	津軽保健生活協同組合健生病院外科科長
佐藤江里	弘前大学医学部附属病院内分泌内科・糖尿病代謝内科助教

編集・監修者紹介

■編集

中村光男（なかむらてるお）

[略　歴]

- 1948 年　札幌生れ
- 1974 年　弘前大学医学部卒業
- 1978 年　弘前大学大学院医学研究科修了．医学博士
- 1996 年　弘前大学医学部第三内科助教授
- 2001 年　弘前大学医学部保健学科病因・病態検査学講座教授
- 2013 年　退官．弘前市医師会健診センター所長，弘前大学名誉教授，東邦大学医学部客員教授
- 現　在　日本膵臓病研究財団理事，日本消化吸収学会理事長，日本安定同位体・生体ガス医学応用学会理事長，日本膵臓学会名誉会員など

[主要著書]

- ・臨床医のための膵性脂肪便の知識[竹内 正(監)，加嶋 敬(編)，医学図書出版]
- ・膵炎の人の食卓(保健同人社)
- ・糖尿病患者のためのインスリン療法の実際[後藤由夫(監訳)，中村光男(訳)，丸善出版]
- ・膵臓からの魔法物質：膵外分泌研究と有効物質パンクレアチンの歴史[竹内 正(監訳)，中村光男(訳)，エルゼビア・ジャパン]

■監修

竹内　正（たけうちただし）

[略　歴]

- 1929 年　東京生まれ
- 1955 年　千葉大学薬学部薬学科卒業
- 1959 年　東京大学医学部医学科卒業
- 1960 年　東京大学第一内科研究生
- 1964 年　国立がん研究センター病院内科医員(厚生技官)
- 1966 年　米国ペンシルベニア大学医学部生化学教室 Faculty-Stuff，およびフィラデルフィア総合病院臨床研究センター研究員(厚生省より出向)
- 1968 年　帰国．現職に復帰
- 1973 年　国立がん研究センター病院内科医長
  　　　　東京女子医科大学消化器病センター内科教授
- 1995 年　東京女子医科大学名誉教授
  　　　　公益財団法人日本膵臓病研究財団理事長
- 1996 ～ 1998 年　国際膵臓学会会長
- 1998 年　日本膵臓学会名誉理事長

<small>いちのせまさ お</small>
一瀬雅夫

[略　歴]

1951 年	東京生まれ
1977 年	東京大学医学部医学科卒業
1979 年	東京逓信病院内科医員（郵政技官）
1989 年	東京大学医学部附属病院第一内科助手
1990 年	東京大学保健センター非常勤講師（併任）
1998 年	東京大学医学部付属病院消化器内科講師
2000 年	和歌山県立医科大学第二内科教授
2001 年	和歌山県立医科大学附属病院中央内視鏡部長
2012 年	埼玉医科大学消化器内科・肝臓内科客員教授
2014 年	和歌山県立医科大学附属病院副院長
2015 年	帝京大学医学部客員教授
2017 年	帝京大学医学部特任教授，和歌山県立医科大学名誉教授
現　在	日本内科学会功労会員，日本消化器内視鏡学会理事，日本消化器病学会理事，日本消化器がん検診学会理事，日本消化器関連学会機構（JDDW）理事，日本消化吸収学会理事，日本がん検診診断学会理事，日本神経消化器病学会理事，日本高齢消化器病学会理事など

目次

巻頭カラー口絵 …………………………………………………………………………………… *ii*
監修の序　竹内　正 ……………………………………………………………………………… *vii*
編集の序　中村光男 ……………………………………………………………………………… *viii*
執筆者一覧 ………………………………………………………………………………………… *ix*
編集・監修者紹介 ………………………………………………………………………………… *x*

第1章　総論―膵外分泌不全診療の基礎

1　食事，消化吸収，栄養の三位一体　中村光男 ……………………………………………… *2*

2　膵外分泌不全の診断
- **a**　糞便による膵外分泌不全診断　柳町　幸，中村光男，町田光司，今村憲市 …………… *7*
- **b**　PFD試験　松本敦史，中村光男，今村憲市，町田光司 ………………………………… *12*
- **c**　呼気試験①―全般　野木正之，中村光男 ………………………………………………… *16*
- **d**　呼気試験②―^{13}C-BTA呼気試験　松本敦史，中村光男 ……………………………… *25*
- **e**　呼気試験，糞便中脂肪排泄量を測定せずに膵外分泌不全を診断するには　丹藤雄介 … *29*

3　膵外分泌不全の治療
- **a**　膵外分泌不全の食事療法①―食事調査表を用いた正確な食事評価
　　　三上恵理，横山麻実，石岡拓得，中村光男 ……………………………………………… *33*
- **b**　膵外分泌不全の食事療法②―食事摂取量（指示量）の考え方
　　　田中　光，松本敦史，三上恵理，中村光男，柳町　幸 ………………………………… *41*
- **c**　膵外分泌不全の食事療法③―酸素消費量をもとにした基礎代謝の応用
　　　石岡拓得，柳町　幸，中村光男 …………………………………………………………… *47*
- **d**　膵酵素製剤　黒田　学，洪　繁 …………………………………………………………… *53*
- **e**　膵性糖尿病におけるインスリン製剤の使い方　丹藤雄介 ……………………………… *57*
- **f**　消化吸収不良の考え方①―脂肪，たんぱく質，炭水化物　野木正之，中村光男 …… *61*
- **g**　消化吸収不良の考え方②―腸内細菌過剰症候群　柳町悟司，中村光男 ……………… *68*
- **h**　膵酵素補充療法と栄養評価―栄養指標の考え方
　　　田中　光，松本敦史，三上恵理，中村光男，柳町　幸 ………………………………… *89*
- **i**　食事ができないときの補助療法　丹藤雄介 ……………………………………………… *95*

第2章 各論―膵酵素補充療法の実際

1 慢性膵炎
- a 膵酵素補充療法が有効であった慢性膵炎・膵性糖尿病症例　丹藤雄介 ……………… **98**
- b 膵内外分泌不全症例で，膵酵素補充療法が有効だと血糖は上昇する　松本敦史，中村光男 … **101**
- c ^{13}C-BTA 呼気試験と出納試験の結果が解離していた場合の解釈
  ―慢性膵炎を伴う糖尿病例での検討　松本敦史，野田　浩，中村光男 ……………… **106**
- d 有痛性末梢神経障害，自律神経障害を伴った膵性糖尿病（アルコール性石灰化慢性膵炎）例
  　松本敦史，中村光男，今村憲市 …………………………………………………………… **110**

2 膵切除術後
- a 脂肪便を改善するために必要な膵酵素量　松本敦史，中村光男，今村憲市，町田光司 ……… **116**
- b 良好な栄養状態を保つには適切な膵酵素補充療法の継続が必要
  ―膵切除術後10年の長期経過例　松本敦史，中村光男 …………………………………… **122**
- c 膵全摘例に対する膵内外分泌補充療法の実際　松本敦史，中村光男 …………………… **127**
- d 糖尿病を合併しても膵外分泌不全とはかぎらない
  　柳町　幸，中山弘文，中村光男，今村憲市 ……………………………………………… **132**
- e 脂肪便が改善されなくても，脂肪吸収量が増加すれば栄養状態は改善する
  　松本敦史，中村光男 ………………………………………………………………………… **136**

3 胃切除術後
- a 胃全摘例での膵酵素補充の考え方　柳町　幸，中山弘文，中村光男 …………………… **140**
- b 糖尿病を合併した胃切除術後症例―膵酵素補充療法で血糖は上昇するか
  　松本敦史，佐藤衆一，中村光男 …………………………………………………………… **145**
- c 胃全摘術後の問題点―食事摂取量の低下に伴う低血糖と栄養障害　松本敦史，中村光男 …… **150**

4 酵素補充療法後にもかかわらず栄養状態が悪化した例　松本敦史，中村光男 ……………… **154**

5 小腸切除と膵疾患の差　柳町　幸，町田光司，中村光男 …………………………………… **159**

6 膵酵素補充療法の問題点―ベリチーム®とパンクレリパーゼを中心に　松本敦史，中村光男 … **166**

7 長期生存例の特徴―慢性膵炎例および膵切除例　佐藤江里，丹藤雄介 …………………… **169**

第3章 附　録

1　薬剤一覧　　石岡拓得，中村光男 …………………………………………………………… *174*

監修を終えて　　一瀬雅夫 ……………………………………………………………………… *179*
和文索引 ……………………………………………………………………………………………… *180*
欧文 - 数字索引 ……………………………………………………………………………………… *183*

第1章

総論―膵外分泌不全診療の基礎

1 食事，消化吸収，栄養の三位一体

中村光男　弘前市医師会健診センター所長／弘前大学名誉教授／東邦大学医学部客員教授

近年，膵機能不全患者に対する膵酵素補充療法が広く行われるようになってきたが，その適応，予後の問題は未解決である．

ところで，わが国では従来，膵酵素製剤投与の適応は「消化異常症状の改善」という漠然とした症状が目的であり，またこれが保険病名であった．故石川誠先生は，同病名のほかに膵外分泌不全に対して，日本薬局方パンクレアチンの大量療法，すなわち40 g/日もの大量投与で脂肪消化吸収が改善することを1964年にすでに報告している[1]．しかし，糞便中脂肪排泄測定は普及せず，膵疾患は消化吸収を除いた診断面で研究がなされてきた．

一方，欧米では，1973年にDiMagnoら[2]が，膵外分泌機能（リパーゼ分泌）が健常者の1/10以下に減少する（膵外分泌不全）と，100 g/日脂肪摂取下の糞便中脂肪排泄量は7 g/日を超え，いわゆる「脂肪便（steatorrhea）」になることを報告した．1986年には，ドイツでもLankisch[3]が同様の報告をしている．

わが国では，筆者らが1995年にパンクレオザイミン・セクレチン（P-S）試験で得られたアミラーゼ分泌量と，40〜60 g/日脂肪摂取下の糞便中脂肪排泄量を比較検討した．その結果，アミラーゼ分泌量が健常者の15 %以下になると，脂肪便（糞便中脂肪排泄量 5 g/日以上）が認められることを報告した（図1）[4]．これらの結果から，膵外分泌のうちの膵酵素の種類，膵酵素予備能の量的関係，人種，食事摂取量などを問わず，脂肪消化の予備能は85〜90 %であると考えられた．

わが国における膵外分泌不全（脂肪便）に関する研究は，欧米に比して10〜20年程度遅れているが，筆者らは1993年頃から膵外分泌不全という日本人膵疾患の病態に関する臨床的検討からの論文を投稿するようになった[5-8]．近年では「膵外分泌不全」という概念は定着しつつあるが，中には誤った理解も少なくない．誤りの原因の1つは食事療法のことで

あり，もう1つは膵消化の予備能検査のことである．

食事の問題

膵機能不全患者の主体は，非代償期慢性膵炎および膵切除術後例（膵全摘，膵頭十二指腸切除，体尾部切除．原疾患はおもに膵癌，膵内胆管癌，囊胞性膵疾患，慢性膵炎の疼痛除去等）である．また，わが国では囊胞性線維症（cystic fibrosis；CF）は少ないが，無視できない疾患である[9]．

1 脂肪制限

膵機能不全患者が食欲を有していれば食事，特に脂肪を30 g/日以下などと制限する必要はない．ところが，病院によっては，また主治医や（管理）栄養

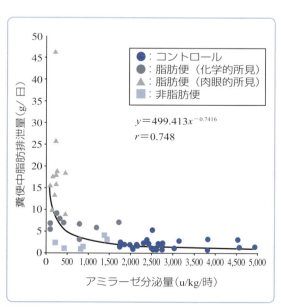

図1 糞便中脂肪排泄量とアミラーゼ分泌量との相関

（Nakamura T, *et al*: *J Gastroenterol* 1995; **30**: 79-83）

士によっては，膵機能不全は膵疾患と考え（すなわち，急性膵炎回復期，慢性膵炎再燃などと同じで），脂肪制限を行うべきという誤った考えが多い．しかし，膵疾患における食事は，膵疾患の病態，病期に応じて行うべきである．さらに，膵外分泌不全患者は一般に糖尿病（膵性）を合併することが多く，糖尿病食などの極端なカロリー制限食を指示される場合が多い．

膵疾患で脂肪制限を行う根拠として，脂肪摂取による膵臓痛の誘発があげられる．膵（胆嚢）を刺激する脂肪摂取量は食事1回当たり脂肪20 g以上である．逆に1回の食事中脂肪を10 g以下[10]にしたり，または30 g/日以下では脂肪によってコレシストキニン（CCK）分泌が誘発されづらく，膵臓痛（腹痛，背部痛）の発生は抑制されることが多い．

❷ カロリー制限

もう1つの誤りやすい食事療法の考え方は，膵性糖尿病（pancreatic diabetes）におけるカロリー制限である．この場合，「糖尿病」という病名のために，1,200 kcal/日（脂肪35 g/日程度）などと指示されることが多い．しかし，筆者らは，通常の糖尿病患者よりも多めに指示することが多い．なぜなら，膵機能不全患者は栄養障害を伴うことが多いからである．

膵外分泌不全の診断

膵外分泌不全の診断は正確でなければならない．現在わが国で用いられている膵外分泌機能検査のうち，保険診療で行えるのはpancreatic function diagnostant（PFD）試験［ベンゾイル-L-チロシル-パラアミノ安息香酸（BT-PABA）試験］のみであるが，同検査は膵外分泌障害の検出を目的とした検査である．さらに，高齢者の腎機能障害［推定糸球体濾過量（eGFR）の低下］，前立腺肥大，過活動膀胱，糖尿病性神経障害による膀胱機能障害などでは尿中パラアミノ安息香酸（PABA）の回収率が低下し，膵機能が正常でも膵外分泌障害と診断されることが少なくない[11]．極端にいえば，膵外分泌障害がなくても，腎・膀胱機能の状態によっては膵外分泌障害と診断されてしまう．さらに，eGFRは糖尿病の病期によって過剰濾過（hyperfiltration）になり[12]，それに伴って尿中PABA排泄量も多くなるため，膵外分泌機能の正確な診断はできない．

最も正確な膵外分泌機能検査は消化吸収の出納試験（balance study）（わが国では40〜60 g/日脂肪摂取下）で，糞便中脂肪排泄量5 g/日以上で膵外分泌不全（脂肪便）と診断される[4]．測定には，van de Kamer法[13]あるいはガス液体クロマトグラフィー（gas-liquid chromatography：GLC）法[14]がおもな分析法として用いられる．糞便（3日間の蓄便）が煩雑な場合は，筆者らが確立したベンゾイル-L-チロシル-[1-^{13}C]アラニン（^{13}C-BTA）を用いた呼気試験[11,15]を利用するとよい．

慢性膵炎と診断された場合でも，食事による脂肪摂取量が少ないと脂肪便にならないこともある．食事による脂肪摂取量が40 g/日未満であれば，慢性膵炎患者の脂肪便出現率は28％である．一方，40 g/日以上であれば，慢性膵炎患者の脂肪便出現率は56％となる（糞便中脂肪排泄量が10 g/日以上の患者について検討すると，前者では8％であるが，後者は37％であった）．すなわち，食事による脂肪摂取量が少なすぎると，慢性膵炎でも脂肪便になりにくい[16]．

また，膵全摘患者（膵外分泌はほぼゼロ）に脂肪を40 g/日摂取させると，20 g程度は消化吸収されることもある（表1）[15]．

表1 膵機能不全患者の脂肪吸収能

	脂肪摂取量 (g/日)	糞便中脂肪量 (g/日)	脂肪吸収量 (g/日)
膵全摘患者 ($n = 3$)	45.1 ± 8.8	25.4 ± 7.4	19.7 ± 1.6
PD患者 ($n = 5$)	47.0 ± 8.4	19.1 ± 9.3	27.9 ± 8.8

PD：膵頭十二指腸切除術．
（Matsumoto A, et al: *J Soc Med Applic Stable Isotope Biogas* 2012; **4**: 4-17）

表2 膵外分泌不全患者の脂肪消化吸収能（石灰化膵炎例）

脂肪摂取量（日）	40 g	40 g	40 g ＋バター 30 g	40 g ＋コーンオイル 30 g	40 g ＋バター 30 g ＋シバラーゼ A24C	40 g ＋コーンオイル 30 g ＋シバラーゼ A12C
糞便中脂肪量（日）	17.8 g	22.5 g	43.4	50.1	25.1 g	29.6 g
脂肪吸収量（日）	22.2 g	17.5 g	26.6 g	19.9 g	44.9 g	40.4 g
	(平均 19.9g)		(平均 23.3g)		(平均 42.7g)	

食事 1,600 kcal/日，脂肪 40 g/日．
（中村光男，他：胆と膵 2016；37：123-128）

次に，食事による脂肪摂取を増加させて脂肪吸収量を測定した結果を表2[5]に示す．膵外分泌不全（石灰化膵炎）患者に 1,600 kcal/日（脂肪 40 g/日）を投与すると，便脂肪は約 20 g であった．さらに，30 g のバターあるいはコーンオイルを加えて計 70 g/日 の脂肪摂取量にすると，糞便中脂肪量は加えた分だけ増加した．すなわち，脂肪吸収量は投与脂肪量に依存せず，一定であると考えられる．したがって，20 g/日前後の食事負荷（摂取）では脂肪便として認められないことが多くなる．もちろん，脂肪便を認めない場合は，膵外分泌不全が存在しても膵酵素補充療法の適応にならないと考えられる．

食事療法，膵酵素補充療法，インスリン療法とも，いずれも予後を改善させるための手段であることを認識することが重要である．現在では，これらの方法によって非代償期慢性膵炎の治療はほぼ満足いくものとなった．一方，膵切除術後の膵内外分泌不全の病態および治療の問題は，まだ十分に解明されてはいない．

膵性糖尿病患者の検査

膵外分泌不全があると，膵内分泌不全，すなわち膵性糖尿病を合併することが多い．そのため，「糖尿病」という病名のもとに，医師，看護師，（管理）栄養士，また家族などは極端なカロリー制限食（糖尿病食）を患者に指示する場合が多い．

さらに，高齢の膵機能不全患者には，カロリー制限のみならず，たんぱく質，脂肪の制限を指示する．特にたんぱく源としての肉食や，獣肉由来の脂肪制限がなされることが多い．そのため，低アルブミン血症（低蛋白血症）に至る例も少なくない．しかしながら，糖尿病外来でフォローされている膵性糖尿病患者は，血糖，HbA1c，尿検査はなされるが，血清アルブミン，総コレステロールなどの栄養指標のチェックを受けていないことが多い．

食事，消化吸収，栄養の三位一体の考え方

膵外分泌不全患者では，脂肪を含む 3 大栄養素を十分に摂取させたのちに膵酵素補充療法がなされるべきである．そのためには膵外分泌不全を診断できる検査を行い，膵外分泌不全患者には脂肪やたんぱく質を十分に含んだ食事を指示し，そこで初めて膵酵素補充療法を行うべきである．膵外分泌不全に加えて，膵内分泌不全，すなわち膵性糖尿病の治療は原則的にインスリン療法である．しかし，脂肪便以外に炭水化物の吸収不良が存在する場合にインスリン療法のみに依存すると，予期せぬ時間も含め，低血糖を生じさせるおそれがある．そのような患者では，まず十分な膵酵素補充療法を行い，血糖を上昇させてからインスリン療法を行うと，低血糖もあまり起こさずに，よい糖尿病コントロールを行うことができる．すなわち，膵外分泌不全の治療は，①食事摂取量，②消化吸収能，③栄養指標を考慮した三位一体[17]であることをあらためて強調したい．

膵性糖尿病患者に医師がなすべきこと

医師，研修医，看護師，（管理）栄養士，そして患者自身は，膵性糖尿病は他の糖尿病とは異なる[18,19]ことを知る必要がある．せっかく「膵性糖尿病」という病名があっても，他疾患で他院に外来通院や入院したりすると，いつの間にか膵性糖尿病という病名は消失し，単なる「糖尿病」になってしまうこともある．また，膵酵素製剤の臨床的効果に関する十分な認識がないと，単なる補助的な胃薬に類似したもの

表3	膵性糖尿病患者に医師がなすべきこと
1	入院，外来通院中に糖尿病の病型（膵性糖尿病か），膵外分泌不全の有無を明らかにする．
2	紹介状には膵性糖尿病，膵外分泌不全のことをわかりやすく書く．
3	患者には糞便を自分で観察することを指示し，量，臭い，性状について教える．
4	「糖尿病」という病名で極端な食事制限を行わない．
5	インスリン使用患者には，できるだけ血糖自己測定（SMBG）を指導する．
6	低血糖の症状，低血糖からの回復にはどうすればよいかを細かく指導する．また，家族にも勉強してもらう．

のように考えて，処方されなくなっていることもしばしば経験される．膵酵素製剤には痛みがとれるような速効性がないため，効果の確認がむずかしいものと考えられる．したがって，医師は膵性糖尿病患者に対して，表3に示す対処をなすべきである．

消化吸収不良は脂肪だけではない

膵性脂肪便がある場合，消化吸収不良は脂肪だけではないことが多い．消化吸収不良には，ほかに炭水化物，たんぱく質，コレステロール，内因性の胆汁酸などがある[20-22]．さらに顕性化することは稀であるが，脂溶性ビタミン[23]をはじめ，水溶性ビタミン，微量元素欠乏なども不顕性に欠乏している可能性があることを考慮する必要がある．

脂肪の消化吸収には胆汁酸，モノグリセリド，脂肪酸によるミセル形成を必要とするため，膵酵素（リパーゼ）不足以外に上部消化管のpHも関係していることを念頭に置くべきである[24-26]．炭水化物，たんぱく質の（消化）吸収不良は脂肪便患者の約60%にみられる[20, 21]．

まとめ

食事療法，膵酵素補充療法，インスリン療法とも，いずれも予後を改善させるための手段であることを意識しなければならない．これらの方法によって，慢性膵炎の治療はほぼ満足のいくところまできたが，膵切除後の膵内外分泌不全の病態および治療の問題は，bacterial overgrowth syndrome（腸内細菌過剰症候群）を含めて，まだ十分に解明されていない．

栄養の悪い膵疾患患者では，まず食事調査が重要となろう．食事が不十分であれば増加させる．アルコールはカロリーとして計算するが，栄養とは考えない．

次に，食事が十分摂取された状態で，糞便量測定，臭いが強くないか，手術例では術前より糞便量が増加したか，慢性膵炎であれば痛みのある時期と比較して糞便量が増加したかなど，糞便の変化について問診するとともに，肉眼的観察[27, 28]を行うべきと考える．

次いで，消化吸収機能，特に膵疾患では糞便中脂肪測定を行う．また，呼気中$^{13}CO_2$を測定する^{13}C-BTAを用いた膵外分泌機能検査を行う．PFD試験（BT-PABA試験）は年齢と糖尿病合併症の影響を大きく受ける（すなわち，eGFR，膀胱機能等）[29, 30]．さらに同時に，体重変化，膵性糖尿病の有無と程度，血糖，HbA1c，グリコアルブミン，さらに蓄尿して尿糖量，尿中C-ペプチド濃度，尿中窒素の測定を行う．

最後に，食事が十分摂取されて膵機能不全があるなら膵酵素の補充，血糖上昇については，少量ずつインスリンを投与する（基礎分泌には持効型あるいは中間型インスリン，追加分泌には超速効型インスリンを補充する[18]）．

糖尿病罹病期間の長い患者では，自律神経機能（心電図RR間隔[30]），胃排泄機能[31-33]，低血糖に対する症状の変化（いわゆるアドレナリン症状の欠如，中枢神経症状の出現等）に注意する[34, 35]．病態の情報はできるだけ患者にフィードバックすることが重要である．

本書では，折に触れてこれらの問題点について言及しているので，ぜひ参考にしていただきたい．

■文献■

1) 石川　誠，他：内科的治療法（主として消化吸収面から）．日消誌 1964；**61**：402-407.

2) DiMagno EP, et al: Relations between pancreatic enzyme ouputs and malabsorption in severe pancreatic insufficiency. *N Engl J Med* 1973; **288**: 813-815.

3) Lankisch PG, et al: Functional reserve capacity of the exocrine pancreas. *Digestion* 1986; **35**: 175-181.

4) Nakamura T, et al: Steatorrhea in Japanese patients with chronic pancreatitis. *J Gastroenterol* 1995; **30**: 79-83.

5) 中村光男，他：膵外分泌機能不全の診断法の進歩と膵酵素補充療法の問題点．胆と膵 2016；**37**：123-128.

6) 竹内　正，他：薬の知識　パンクレリパーゼ．臨消内科 2012；**27**：383-386.

7) Nakamura T, et al: Short-chain carboxylic acid in the feces in patients with pancreatic insufficiency. *Acta Gastroenterol Belg* 1993; **56**: 326-331.

8) Nakamura T, et al: Pancreatic steatorrhea, malabsorption, and nutrition biochemistry: a comparison of Japanese, European, and American patients with chronic pancreatitis. *Pancreas* 1997; **14**: 323-333.

9) 石黒　洋，他：小児における膵外分泌機能不全の診断と治療—嚢胞性線

維症を中心に―. 胆と膵 2016；**37**：197-201.

10) 丹藤雄介, 他：膵炎患者および健常者において経口脂肪負荷による血中CCK分泌動態の臨床的検討. 消化管ホルモンXV. 医学図書出版, 1997；52-55.

11) 松本敦史, 他：^{13}C-dipeptide呼気試験とBT-PABA試験との比較. 胆と膵 2016；**37**：149-156.

12) 日本糖尿病学会：糖尿病専門医研修ガイドブック. 診断と治療社, 2012：207-277.

13) Van de Kamer JH, *et al*: Rapid method for the determination of fat in feces. *J Biol Chem* 1949; **177**: 347-355.

14) Nakamura T, *et al*: Faecal lipid excretion levels in normal Japanese females on an unrestricted diet and a fat-restricted diet measured by simultaneous analysis of faecal lipids. *J Int Med Res* 1992; **20**: 461-466.

15) Matsumoto A, *et al*: Study of the reserve capacity of pancreatectomy patients based on fecal fat excretion and the Benzoyl-L-tyrosyl-[l-^{13}C]alanine breath test. *J Soc Med Applic Stable Isotope Biogas* 2012; **4**: 4-17.

16) Nakamura T, *et al*: Study on pancreatic insufficiency（chronic pancreatitis）and steatorrhea in Japanese patients with low fat intake. *Digestion* 1999; **60**: 93-96.

17) 中村光男：膵機能検査法への挑戦―膵内外分泌補充療法のために―. 膵臓 2012；**27**：1-8.

18) 中村光男, 他：慢性膵炎の膵酵素補充療法とインスリン治療. 治療学 2006；**40**：1111-1113.

19) 中村光男, 他：膵内外分泌不全に対する膵消化酵素及びインスリン補充療法. 膵臓 2007；**22**：454-461.

20) 渡辺 拓, 他：膵外分泌不全患者におけるcarbohydrate malabsorption診断のための呼気中水素濃度の測定. 消化と吸収 1999；**21**：45-48.

21) 野木正之, 他：Ninhydrinを用いた窒素定量法の開発と膵外分泌機能不全患者における蛋白消化吸収能への応用. 消化と吸収 2006；**29**：36-40.

22) 中村光男, 他：胆汁酸の腸肝循環破綻と脂肪消化吸収障害. 消化器科 2003；**36**：87-94.

23) Nakamura T, *et al*: Fat-soluble vitamins in patients with chronic pancreatitis（pancreatic insufficiency）. *Acta Gastroenterol Belg* 1996; **59**: 10-14.

24) 山田尚子, 他：食事負荷試験による慢性膵炎患者の管腔内脂肪消化吸収過程の分析. 日消誌 1995；**92**：1169-1177.

25) 荒井雄樹, 他：慢性膵炎患者における胃内pH及び小腸内pH変動に関する検討. 膵臓 1996；**11**：223-230.

26) Nakamura T, *et al*: Effect of omeprazole on changes in gastric and upper small intestine pH levels in patients with chronic pancreatitis. *Clin Ther* 1995; **17**: 448-459.

27) Nakamura T, *et al*: Can pancreatic steatorrhea be diagnosed without chemical analysis? *Int J Pancreatol* 1997; **22**: 121-125.

28) 中村光男：脂肪摂取と消化吸収不良・軟便・下痢. 日本医事新報 2012, **4608**：67-70.

29) 松本敦史, 他：PFDテスト（Bentiromide試験）. 三橋知明（編）：臨床検査ガイド2015年改訂版. 文光堂, 2015：232-234.

30) 松本敦史, 他：^{13}C-dipeptide呼気試験とBT-PABA試験との比較. 胆と膵 2016；**37**：149-156.

31) 中村光男, 他：糖尿病gastroparesisの臨床像―特に自覚症状及び食後血糖の変化について―. 臨牀と研究 1995；**72**：2640-2645.

32) 笠井富貴夫, 他：糖尿病にみられる消化管運動障害. *Pharma Medica* 1990；**8**：65-69.

33) Ishii M, *et al*: Erythromycin derivative improves gastric emptying and insulin requirement in diabetic patients with gastroparesis. *Diabetes Care* 1997; **20**: 1134-1137.

34) Nakamura T, *et al*: Decreased counterregulatory hormone responses to insulin-induced hypoglycemia in patients with pancreatic diabetes having autonomic neuropathy. *Tohoku J Exp Med* 1994; **174**: 305-315.

35) Накамура Тэруо（Nakamura T）, *et al*: Содержание 3-гидроксимасляты, свободного инсулина и глюкагона у больных панкреатическим диабетом. *Probl Endocrinol* 1995; **41**: 7-10.

2 膵外分泌不全の診断

a　糞便による膵外分泌不全診断

柳町　幸　弘前大学医学部附属病院内分泌内科・糖尿病代謝内科
中村光男　弘前市医師会健診センター所長/弘前大学名誉教授/東邦大学医学部客員教授
町田光司　まちだ内科クリニック
今村憲市　今村クリニック

　脂肪便とは，脂肪消化吸収障害によってもたらされる脂肪を多く含む糞便のことである．膵疾患が原因であれば，膵外分泌機能が85％以上障害されると脂肪消化吸収障害がもたらされることが知られている．

　臨床では「脂肪便（steatorrhea）＝下痢（diarrhea）」と認識されている場合が多いが，原因疾患によって脂肪便の特徴は異なり，「脂肪便＝下痢」と認識していると見落としてしまう可能性が高い．

　慢性膵炎や膵切除術後，膵癌に伴う膵外分泌不全がもたらす膵性脂肪便は有形便であることが多い．一方，小腸疾患や小腸切除が原因の小腸性脂肪便は下痢便であることが多い．したがって，脂肪便を正確に診断するには，その特徴をよく理解しておくことが重要である．

　本項では，脂肪便の診断基準，脂肪便の診断法について概説する．

脂肪便の診断基準

　脂肪便は欧米と日本では診断基準が異なることに注意が必要である．

　欧米諸国は比較的脂肪摂取量が多いため，糞便中に脂肪が排泄される量も自ずと多くなる．欧米の脂肪便の診断は，脂肪を100 g負荷して，糞便中脂肪排泄量が7 g/日以上の場合とされている．しかし，わが国では脂肪100 gの負荷食はむずかしいことから，通常の食事（脂肪量は40～60 g程度）を摂取した状態で，糞便中脂肪排泄量が5 g/日を超えた場合を脂肪便と定義している[1]．

　脂肪便は膵酵素分泌量と関連性があることが報告されている．DiMagnoら[2]とLankischら[3]は，膵リパーゼ分泌量が健常者の10％以下に低下すると糞便中脂肪排泄量が7 g以上になると報告している．また，わが国では，膵アミラーゼ分泌量が健常者平均の14.8％に低下すると，糞便中脂肪排泄量が5 gを超える（脂肪便）ことが報告されている[1]．膵アミラーゼ分泌障害は膵リパーゼ分泌障害と平行関係にあることから，膵酵素分泌量が約15％以下になると脂肪便出現のリスクが上昇すると考えられる．

肉眼的脂肪便診断（表1）

　脂肪便の肉眼的診断率に関しては，Lankischら[4]，Nakamuraら[5]が報告している．重度脂肪便（糞便中脂肪排泄量が15 g/日以上）の84％は肉眼的に診断できるが，軽度脂肪便（糞便中脂肪排泄量が7～15 g/日）の肉眼的診断率は54％と低かった[4]．脂肪便では糞便量が増加しており，糞便量が200 g/日未満であれば糞便中脂肪排泄量が7 g以下の場合が97％，糞便量が200 g/日以上であれば脂肪便である可能性が84％であり，糞便量が参考になる場合もある[4]．

　Nakamuraら[5]は，192例の膵疾患患者において，糞便量，外観，性状，臭いなどを参考にして脂肪便の肉眼的診断を行い，糞便中脂肪排泄量を化学的に測定した結果との比較検討を行っている．わが国では脂肪便は糞便中脂肪排泄量が5 g/日以上であるが，その肉眼的検出率は，感度が89.3％，特異度が91％と良好な結果となっていた．Nakamuraら[5]の報告でも重度脂肪便の肉眼的検出は高率であるが，軽～中等度の脂肪便の診断はむずかしい傾向にあるとされている．

　膵性脂肪便の肉眼的特徴は以下の通りである．糞便量は200 g/日以上と多い傾向にある．太く，淡黄色で光沢があり，脂肪塊をまだら状に含んだ有形便や，粘土状の淡黄色でやや光沢を認める糞便などである．膵性脂肪便は下痢になることは少なく10％程度である[4]．また，脂肪便は普通便よりも便臭が強い．たんぱく質（特にトリプトファン）の発酵によって生成されるインドールやスカトールは便臭の

もとであり，膵性脂肪便ではその生成量が多いため，便臭が強くなる．また，炭水化物の発酵によって生成される短鎖脂肪酸(酢酸，プロピオン酸，ブチル酸，吉草酸等)の酸っぱい臭いもある．

糞便中脂肪排泄量測定(表1)

① ズダン III 脂肪酸染色法

脂肪成分を染出す染色方法である．中性脂肪を橙黄色に染色する極めて簡便に施行できる脂肪検出検査法である．わが国で施行されている検査法[5)]は以下の通りである．

米粒大の糞便をスライド上にとり，数滴の水を加えてよく混ぜる．次いで，95％エチルアルコール飽和のズダン III 溶液と 33％酢酸溶液をそれぞれ滴下する．ガラス棒などで十分の混和して沸騰する直前まで加熱し，直ちにカバーグラスを乗せて鏡検する．100倍率で鏡検し，1視野 10個以上の脂肪滴が認められる場合に異常と判断される．Drum-mey ら[6)]は，脂肪滴数と糞便中脂肪排泄量との間に相関があると報告しているが，Nakamura ら[5)]の報告では，糞便中脂肪定量法と比較しても良好な結果が得られず，肉眼的診断のほうが有用であるとされている．

糞便中脂肪排泄量が 16.2 g/日以上であれば，ズダン III 染色によって脂肪滴が＋＋〜＋＋＋となり，感度は 97％以上という報告がある．糞便中脂肪排泄量が大量で水様の小腸性脂肪便は，脂肪滴が染まりやすいと考えられる．しかし，軽度〜中等度の脂肪便ではズダン III 染色による脂肪の検出率は低下する．

② acid steatocrit 法

steatocrit 法は，糞便を水で均質化(homogenize)してヘマトクリット管に吸引し，遠心後，脂肪層と全層の比率から脂肪濃度を算出する方法である．しかし，van de Kamer 法と比較すると相関が認められず(相関係数 $r = 0.18$, $p = 0.35$)，糞便中脂肪排

表1 脂肪便診断方法の利点と欠点

	利点	欠点
肉眼的脂肪便診断	・簡便	・経験が必要 ・軽〜中等度脂肪便の診断はむずかしい
ズダン III 脂肪染色法	・脂肪染色の一般的な検査方法として普及 ・水様性の重度脂肪便(小腸性)は診断可能	・膵性脂肪便の診断は困難
acid steatocrit 法	・簡便 ・水様便のとき，van de Kamer 法と強い相関関係あり(相関係数 0.8)	・脂肪酸の組成はわからない
van de Kamer 法	・糞便中脂肪排泄量測定法としては比較的安価で簡便(ゴールドスタンダード)	・糞便中脂肪酸組成はわからない
GLC 法	・総脂肪量と脂肪酸組成を分別定量可能 ・一斉分析法は総脂肪酸量，脂肪酸組成，胆汁酸，中性ステロールを分別して定量可能 ・水酸化脂肪酸も確認可能	・測定手技が煩雑でむずかしい ・脂肪酸の炭素数が同量のステアリン酸，リノール酸，オレイン酸は分別できない
近赤外分光法(NIRS)	・糞便中脂肪排泄量を非破壊的に迅速に測定可能 ・糞便中水分量，窒素量，線維量の測定も可能	・本検査用のソフトウエア開発が必要 ・高コスト ・中性ステロール，胆汁酸，短鎖脂肪酸など，mg オーダーの少量である場合は測定不正確

GLC：ガス液体クロマトグラフィー．

泄量を正確に評価できないと報告されている[7]．そこで，Tranら[7]は，糞便を水ではなく過塩素酸で酸性化する acid steatocrit 法を報告している．過酸化水素で酸性化することで，イオン化脂肪酸や鹸化された脂肪酸がプロトン型になって脂肪層に移行する．その結果，遠心後の脂肪層は多くなり，糞便中脂肪濃度をより正確に測定できる．van de Kamer 法と比較すると相関係数 0.8（$p < 0.0001$）と有意な相関が得られている．

❸ van de Kamer 法

1949 年に van de Kamer によって報告された糞便中脂肪定量法[8]であり，現在でもゴールドスタンダードとして世界で広く利用されている方法である．本法では，糞便中中性脂肪と遊離脂肪酸を分けて測定することもできる．糞便サンプルを加水分解し遊離脂肪酸として pH 指示薬を用いて滴定する方法である．糞便サンプルを 1～2 g とり，33％KOH で鹸化し，25％HCl で酸性化すると，糞便中中性脂肪は加水分解され脂肪酸になる．これを石油エーテルで抽出して pH 指示薬とし，フェノールフタレインやチモールブルーを用いて 0.1 NKOH で中和滴定する（黄色から緑色に変化する点で完了）．

また，検出された脂肪酸から中性脂肪を求めることが可能である．

糞便 100 g 中の脂肪酸量 = $(A \times 284 \times 1.04 \times 2 \times 100)/(10{,}000 \times Q) = 5.907 \times A/Q$

糞便 100 g 中の中性脂肪量 = $\{(B - C) \times 297 \times 1.01 \times 2 \times 100\}/(10{,}000 \times Q) = 5.999 \times A/Q$

A は滴定に使用した KOH の量（mL），Q は分析に用いた糞便量（g），1.04 は補正値（石油エーテル層の 1％ 増量分とアルコール塩酸層に 4％ 残っている分）脂肪酸の平均分子量を 284 とし，以下に示す計算式にて糞便 100 g 中の脂肪酸排泄量を換算する．

B は滴定に使用した KOH の量（mL），C は滴定に使用した HCl の量（mL），1.01 はエーテル層の増量分の補正．

本測定法は比較的簡便に施行できる検査である．しかし，脂肪酸の平均分子量を用いた換算式で糞便中脂肪排泄量を求めているため，食事から摂取される脂肪酸の種類に偏りがある場合，実際の糞便中脂肪排泄量との間に誤差が生じる可能性は否定できない．

❹ ガス液体クロマトグラフィー（GLC）法

ガス液体クロマトグラフィー（gas-liquid chromatography；GLC）は気化しやすい化合物の同定・定量に用いられる機器分析の手法である．脂溶性物質は GLC 分析のよい対象物質であり，中村ら[9]は GLC 法を用いて，糞便中脂肪排泄量や水酸化脂肪酸を定量し報告している．

手順は以下の通りである．3 日間蓄便した糞便検体を Folch 抽出法（クロロホルム：メタノール，2：1）で灌流抽出し，クロロホルム層に内部標準としてヘンエイコサン酸（$C_{21:0}$）を添加する．内部標準には，生体にはほとんど存在しない奇数鎖脂肪酸を利用する．クロロホルム層を蒸発（evaporate）させたのち，加水分解，酸性化を行う．その後，ヘキサン：エーテル（8：2）で遊離脂肪酸を抽出し，抽出された遊離脂肪酸をジアゾメタンでメチル化する．メチル化された脂肪酸は 15％EGSP カラム（ガラスカラム）を用いた GLC によって分離，同定する．内部標準をもとに分離，同定された脂肪酸を定量化し，中性脂肪に換算して糞便中脂肪排泄量としている．さらに，脂肪酸メチルエステルをトリメチルシリル（TMS）化することによって，水酸化脂肪酸は揮発性が高まり，内部標準の前に溶出してくる．本法を用いることで，ミリスチン酸（$C_{14:0}$），パルミチン酸（$C_{16:0}$）からアラキドン酸（$C_{20:4}$）までの組成や水酸化脂肪酸を定量することが可能となる[10]．現在はキャピラリーカラム（OV-1701）を使用し，ドコサヘキサエン酸（$C_{22:6}$）まで分別定量することが可能になっている．

また，中村ら[9]は，糞便中脂肪酸，中性ステロール，胆汁酸一斉分析法を確立し報告している．凍結乾燥した便検体 100 mg に内部標準としてヘプタデカン酸（$C_{17:0}$）および 23-ノルデオキシコール酸（NDCA）を添加し，NaOH で加水分解したのち，酸性化に糞便中脂質をエーテル抽出する．これをブチル化し，脂肪酸や胆汁酸のカルボキシル基をブチルエステルにする．次いで，水酸化脂肪酸，胆汁酸，中性ステロールの水酸基をアセチル化する．生成されたブチルエステル・アセチル誘導体をキャピラリーカラムを用いて GLC 分析する．この方法によって，糞便中脂肪酸と中性ステロール，胆汁酸をそれぞれ別の系で測定するよりも測定時間が短縮される．また，一斉分析であるため，それぞれの物質の相対関係も正確に知ることが可能となる（図 1）[11]．問題点として，脂肪酸の炭素数の同じステアリン酸（$C_{18:0}$），オ

レイン酸（$C_{18:1}$），リノール酸（$C_{18:2}$）を分別することはできないことがあげられるが，総脂肪酸量は正確に定量できる．

膵性脂肪便では，脂肪消化吸収障害以外に胆汁酸の吸収不良や中性ステロールの吸収不良も合併することが多く，GLC法による糞便の一斉分析を行うことで，消化吸収障害の程度をより正確に評価することが可能になると考えられる．

⑤ 近赤外分光法（NIRS）

1960年代に近赤外分光法（near-infrared spectroscopy；NIRS）が化学に応用され始め，現在では食品や農作物の成分評価，酸素飽和度測定に応用されている．1987年にNIRSを用いた糞便中脂肪排泄量測定が報告された[12]．本法では，均質化した糞便をセルに入れるだけで，糞便中脂肪排泄量を非破壊的に数分間で測定できる．

本法は，測定する物質の表面に近赤外線を照射して分子の振動と共鳴するエネルギーの吸収を行わせ，その結果を重回帰分析などの手段によって特定の物質を同定定量化する方法である．化学的測定法と本法の測定結果を比較し，検量線を算出する必要がある．したがって，食事中の脂肪量が大きく異なる欧米人と日本人の糞便検体は同一検量線を用いることはできず，それぞれの国の糞便中排泄物質の特徴を考慮したソフトウエアの開発が必要になる．

Nakamuraら[13]は，120例の糞便検体を用いて本法とvan de Kamer法，GLC法を比較検討し，それぞれの相関係数は0.888，0.917と良好な結果が得られたことを報告している．さらに本法では，糞便中水分量，窒素量，線維量の測定も可能であるが，排泄される量が少ない中性ステロールや胆汁酸，短鎖脂肪酸の測定には不向きであることも報告されている[12]．

以上より，本法は日常臨床で簡便に糞便中脂肪排泄量を測定できる検査法になりうると考えられる．しかし，機器が高価である点が難点である．

まとめ

糞便による膵外分泌不全診断は，脂肪便を診断することである．重度脂肪便は肉眼的に診断可能であるため，日常診療のなかで患者の糞便の観察を行うようにすることが重要である．可能であれば，van de Kamaer法かGLC法で糞便中脂肪排泄量を測定

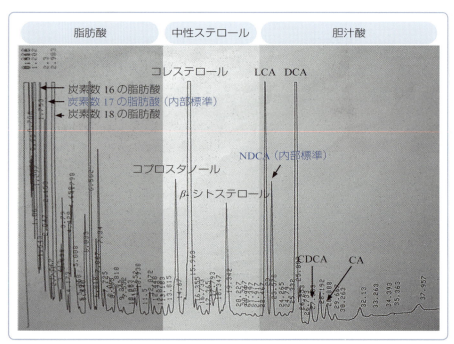

図1 GLC法を用いた糞便中の遊離脂肪酸，中性ステロールおよび胆汁酸の定量（一斉分析）

NDCA：ノルデオキシコール酸，LCA：リトコール酸，DCA：デオキシコール酸，CDCA：ケノデオキシコール酸，CA：コール酸．
遊離脂肪酸の量を中性脂肪に換算して糞便中脂肪量とした．

するのが望ましい．しかし定量が困難である場合は，^{13}C-ジペプチドや^{13}C-混合中性脂肪を基質とした呼気試験によって，間接的に膵外分泌不全診断を行うことが重要である．

■ 文　献 ■

1) Nakamura T, et al: Steatorrhea in Japanese patients with chronic pancreatitis. J Gastroenterol 1995; **30**: 79-83.

2) DiMagno EP, et al: Relationships between pancreatic enzyme outputs and malabsorption in severe pancreatic insufficiency. N Engl J Med 1973; **288**: 813-815.

3) Lankisch PG, et al: Functional reserve capacity of the exocrine pancreas. Digestion 1986; **35**: 175-181.

4) Lankisch PG, et al: Steatorrhea: you cannot trust your eyes when it comes to diagnosis. Lancet 1996; **347**: 1620-1621.

5) Nakamura T, et al: Can pancreatic steatorrhea be diagnosed without chemical analysis? Int J Pancreatol 1997; **22**: 121-125.

6) Dummy GD, et al: Microscopical examination of the stool for steatorrhea. N Engl J Med 1961; **261**: 85-87.

7) Tran M, et al: The acid steatocrit: a much improved method. J Pediatr Gastroenterol Nutr 1994; **19**: 299-303.

8) van de Kamer JH, et al: Rapid method for the determination of fat in feces. J Biol Chem 1949; **177**: 347-355.

9) 中村光男，他：慢性膵炎患者における胆汁酸吸収不良および糞便中水酸化脂肪酸について．日消誌 1980；**77**：1770-1776.

10) Nakamura T, et al: Faecal lipid excretion levels in normal Japanese females on an unstricted diet and a fat-restricted diet measured by simultaneous analysis of faecal lipids. J Int Med Res 1992; **20**: 461-466.

11) Nakamura T, et al: Dietary Intake, Digestion/ Absorption, and Nutrition of Patients with Pancreatic Insufficiency. Digeston & Absorption 2017 (in press).

12) Koumantakis G, et al: Estimating fat in feces by near-infrared reflectance spectroscopy. Clin Chem 1987; **33**: 502-506.

13) Nakamura T, et al: Near-infrared spectrometry analysis of fat, neutral sterols, bile acids, and short-chain fatty acids in the feces of patients with pancreatic maldigestion and malabsorption. Int J Pancreatol 1998; **23**: 137-143.

2 膵外分泌不全の診断

b　PFD 試験

松本敦史　弘前市立病院内分泌代謝科
中村光男　弘前市医師会健診センター所長/弘前大学名誉教授/東邦大学医学部客員教授

今村憲市　今村クリニック
町田光司　まちだ内科クリニック

　PFD 試験は，簡易膵外分泌機能検査法として，現在わが国で保険適応のある唯一の検査法であり，臨床的に汎用されている．

　PFD 試験では，膵外分泌機能検査用 PFD® 内服液を使用する．PFD とは「pancreatic function diagnostant（膵機能検査薬）」の頭文字をとって命名されたものであり，1 瓶 10 mL 中にベンチロミド（bentiromide）500 mg を含有する．ベンチロミドの化学名はベンゾイル-L-チロシル-パラアミノ安息香酸（BT-PABA）であることから，「BT-PABA 試験」とも呼ばれる[1]．

　BT-PABA は，ヒトに経口投与されると十二指腸内で膵臓から分泌された消化酵素の1つであるキモトリプシンによって特異的に加水分解され，ベンゾイル-L-チロシン（BT）とパラアミノ安息香酸（PABA）が遊離される．BT-PABA のままではほとんど消化管から吸収されないが，PABA が遊離されると，これが小腸から吸収され，肝臓で抱合（おもにグリシン抱合）されたのちに腎臓から尿中に排泄される．そのため，尿中 PABA 排泄率の測定により膵外分泌機能を間接的に評価することができる（本書 p.26 の図 1 を参照）．

検査方法および基準値

　PFD 試験は以下のように行う．

　まず，早朝空腹時に採尿し，BT-PABA 500 mg を 200 mL 以上の水とともに服用させる．その約 1 時間後に利尿目的で最低 200 mL の水を飲用させるが，それ以後は自由に水分をとらせてよい．また，検査開始から 3 時間以上が経過したら自由に食事をとらせてよい．服用 6 時間後までの全尿を採尿し，総尿中の PABA 排泄率で膵外分泌機能を評価する．すでに膵酵素製剤を服用している場合は，正確な評価のために 3 日間以上の休薬が必要である．

　現在は，尿中 PABA 排泄率 70% 以上の場合を正常とし，70% 未満を 2 回以上認めた場合を膵外分泌障害と診断している（**表 1**）[2]．

　パンクレオザイミン・セクレチン（P-S）試験と比較すると，P-S 試験で十二指腸ゾンデ（Dreiling tube 等）によって回収された十二指腸液の液量，重炭酸塩濃度，アミラーゼ分泌量と，PFD 試験の尿中

表 1　PFD 試験の基準値

値	判定	高頻度にみられる疾患	否定できない疾患または病態
70% 未満	膵外分泌障害（2 回以上認められた場合）	膵切除術後，慢性膵炎	1　腎機能低下（Cr > 1 mg/dL），高齢者（eGFR 低下例） 2　排尿障害（神経因性膀胱，前立腺肥大，糖尿病性神経障害） 3　肝硬変非代償期 4　広範囲小腸切除や Crohn 病などの吸収障害
70% 以上	正常		慢性膵炎，膵切除術後

6 時間蓄尿による尿中 PABA 排泄率．
［松本敦史，他：PFD テスト（Bentiromide 試験）．三橋知明（編）：臨床検査ガイド 2015 年改訂版．文光堂，2015：232-223］

PABA排泄率との間に相関があり，PFD試験の有用性が高いことが報告されている[3]（現在わが国ではP-S検査薬の使用が不可能である）．Niederauら[4]の慢性膵炎を対象とした検討によると，PFD試験の感度は，P-S試験における2因子低下（中等度膵外分泌機能低下）例で46％，3因子低下（高度膵外分泌機能低下）例で71％と報告されている．

膵外分泌障害と膵外分泌不全

臨床的には，膵外分泌障害が進行し，膵酵素分泌が健常者の10～20％まで低下した場合に膵外分泌不全をきたす．日本人では膵外分泌不全をきたすと，40～60 g/日の脂肪摂取下で糞便中脂肪排泄量が5 g/日以上となり，便の性状からは脂肪便と定義される．

膵外分泌不全を放置すると低栄養をきたすが，十分量の膵酵素製剤の補充により栄養状態は改善し，予後を改善させることができる．そのため，膵外分泌不全の診断は非常に重要であるが，本検査法における膵外分泌不全の診断基準が定まっていないのが問題である．

検査上の注意点

検査を施行するにあたっては，検査薬の服用6時間後までの全尿の採取と，採尿量の測定を正確に行う必要がある．実際に検査を行うと，途中で患者が蓄尿を忘れることがあり（特に排便時の蓄尿を忘れやすい），患者がそれを報告しない場合がある．また，尿意を感じないと最後に排尿せずに検査が終了する場合があるが，6時間蓄尿の終了時には必ず排尿させるべきである．途中で採尿を忘れるなど蓄尿が完全に行われなかった場合，尿中PABA排泄率は実際の値よりも低値となる．また，6時間蓄尿量が少ないと測定誤差が大きくなるため，普段から尿量の少ない症例では，利尿を促す目的で300 mL以上の水を飲用させる[5]．さらに，可能であれば検査終了時に膀胱超音波検査を施行し，膀胱内の残尿の有無を確認するのが望ましい．PFD試験終了時に50 mL以上の残尿を認める場合は尿中PABA排泄率が低下し，偽陽性（すなわち，膵外分泌機能が正常でも低値を示す）を呈することが多いとされる[6]．しかし実際には，膀胱超音波検査で残尿50 mL以下であっても尿中PABA排泄率は大きく異なることがあるため［本書「第2章-3-c 胃全摘術後の問題点—食事摂取量の低下に伴う低血糖と栄養障害」(p.150～153)参照］，残尿がある場合は導尿を検討しないといけない．

腎機能に関しては，従来は血清クレアチニン(Cr)＞2 mg/dLで尿中PABA排泄率が異常低値を示す[5]とされていた．しかし筆者らの検討では，Crが1～2 mg/dLでも影響があり，さらにCr＜1 mg/dLでも推定糸球体濾過量(eGFR)[7]に依存して尿中PABA排泄率は低下する［eGFR（男性）＝ 194 × Cr$^{-1.094}$ × 年齢（歳）$^{-0.287}$，eGFR（女性）＝194 × Cr$^{-1.09}$ × 年齢（歳）$^{-0.287}$ × 0.739（単位はmL/分/1.73 m^2)］．

特に70歳以上の高齢者では，神経因性膀胱や前立腺肥大（男性）に伴う排尿障害，加齢に伴う腎機能低下の頻度が高くなる[8]．また，(2型および膵性を含む)糖尿病では，神経障害（神経因性膀胱）に伴う排尿障害，糖尿病性腎症に伴う腎機能低下の頻度が高くなる[8]．高齢者や神経障害，腎機能低下を伴う糖尿病患者でも，膵外分泌機能の評価が必要であることは少なくないため注意しなければならない．

また，PFD検査薬は，たとえ膵外分泌機能が正常だとしても，小腸で吸収され，肝で抱合を受け，腎から尿中に排泄されるまで様々な代謝を経るため，これらの機能が不十分であれば低値を示す可能性がある．すなわち，腎機能低下や排尿障害以外にも，肝硬変非代償期，広範囲小腸切除術後やCrohn病などの吸収障害がある場合は注意を要する(表1)．

また，PABAは，ジメチルアミノシンナムアルデヒド(DACA)を発色試薬とし，生成する赤色色素を定量する方法により測定される．解熱鎮痛薬のスルピリン，アセトアミノフェンや，下剤のセンノシド，抗不整脈薬の塩酸プロカインアミドは，その尿中代謝産物がPABAと同様の呈色反応を示すことが報告されている[9]．すなわち，これらの薬剤を服用すると，検査結果が実際の値よりも高値となる（膵外分泌障害例でも正常域となる）場合がある．

PFD試験は1970年代に確立した検査法であるが，当時は高齢(70歳以上)の慢性膵炎患者という概念がなく，今村ら[3]の報告でも40歳未満の健常者［26.3 ± 5.7歳(20～37歳)］の結果から基準値が設定されていた．対象となった慢性膵炎患者の年齢も44.1 ± 8.6歳(30～68歳)と若く，全例が70歳未満であった．一方，現在はインスリン療法とともに膵酵素補充療法が浸透して重症低血糖を予防できるようになり，また十分な食事摂取と膵酵素製剤の適切な投与によって栄養が維持されるようになったため，慢性膵炎患者の平均寿命が延び，膵外分泌

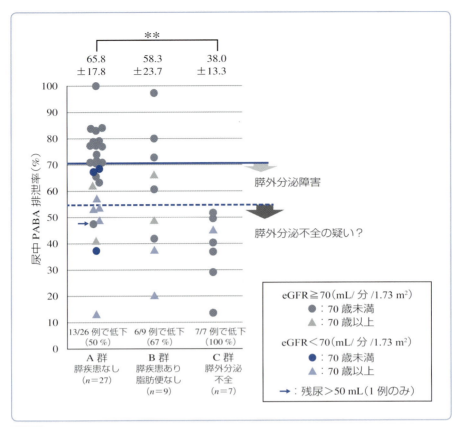

図1 PFD試験による膵外分泌不全診断の検討

**p ＜ 0.01

(松本敦史, 他：^{13}C-dipeptide 呼気試験と BT-PABA 試験との比較. 胆と膵 2016；**37**：149-156)

全例でも長期生存できるようになった．また，それだけでなく，50～70代では膵癌，胆管癌などで膵切除術[膵頭十二指腸切除術(pancreatoduodectomy；PD)，膵全摘術等]が施行され，膵外分泌不全を呈する割合が増加する．しかし，PFD試験は腎機能低下，排尿障害など腎泌尿器系の影響が大きな問題となるため，高齢になるほど膵外分泌機能検査法としての信頼性が低くなる．

PFD試験による膵外分泌不全診断の検討

筆者らは，Cr 2.0 mg/dL以下の膵疾患を有する16例(63.1 ± 11.7歳，慢性膵炎7例，膵切除術後9例)，および膵疾患のない27例(55.2 ± 17.6歳，健常13例，2型糖尿病13例，脂質異常症1例)を対象として，PFD試験の膵外分泌不全診断法としての有用性を検討した(図1)[10]．

すなわち，3日間の食事調査，糞便中脂肪排泄量測定をもとに膵外分泌不全(脂肪摂取40～60gで糞便中脂肪排泄量5g/日以上)を診断し，A群[膵疾患なし(*n* = 27)]，B群[膵疾患あり，膵外分泌不全なし(*n* = 9)]，C群[膵外分泌不全あり(*n* = 7)]に分類し，PFD試験の尿中PABA排泄率と比較した．また，A群のうち，70歳未満，eGFR ≧ 70 mL/分/1.73 m^2，残尿＞50 mLをすべて満たす例(●)をコントロール(*n* = 16)とした．コントロールの尿中PABA排泄率は76.6 ± 8.8 ％であった．

仮に，コントロールの尿中PABA排泄率の平均 − 2.5 SD(54.7 ％)をカットオフ値とし，それ以下を膵外分泌不全と診断する場合，C群では7例全例(100 ％)で膵外分泌不全を検出できた．しかし，A群とB群で同じ基準を用いると，「膵外分泌不全なし」と正しく判定されたのは，A群で27例中20例(74.1 ％)，B群で9例中5例(55.5 ％)であった．逆に，尿中PABA排泄率54.7 ％未満の18例のう

ち，実際に膵外分泌不全だったのは7例のみ（感度22.2％）であり，膵外分泌不全と誤って診断され，overdiagnosisとなる可能性が高かった．そのため，PFD試験を膵外分泌不全の判定基準としては使用しないほうがよいと考えられる．

また，尿中PABA排泄率70％未満を膵外分泌障害とする従来の基準（尿中PABA排泄率70％未満で膵外分泌障害）を用いた場合，A群の48.1％（27例中13例）で尿中PABA排泄率の低下を認めた（図1）．C群を膵外分泌障害とし，A群およびC群の34例を対象とした場合，尿中PABA排泄率が70％以上の14例とも膵疾患は認められなかった（特異度100％）．しかし，尿中PABA排泄率70％未満の20例中，膵外分泌障害は7例のみで，膵外分泌障害の診断法としての感度は35.0％と低かった．

A群で尿中PABA排泄率の低下を認めた13例のうち，8例で腎機能低下（eGFR 70 mL/分/1.73 m^{2}未満），1例で排尿障害（残尿50 mL以上[6]）が認められた（図1）．また，A群のうち，70歳以上の高齢者は7例で，全例尿中PABA排泄率が低下し（図1），そのうち5例（71.4％）で腎機能低下（eGFR 70 mL/分/1.73m^{2}未満）を認めた．すなわち，膵外分泌機能が正常でも尿中PABA排泄率が低下する場合，腎泌尿器系の異常が大きく影響し，高齢者ではその頻度が高くなると考えられた．

上述の結果から，PFD試験では尿中PABA排泄率が基準範囲（70％以上）であれば，少なくとも「膵外分泌不全なし」と判断してよいと考えられる．しかし感度は22.2％と低く，膵外分泌不全を診断することはできなかった．さらに，膵外分泌障害の診断法としても感度は35.0％と低く，overdiagnosisとなることが多い．そのため，尿中PABA排泄率が低値であった場合でも，膵外分泌不全あるいは膵外分泌障害の確定診断には十分な慎重さが必要であり，実用的ではない．

おわりに

本来，膵外分泌不全を疑った場合は，食事調査および脂肪便の有無による診断を行うべきである．

PFD試験は膵外分泌障害を判定するための保険適応のある唯一の検査法であるが，特異度は高いものの，感度が低く，膵外分泌不全の診断には実用的でなかった．その理由として，腎機能低下，排尿障害など腎泌尿器系の影響が考えられ，特に70歳以上の高齢者や，神経因性膀胱，腎機能低下を合併する（膵性）糖尿病患者では信頼性が低くなるのが問題点である．

■文 献■

1) 松本敦史，他：PFDテスト（Bentiromide試験）．臨床検査ガイド2015年改訂版．文光堂，2015：232-234.
2) 厚生労働省難治性膵疾患に関する調査研究班，他：慢性膵炎臨床診断基準2009．膵臓 2009；**24**：645-646.
3) Imamura K, *et al*: Oral administration of chymotrypsin labile peptide for a new test of exocrine pancreatic function (PFT) in comparison with pancreozymin-secretin test. *Am J Gastroenterol* 1978; **69**: 572-578.
4) Niederau C, *et al*: Diagnosis of chronic pancreatitis. *Gastroenterology* 1985; **88**: 1973-1995.
5) 竹内 正，他：PFD試験．綜合臨床 1985；**34**：2028-2030.
6) 牛木芳恵，他：簡易膵外分泌機能検査法の残尿量による影響 PFD試験と呼気試験の比較．消化と吸収 2009；**32**：162-168.
7) Matsuo S, *et al*: The Japanese equations for estimating glomerular filtration rate (GFR) from serum creatinine. *Am J Kidney Dis* 2009; **53**: 982-992.
8) 松本敦史，他：Benzoyl-$_L$-Tyrosyl-[l-^{13}C]Alanineによる呼気膵外分泌機能検査法とPFD試験との比較．消化と吸収 2008；**31**：148-150.
9) 早川哲夫，他：合成peptide経口負荷による膵外分泌機能（PFD）試験の簡略化，特に測定法の簡易化と試験前休薬期間の省略に関する検討．胆と膵 1981；**2**：385-392.
10) 松本敦史，他：^{13}C-dipeptide呼気試験とBT-PABA試験との比較．胆と膵 2016；**37**：149-156.

2 膵外分泌不全の診断

c 呼気試験① —全般

野木正之　弘前市医師会健診センター
中村光男　弘前市医師会健診センター所長/弘前大学名誉教授/東邦大学医学部客員教授

呼気試験の歴史

　膵外分泌機能を正確に評価できる方法は，パンクレオザイミン・セクレチン(P-S)試験，セルレイン・セクレチン(C-S)試験，セクレチン試験などの有管法である．これらはチューブを十二指腸へ挿入し，①膵液量，②重炭酸塩濃度，③アミラーゼ分泌量の3因子を評価する方法である．操作手技は煩雑で，患者への侵襲が大きい検査である．現在では膵刺激に必要なペプチド製剤が入手困難になり，実施が不可能となっている．現在のところ，膵外分泌障害を客観的に評価でき，保険適応のある検査はpancreatic function diagnostant(PFD)試験[別名ベンゾイル-L-チロシル-パラアミノ安息香酸(BT-PABA)試験)][1,2]のみである．しかし，PFD試験は膵外分泌障害を診断する方法であり，腎機能や残尿量に影響を受ける．さらに，ゴールドスタンダードの脂肪便との比較がなされておらず，膵機能不全を診断することはできない．そこで開発されているのが，生体ガス・呼気ガスで評価する方法である．

　近年では，Helicobacter pylori(H. pylori)感染の有無に非放射性安定同位体である^{13}C-ureaを用いた^{13}C-尿素呼気試験の有用性が広く知られている[3]．胃内に存在するH. pyloriそのものを塗抹や培養で直接検出するものではないが，H. pyloriが産生するウレアーゼが^{13}C-ureaをアンモニアと$^{13}CO_2$に分解し，$^{13}CO_2$は呼気によって排泄される．この$^{13}CO_2$は質量分析計で定量することができるが，専用の近赤外分光分析(near infrared reflectance analysis；NIRA)装置を用いると，数分後には呼気中$^{13}CO_2/^{12}CO_2$を検査前値と比較した差($\Delta^{13}CO_2$)がわかり，分析に特別な技術を必要としない．この方法は内視鏡検査を必要とせず，非侵襲的で，その場で検査結果がわかるというメリットがある．^{13}C-尿素呼気試験はいわゆる「間接法」であり，H. pylori感染の診断における感度は96％，特異度100％とともに高く[4]，臨床的に幅広く利用され，保険収載されている．^{13}C-尿素呼気試験の臨床応用以降，様々な疾患において，安定同位体で標識した基質を変えて呼気ガスを用いた検査が試みられている．

　以下，生体ガス・呼気ガスを用いた膵外分泌機能の評価法に関して，その有用性や問題点，解釈の注意点を概説する．

生体ガス・呼気ガスによる炭水化物消化吸収不良の評価

① 呼気中水素濃度測定

　呼気中水素は生体ガスの1つで，その濃度の測定は炭水化物消化吸収不良の評価に用いられている．膵外分泌不全患者では膵組織が炎症によって荒廃，あるいは膵切除に伴う残存膵体積の減少により消化酵素の分泌量が低下している．膵外分泌不全を認めない場合，炭水化物(糖質)はおもに膵アミラーゼの作用を受けて，そのほとんどが二～三糖類まで分解される．小腸粘膜の刷子縁(brush border)に存在するサッカリダーゼ(おもにマルターゼ)によって最終的に単糖類まで分解される．この単糖はグルコース輸送体(GLUT)であるGLUT2やナトリウム依存性グルコース輸送体(SGLT)1によって腸管細胞内へ吸収される．膵外分泌不全が存在すると，多糖類が加水分解されないか，分解遅延のため非分解多糖類(炭水化物)はおもに大腸内に存在する腸内細菌(Bacteroides, Clostridium等)によって発酵反応を受ける．発酵反応によって未消化となった炭水化物は，水素，メタン，二酸化炭素などの生体ガス成分，あるいは短鎖脂肪酸に変化する．この生体ガス成分の1つである水素は大腸粘膜から一部吸収され，血液を介して肺胞から呼気へ排泄される．一方，後者

も大腸で生成されて，大腸で一部吸収されるが，その他は短鎖脂肪酸として糞便中に排泄される．呼気中水素濃度はガス液体クロマトグラフィー(gas-liquid chromatography；GLC)で定量が可能であり，専用の分析装置もあるため，測定に煩雑な操作を必要としない．

実際に呼気中水素濃度測定を消化器疾患に臨床応用したのは Levitt らが最初であり[5]，試験食はラクツロース(非消化性の二糖類，腸内細菌によって速やかに水素を産生する)を用いている．試験食を摂取したのち，経時的に呼気を採取し，呼気中水素濃度を GLC で定量し，検査前値からの増分(ΔH_2)を算出する．Levitt ら[5]の試験食を改変して膵外分泌不全患者へ応用した報告として，Ladas ら[6]の研究がある(表1)．試験食は rice cake(米粉，すなわち炭水化物 100 g，卵 1 個，バター 7 g，ベーキングパウダー 5 g)を使用する．試験食を摂取させたのち，経時的に呼気を採取し，呼気中水素濃度を定量し，検査前値からの増分(ΔH_2)を算出する．健常者が試験食を摂取した場合，全例 ΔH_2 の上昇をほとんど認めなかったが(ΔH_2 2.93 ± 0.72 ppm)，膵疾患(特発性膵炎および膵癌術後)20 例では ΔH_2 35.5 ± 32.5 ppm と著明に増加していた．また，20 例のなかで 10 例(50 %)が 20 ppm 以上(Kerlin ら[7]の報告より，100 g の炭水化物を摂取し，ΔH_2 が 20 ppm 以上を炭水化物消化吸収不良と定義)を示していた．膵性脂肪便を認める 8 例(糞便中脂肪排泄量 15.6 ± 5.4 g/日)では全例が ΔH_2 20 ppm 以上(ΔH_2 71.0 ± 17.2 ppm)であった．この研究から，特発性膵炎や膵癌術後では，脂肪便のみならず，炭水化物消化吸収不良を認めることが明らかになった．

わが国では渡辺ら[8,9]によって詳細な検討がなされている．対象は，健常者，代償期慢性膵炎(糞便中脂肪排泄量 5 g/日未満)，非代償期慢性膵炎(糞便中脂肪排泄量 5 g/日以上)である．早朝空腹時に試験食(パン 90 g，マーガリン 15 g，無乳糖牛乳 200 mL)を摂取させ，継時的に呼気を採取し，ΔH_2 を求め，3 群間で比較検討した．寺田らの報告[10]に従い，

表1 呼気中水素濃度からみた炭水化物消化吸収不良について

報告者	報告年	対象	方法	試験食	検査時間	コメント
Ladas[6]（ギリシャ）	1993	・健常者 29 例 ・膵疾患 20 例 　┌特発性膵炎 10 例 　└膵癌術後 10 例	空腹時に試験食を摂取し，呼気を採取する．	rice cake ┌米粉 100 g │卵 1 個 │バター 7 g │ベーキング └パウダー 5 g	7 時間 (15 分間隔)	①ΔH_2 が 20 ppm 以上上昇した場合を炭水化物消化吸収不良と定義すると，膵疾患の半数に炭水化物消化吸収不良を認めた． ②糞便中脂肪排泄量が 7 g/日より多い膵外分泌不全 8 例では，全例 ΔH_2 が 20 ppm 以上であり，膵性脂肪便患者全例に炭水化物消化吸収不良を認めた．
渡辺[8]（日本）	1998	・健常者 20 例 ・膵外分泌不全 10 例(糞便中脂肪排泄量 5 g/日以上)	空腹時に試験食を摂取し，呼気を採取する．	パン 90 g +マーガリン 15 g +無乳糖牛乳 200 mL	5 時間 (1 時間毎)	①健常者では ΔH_2 の明らかな上昇を認めず，ΔH_2 20 ppm を超える例はいなかった． ②膵外分泌不全 6 例(60%)が ΔH_2 20 ppm を超え，炭水化物消化吸収不良を認めた．
渡辺[9]（日本）	1999	・健常者 12 例 ・代償期慢性膵炎 12 例(糞便中脂肪排泄量 5 g/日未満) ・非代償期慢性膵炎 7 例(糞便中脂肪排泄量 5 g/日以上)	空腹時に試験食を摂取し，呼気を採取する．	パン 90 g +マーガリン 15 g +無乳糖牛乳 200 mL	8 時間 (1 時間毎)	①ΔH_2 20 ppm を超えた例は健常者 0 例(0%)，代償期慢性膵炎 2 例(17%)，非代償期慢性膵炎 4 例(57%)であった． ②ΔH_2 ピーク値を各群で比較すると，健常者と代償期慢性膵炎では有意な差を認めなかったが，非代償期慢性膵炎では健常者・代償期慢性膵炎と比べて有意に($p < 0.05$)高値を示していた．

わが国での健常者のΔH_2の基準範囲は20 ppm未満であることから，ΔH_2が20 ppm以上の場合を炭水化物消化吸収不良とした．健常者と代償期慢性膵炎のΔH_2はほぼ同様に推移し，すべての時間で有意差を認めなかった．一方，非代償期慢性膵炎（すなわち膵外分泌不全）では，健常者・代償期慢性膵炎と比べてΔH_2が上昇傾向を示していた．図1[9)]に3群におけるΔH_2のピーク値を示した．健常者は全例で，ΔH_2が20 ppmを超えなかった．一方，代償期慢性膵炎患者は12例中2例（17％），非代償期慢性膵炎患者は7例中4例（57％）が20 ppmを超えていた．以上の結果から，海外と同様に，わが国においても膵外分泌不全症例の約6割が炭水化物消化吸収不良を合併していることが明らかとなった．また，膵外分泌不全の診断には，炭水化物消化吸収不良よりも脂肪便の検出が最も優れていることも明らかになった．

❷ ^{13}C-starch呼気試験

^{13}C-starch呼気試験はHieleら[11)]によって考案された，非放射性安定同位体を用いた炭水化物消化吸収不良を評価する呼気ガス検査である．starchはグルコースがグリコシド結合によって重合した多糖類（でんぷん）の総称であり，おもにアミロースとアミロペクチンから構成されている．膵外分泌不全患者は膵アミラーゼ分泌量の低下により，^{13}C-starchが二～三糖類まで分解されるのに時間を必要とする．健常者では速やかに膵アミラーゼと小腸粘膜に存在するサッカリダーゼの一種であるマルターゼによって^{13}C-グルコースへと分解され，小腸粘膜グルコース輸送体を経由して速やかに吸収される．次に，^{13}C-グルコースは肝臓を主とした解糖系とTCA回路（tricarboxylic acid cycle）を経て$^{13}CO_2$となり，肺胞を介して呼気中に排泄される．膵外分泌不全患者では健常者と比べて^{13}C-starchから^{13}Cで標識された二～三糖類への分解に時間を必要とするため，健常者に比べて緩やかに$^{13}CO_2$が排泄される．すなわち，健常者より$\Delta^{13}CO_2$の上昇は遅くなり，ピーク値も低くなる．健常者および膵疾患患者（慢性膵炎および膵癌術後，糞便中脂肪排泄量15.5 ± 17.7 g/日，脂肪摂取量は不明）を対象に検討を行うと，^{13}C-starch呼気試験における膵疾患患者の^{13}C-排出速度は，健常者に比してピークに達する時間が遅延していた（健常者：180分，膵疾患患者：270分）．また，膵疾患患者の^{13}C-累積回収率は，健常者と比較して有意（$p < 0.01$）に低下していた．健常者の^{13}C-累積回収率の下限値未満を炭水化物消化吸収不良と定義すれば，膵疾患患者の16例中13例，すなわち膵外分泌不全の約8割に炭水化物消化吸収不良を認めることが明らかになった．

^{13}C-標識安定同位体を用いた呼気ガスによる脂肪消化吸収不良の評価

脂肪は複雑な過程を経て消化吸収されるため，膵外分泌不全では脂肪消化吸収不良が最も顕性化しやすい．食事脂肪はそのほとんどが中性脂肪の形で存在している．自然に存在する中性脂肪は1分子のグリセリンに3分子の脂肪酸がエステル結合したものであり，消化吸収の過程で，①リパーゼによる加水分解，②胆汁酸によるミセル形成，③pHによる

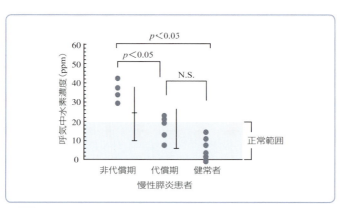

図1 健常者と慢性膵炎患者（代償期・非代償期）の呼気中水素濃度の検査前値からの増分（ΔH_2）のピーク値の比較

（渡辺 拓，他：消化と吸収 1999；**22**：50-53）

分配を経ることで水溶性となり，小腸から吸収される．膵外分泌不全ではリパーゼ分泌量が減少し，中性脂肪の加水分解に影響を与える．同時に重炭酸塩分泌不全によって十二指腸内pHが酸性化し，リパーゼは不活化する．また，十二指腸pHの酸性化は胆汁酸を可逆的に沈殿させ，ミセル形成不全を起こす．これらの結果，脂肪消化吸収障害を引き起こすことになる．すなわち，健常者と比べて膵外分泌不全は脂肪の消化吸収に時間を必要とすることから，中性脂肪の炭素を^{13}C-安定同位体で標識することにより脂肪消化吸収不良を評価することができる．

過去に^{13}C-混合中性脂肪（mixed triglyceride；MTG）[12]や^{13}C-トリオクタノイン[13]，^{13}C-トリオレイン[13]などを用いたものが報告されているが，その化合物の基質特異性や費用，検査に費やす時間や診断的有用性から，わが国では近年，^{13}C-MTGや^{13}C-トリオクタノインが多く用いられており，膵外分泌不全の診断や消化酵素補充療法の治療効果判定などに用いられている．

❶ ^{13}C-混合中性脂肪（MTG）呼気試験

1989年にVantrappenら[12]が^{13}C-MTG呼気試験を報告した（表2）[12]．健常者および膵疾患患者（アルコール性慢性膵炎，特発性慢性膵炎，慢性膵炎術後，膵癌術後）に対して^{13}C-脂肪消化吸収試験（脂肪摂取量90 g/日）による糞便中脂肪排泄量の測定，コレシストキニン・パンクレオザイミン（CCK-PZ）試験，^{13}C-MTG呼気試験の3法を比較検討した．^{13}C-MTG呼気試験は試験食とともに^{13}C-MTGを摂取して経時的に呼気を採取し，呼気分析によって得られた$^{13}CO_2$から^{13}C-排出速度・^{13}C-累積回収率を算出した．

健常者と比べて膵疾患患者では^{13}C-排出速度は著明に低下し，^{13}C-累積回収率も有意（$p<0.01$）に低下した（健常者：33.5±1.4 %，膵疾患患者：13.8±1.4 %）．また，消化酵素補充療法前後で検討可能であった例では，消化酵素補充療法により糞便中脂肪排泄量は減少し（消化酵素補充前：52.0±8.4 g/日，消化酵素補充後：19.8±4.0 g/日），^{13}C-累積回収率は上昇した（消化酵素補充前：6.3±1.4 %，消化酵素補充後：17.6±3.3 %）．また，消化酵素を増量しても^{13}C-累積回収率が改善しない例では，H_2ブロッカーであるラニチジンを併用することによって^{13}C-累積回収率の上昇がみられた．膵外分泌不全例では重炭酸塩の分泌量が減少するため十二指腸pHが酸性に傾くが，H_2ブロッカーであるラニチジンが胃酸分泌を抑制したために十二指腸pHが酸性に傾くのを是正したことが要因と考えられた．また，^{13}C-MTG試験の膵外分泌不全（膵性脂肪便）の診断の感度は89 %，特異度は81 %であった．

同様に，Löserら[14]は脂肪消化吸収試験による糞便中脂肪排泄量測定とC-S試験，^{13}C-MTG呼気試験を健常者と脂肪便を認める高度膵外分泌不全を対象に行った．健常者の^{13}C-排出速度がピークに達する時間は150分であったことから，検査開始150分における^{13}C-排出速度の値を検討した．健常者と高度膵外分泌不全を比較すると，^{13}C-排出速度は高度膵外分泌不全では有意（$p<0.01$）に低下していた．また，^{13}C-累積回収率も健常者と高度膵外分泌不全を比較すると，高度膵外分泌不全では有意（$p<0.01$）に低下していた．脂肪便診断の感度は81 %，特異度は100 %であった．

梶ら[15-17]は，クロレラ由来の^{13}C-MTG（食事由来植物性脂肪に組成が似ている）を用いて膵外分泌不全への応用を報告している．試験食としてCCKが分泌されるのに十分な脂肪量を含む試験食（トースト90 g，マーガリン15 g，牛乳200 mL）を経口摂取させ，経時的に呼気を採取し，$\varDelta^{13}CO_2$を測定し，^{13}C-累積回収率を求めて検討を行っている．脂肪便（糞便中脂肪排泄量5 g/日以上）[18]を認めない慢性膵炎では健常者とほとんど差を認めず，脂肪便を認める慢性膵炎では^{13}C-累積回収率は健常者や脂肪便を認めない慢性膵炎と比べて有意（$p<0.01$）に減少していた（健常者：14.5±3.9 %，脂肪便を認めない慢性膵炎：11.6±6.2 %，脂肪便を認める慢性膵炎：3.8±4.1 %）．^{13}C-累積回収率から検討すると，膵性脂肪便診断の感度は76.9 %，特異度100 %であった（図2）[15]．この呼気検査は感度，特異度ともに高い検査法であるが，検査時間が8時間と長く，30分間隔で呼気を採取するため，検体数が多く，分析に長時間を要することがデメリットであった．そのため，検査の簡略化が可能か否かを検討した[16]ところ，検査時間は8時間から7時間へ短縮，30分間隔の呼気採取を1時間毎へ省略しても，脂肪便診断の感度，特異度はともに変わらないことが明らかとなった．この方法を用いて，試験食摂取時に膵酵素の有無によって変化がみられるかを検討すると，膵酵素補充前では糞便中脂肪排泄量は28.2±11.7 g/日，^{13}C-MTG呼気試験における^{13}C-累積回収率は1.7±2.0 %であったが，膵酵素補充によって糞便中脂肪排泄量は13.8±8.5 g/日と有意（$p<$

表2 ^{13}C-混合中性脂肪（MTG）呼気試験による脂肪消化吸収不良の評価

報告者	報告年	対象	基質	試験食	検査時間	コメント
Vantrap-pen[12]（ベルギー）	1989	・健常者 25例 ・膵疾患患者 29例 　ーアルコール性慢性膵炎 19例 　特発性慢性膵炎 2例 　慢性膵炎術後 3例 　ー膵癌術後 5例	^{13}C-MTG 16 mg/g・バター	トースト 100 g ＋バター 0.25 g/kg	6時間 （30分間隔）	①膵疾患者では健常者と比較して^{13}C-排出速度，^{13}C-累積回収率が著明に減少していた（^{13}C-累積回収率では$p < 0.01$）． ②^{13}C-累積回収率において，22%をカットオフ値とした場合，^{13}C-MTG呼気試験の膵外分泌不全診断の感度は89%，特異度は81%であった． ③消化酵素補充療法前後で^{13}C-MTG呼気試験を用いて評価が可能であった膵疾患者では，消化酵素補充療法により^{13}C-累積回収率の値は上昇した． ④消化酵素補充療法が無効な症例でもラニチジン（H_2ブロッカー）を併用することで^{13}C-累積回収率の上昇を認めた．
Löser[14]（ドイツ）	1998	・健常者 27例 ・脂肪便を認める膵外分泌不全 13例	^{13}C-MTG 200 mg	トースト 100 g ＋バター 15 g ＋チョコレートクリーム 10 g	5時間 （30分間隔）	①脂肪便を認める膵外分泌不全患者では健常者と比べて^{13}C-排出速度・^{13}C-累積回収率で有意な（$p < 0.01$）低下を認めた． ②糞便中脂肪排泄量と^{13}C-累積回収率は相関を認めた． ③健常者の^{13}C-排出速度の150分値をカットオフ値とすると，脂肪便有無の鑑別は感度が100%，特異度85%であった．
梶[15]（日本）	1999	・健常者 23例 ・脂肪便を認めない慢性膵炎 13例（糞便中脂肪排泄量2.3±1.2 g/日） ・脂肪便を認める慢性膵炎 13例（糞便中脂肪排泄量22.2±4.2 g/日）	^{13}C-MTG 200 mg	トースト 90 g ＋マーガリン 15 g ＋牛乳 200 mL	8時間 （30分間隔）	①健常者と脂肪便を認めない慢性膵炎患者では^{13}C-累積回収率で有意な差を認めなかった． ②脂肪便を認める慢性膵炎患者は健常者・脂肪便を認めない慢性膵炎患者と比べて^{13}C-累積回収率が有意に（$p < 0.01$）低下していた． ③^{13}C-累積回収率の脂肪便診断の感度は76.9%，特異度100%であった．
梶[16]（日本）	2000	・健常者 23例 ・脂肪便を認める慢性膵炎 13例	^{13}C-MTG 200 mg	トースト 90 g ＋マーガリン 15 g ＋牛乳 200 mL	8時間 （30分間隔） もしくは 7時間 （1時間毎）	8時間呼気採取（30分間隔），もしくは7時間呼気採取（1時間毎）の場合では，ともに脂肪便診断の感度は76.9%・特異度は100%と変わらず，検査の簡略化が可能であった．
梶[17]（日本）	2001	・健常者 23例 ・脂肪便を認めない慢性膵炎患者 13例（糞便中脂肪排泄量2.6±1.2 g/日） ・脂肪便を認める膵性脂肪便患者 13例（糞便中脂肪排泄量26.0±13.4 g/日）	^{13}C-MTG 200 mg	トースト 90 g ＋マーガリン 15 g ＋牛乳 200 mL	7時間 （1時間毎）	①脂肪便を認める膵性脂肪便患者の^{13}C-累積回収率は，健常者および脂肪便を認めない慢性膵炎患者と比べて有意に（$p < 0.01$）低値であった． ②消化酵素製剤を投与すると，膵性脂肪便患者の糞便中脂肪排泄量は有意に（$p < 0.01$）低下し，^{13}C-累積回収率は有意に（$p < 0.01$）上昇した．

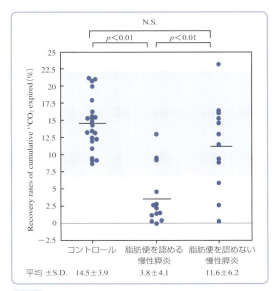

図2 健常者と慢性膵炎患者の ^{13}C-混合中性脂肪呼気試験における ^{13}C-累積回収率の比較

(梶 麻子, 他:膵臓 1999;**14**:8-15)

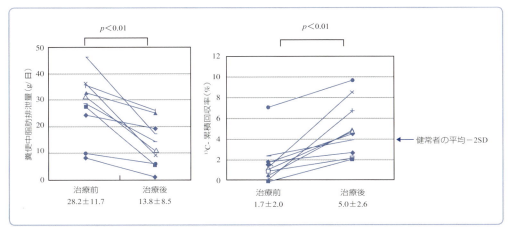

図3 消化酵素補充療法前後における糞便中脂肪排泄量と ^{13}C-累積回収率の変化

(梶 麻子, 他:消化と吸収 2001;**24**:36-40)

0.01)に低下し, ^{13}C-累積回収率は5.0±2.6%と有意($p<0.01$)に上昇した(図3)[17]. このことから, 膵酵素補充療法の評価にも ^{13}C-MTG 呼気試験は有用であった. したがって, 脂肪便(膵外分泌不全)の診断や膵外分泌不全患者への消化酵素補充療法のモニタリングとして, ^{13}C-MTG を用いた呼気試験は簡便かつ感度, 特異度の高い方法であることが明らかとなった.

^{13}C-MTG 呼気試験は膵切除術後の膵外分泌能評価にも応用されている. 廣野ら[19,20]は膵頭十二指腸切除術(pancreatoduodenectomy;PD)後患者を膵消化管吻合術式から2群(膵腸吻合群と膵胃吻合群)に分けて ^{13}C-MTG 呼気試験を行い, 膵外分泌機能の評価および術後の栄養状態との関連を検討している. ^{13}C-累積回収率が5%未満を膵外分泌不全[21]とすると, ^{13}C-累積回収率は術後体重変化・血清総たんぱく, アルブミンとは正の相関を示し, グルコース, HbA1c とは負の相関となった. すなわち, 脂肪消化吸収能が良好であれば, 栄養指標も良好であることが明らかとなった. また, 膵腸吻合群と膵胃吻合群を比較すると, ^{13}C-累積回収率は膵腸吻合群で有意($p<0.01$)に高値であることが明らかとなっ

た(膵腸吻合群：6.6 ± 4.2 %，膵胃吻合群：4.0 ± 3.6 %)．この報告は retrospective な研究であるが，術式による脂肪消化吸収能の違いも ^{13}C-MTG 呼気試験で評価が可能であった．

また，森島ら[22]は健常者と幽門輪温存膵頭十二指腸切除術(pylorus-preserving pancreatoduodenectomy；PPPD)を対象に ^{13}C-MTG 呼気試験を行っている．健常者と比べて PPPD 後では ^{13}C-累積回収率が低値になることは明らかであるが，PPPD 後患者の ^{13}C-累積回収率が 5 %[21]以上の群と 5 % 未満の群を比較すると，術前後の BMI 変化率が 5 % 未満の群で有意($p < 0.01$)に低くなった(^{13}C-累積回収率 5 % 以上の群の BMI 変化率：0.3 ± 9.0 %，^{13}C-累積回収率 5 % 未満の群の BMI 変化率：− 10.9 ± 8.4 %)と報告している．すなわち，PPPD 後に ^{13}C-MTG 呼気試験を行い，^{13}C-累積回収率が 5 % 未満の患者では，脂肪を含めた消化吸収能の低下により BMI が低下していることを示唆している．

❷ ^{13}C-トリオクタノイン呼気試験

Watkins ら[13]は，健常者・脂肪便を認める膵外分泌不全(cystic fibrosis, Shwachman-Diamond 症候群)に対し，^{13}C-トリオクタノインと ^{13}C-トリオレインを用いた呼気試験を行い，その違いについて報告している．^{13}C-トリオクタノインが膵リパーゼによって加水分解され生じる ^{13}C-オクタン酸は，炭素数 8 個の中鎖脂肪酸である．一方，^{13}C-トリオレインが膵リパーゼによって加水分解され生じる ^{13}C-オレイン酸は，炭素数 18 個の長鎖脂肪酸である．中鎖脂肪酸は長鎖脂肪酸とは異なり，ミセル形成を必要とせずに速やかに小腸粘膜から吸収される．すなわち，^{13}C-トリオクタノインは ^{13}C-トリオレインと比べてピークに達する時間が速いという特徴を有している．

健常者において ^{13}C-排出速度がピークに達する時間は ^{13}C-トリオクタノイン呼気試験では 3 〜 4 時間であったが，^{13}C-トリオレイン呼気試験では 6 時間であった．^{13}C-トリオクタノイン呼気試験の健常者における ^{13}C-累積回収率は 27.6 ± 10.3 % であるのに対し，膵外分泌不全では 6.6 ± 8.1 % であった($p < 0.01$)．同様に，^{13}C-トリオレイン呼気試験の場合，健常者の ^{13}C-累積回収率は 11.3 ± 6.7 % であったが，膵外分泌不全は 1.0 ± 1.8 % であった($p < 0.01$)．以上のことより，ピークに達する時間を考慮すると，^{13}C-トリオクタノイン呼気試験は検査時間が短いことから，^{13}C-トリオレイン呼気試験と比べてより有用な検査であると考えられる．

わが国でも ^{13}C-トリオクタノイン呼気試験が術後膵外分泌能評価に応用されている．堀口ら[23]は膵頭切除の術式別に分けて膵外分泌機能に差があるか否かを ^{13}C-トリオクタノイン呼気試験を用いて評価している．術式は胃切除を伴う PD，PPPD，亜全胃温存膵頭十二指腸切除術(substomach-preserving pancreatoduodenectomy；SSPPD)，十二指腸温存膵頭切除術(duodenum-preserving pancreatic head resection; DPPHR) を対象とし，術後 1 か月後に ^{13}C-トリオクタノイン呼気試験を施行して，術式別の脂肪消化吸収能を評価している．すなわち，各術式の脂肪消化吸収能の指標である Aa(^{13}C-呼気試験における ^{13}C-排出速度のようなもの)は DPPHR ＞ SSPPD ＞ PPPD ＞ PD の順に低下していた．このことから，術式によって脂肪を含めた消化吸収能に差異を認めることが明らかとなった．また，健常者と DPPHR では Aa に有意な差を認めなかった．この結果は，胆管や十二指腸を温存する術式である DPPHR は消化管が健常者と生理的に近いため，膵切術後でも健常者と同程度の脂肪消化吸収能が保たれる可能性を示している．^{13}C-トリオクタノイン呼気試験は ^{13}C-MTG 呼気試験と同様に，術後膵外分泌能を把握する非侵襲的な方法として，その臨床応用が期待される．

呼気試験の結果の解釈と注意

生体ガスおよび呼気ガスを用いた検査は，検査を行うこと自体はむずかしくないが，多くの因子の影響を受けやすい．その例として，α-グルコシダーゼ阻害薬[24]や抗菌薬，大腸内視鏡前処置に用いる緩下剤などの薬剤の服用[25]によって影響を受ける．また，bacterial overgrowth syndrome(腸内細菌過剰症候群)や糖尿病性胃麻痺などの疾患，胃切除時に伴う blind loop syndrome(盲管症候群)や小腸切除などの手術の影響，さらには代謝酵素欠損(lactase deficiency)，食物繊維[26]や血中アンモニア上昇を抑制するラクツロース投与などの影響に注意が必要である(**表3**)[24-35]．

表3 呼気試験に影響を与える因子

影響を与える因子	影響	理由	備考
α-グルコシダーゼ阻害薬[24]	呼気中水素濃度が高値となる.	α-グルコシダーゼ活性を抑制し, 経口摂取した炭水化物の消化を遅延させる. 未消化の炭水化物は腸内細菌の発酵反応によって水素が産生され, 呼気ガスとして排泄される.	
細菌過剰症候群	呼気中水素濃度が高値となる.	①プロトンポンプ阻害薬やH₂ブロッカーの長期投与により, 胃酸の分泌が抑制され, 細菌が胃酸で殺菌されないため[27,28], 小腸で細菌が異常増殖する. ②胃切除術後(特にBillroth II法)では残胃と空腸を吻合するため, 輸入脚の中で腸内細菌が増殖する[29]. ↓ グルコースを負荷すると, 健常者では速やかに小腸から吸収されるが, 腸内細菌の異常増殖があるとグルコースが吸収される前に腸内細菌の発酵反応によって水素が産生され, 呼気ガスとして排泄される.	bacterial overgrowth syndrome (腸内細菌過剰症候群)の診断には, ①空腸吸引液の定量培養 ②^{13}C-glycocholate呼気試験[30] などがある.
乳糖不耐症[31]	呼気中水素濃度が高値となる.	小腸粘膜のラクターゼの活性低下あるいは先天的欠損により, 牛乳などに含まれるラクターゼがグルコースとガラクトースに分解することができない. そのため, ラクトースが腸内細菌の発酵によって水素となり, 呼気へ排泄される.	乳糖不耐症の診断には乳糖負荷試験を行い, ①血糖が20 mg/dL以上上昇しない ②呼気中水素濃度の上昇がみられる ことを確認する.
抗菌薬, 大腸内視鏡検査前処置[25]	呼気中水素濃度が低値となる.	抗菌薬, 緩下薬が腸内細菌を減少させるため.	
胃排出機能	呼気中水素濃度が低値となる. ^{13}C-呼気試験では, $\Delta^{13}CO_2$, ^{13}C-排出速度, ^{13}C-累積回収率が低値となる.	糖尿病・膵性糖尿病の合併症である神経障害によって胃麻痺(diabetic gastroparesis)[32]がみられる. その結果, 食物が胃から小腸へ到達する時間が健常者と比べて遷延するため, 腸内細菌の発酵反応や^{13}C-化合物の消化・吸収が遅くなり, 低値となる.	胃排出機能の評価には, ①^{13}C-アセテート呼気試験[33] ②^{13}C-オクタン酸呼気試験[34] ③RIをトレーサーとしたシンチグラフィー[32] などがある.
糖尿病性下痢	高値となる.	①糖尿病性自律神経障害による小腸, 大腸の運動異常. ②胆汁酸吸収不良[35]. ③水酸化脂肪酸の増加[35].	
食物繊維[26]	高値となる.	食物繊維が発酵して水素が発生し, 呼気ガスとして排泄される.	

■文献■

1) Gyr K, et al: Oral administration of chymotrypsin-labile peptide: a new test of exocrine pancreatic function in man (PFT). Gut 1976; **17**: 27-32.
2) Imamura K, et al: Oral administration of chymotrypsin labile peptide for a new test of exocrine pancreatic function (PET) in comparison and pancreozymin-secretin test. Am J Gastroenterol 1978; **69**: 572-578.
3) Graham DY, et al: Campylobacter pylori detected noninvasively by the ^{13}C-urea breath test. Lancet 1987; **329**: 1174-1177.
4) Malaty HM, et al: Twenty-minute fasting version of the US ^{13}C-urea breath test for the diagnosis of H. pylori infection. Helicobacter 1996; **1**: 165-167.
5) Levitt MD, et al: Use of respiratory hydrogen (H₂) excretion to detect carbohydrate malabsorption. J Lab Clin Med 1970; **75**: 937-945.
6) Ladas SD, et al: Complex carbohydrate malabsorption in exocrine pancreatic insufficiency. Gut 1993; **34**: 984-987.
7) Kerlin P, et al: Rice flour, breath hydrogen, and malabsorption. Gastroenterology 1984; **87**: 578-585.
8) 渡辺 拓, 他: 膵外分泌不全患者におけるcarbohydrate malabsorption診断のための呼気中水素濃度の測定. 消化と吸収 1998; **21**: 45-48.
9) 渡辺 拓, 他: 非代償期, 及び代償期慢性膵炎患者のcarbohydrate malabsorptionについて—呼気中水素濃度による検討—. 消化と吸収 1999;

22：50-53.

10) 寺田明功, 他：呼気中水素, メタン同時測定の臨床的意義(1) 健常者における空腹時の検討. 消化と吸収 1995; **18**：62-64.

11) Hiele M, *et al*: Starch digestion in normal subjects and patients with pancreatic disease, using a $^{13}CO_2$ breath test. *Gastroenterology* 1989; **96**: 503-509.

12) Vantrappen GR, *et al*: Mixed triglyceride breath test: a noninvasive test of pancreatic lipase activity in the duodenum. *Gastroenterology* 1989; **96**: 1126-1134.

13) Watkins JB, *et al*: Diagnosis and differentiation of fat malabsorption in children using ^{13}C-labeled lipids: trioctanoin, triolein, and palmitic acid breath tests. *Gastroenterology* 1982; **82**: 911-917.

14) Löser C, *et al*: Comparative clinical evaluation of the ^{13}C-mixed triglyceride breath test as an indirect pancreatic function test. *Scand J Gastroenterol* 1998; **33**: 327-334.

15) 梶 麻子, 他：膵外分泌不全診断のための ^{13}C 標識混合中性脂肪を用いた呼気消化吸収試験法の開発とその臨床的意義. 膵臓 1999；**14**：8-15.

16) 梶 麻子, 他：^{13}C 標識脂肪を用いた呼気消化吸収試験の検査方法の簡略化に関する検討. 消化と吸収 2000；**23**：57-60.

17) 梶 麻子, 他：^{13}C 標識混合中性脂肪を用いた呼気消化吸収試験法の開発及び臨床応用について. 消化と吸収 2001；**24**：36-40.

18) Nakamura T, *et al*: Steatorrhea in Japanese patients with chronic pancreatitis. *J Gastroenterol* 1995; **30**: 79-83.

19) Hirono S, *et al*: Identification of risk factors for pancreatic exocrine insufficiency after pancreaticoduodenectomy using a ^{13}C-labeled mixed triglyceride breath test. *World J Surg* 2015; **39**: 516-525.

20) 廣野誠子, 他：安定同位体を用いる膵外分泌機能不全の診断：^{13}C-labeled mixed triglyceride 呼気試験を用いた膵頭十二指腸切除術後の膵外分泌機能評価. 胆と膵 2016；**37**：143-147.

21) Nakamura H, *et al*: Usefulness of a ^{13}C-labeled mixed triglyceride breath test for assessing pancreatic exocrine function after pancreatic surgery. *Surgery* 2009; **145**: 168-175.

22) 森藤雅彦, 他：膵疾患術後消化吸収機能および膵内外分泌機能変化の解明と長期生存への臨床応用. 膵臓 2012；**27**：680-685.

23) 堀口明彦, 他：安定同位体を用いる膵外分泌機能不全の診断：^{13}C-Trioctanoin 呼気試験からみた膵頭切除術後の膵外分泌機能の検討. 胆と膵 2016；**37**：139-142.

24) Nakamura T, *et al*: Effect of an alpha-glucosidase inhibitor on intestinal fermentation and fecal lipids in diabetic patients. *J Int Med Res* 1993；**21**：257-267.

25) Gilat T, *et al*: Alteration of the colonic flora and their effect on the hydrogen breath test. *Gut* 1978; **19**: 602-605.

26) Tadasse K, *et al*: Metabolism of dietary fibre components in man assessed by breath hydrogen and methane. *Br J Nutr* 1978; **40**: 393-396.

27) Jacobs C, *et al*: Dysmortility and proton pump inhibitor use are independent risk factors for small intestinal bacterial and/or fungal overgrowth. *Aliment Pharmacol Ther* 2013; **37**: 1103-1111.

28) Fried M, *et al*: Duodenal bacterial overgrowth during treatment in outpatients with omeprazole. *Gut* 1994; **35**: 23-26.

29) Armbrecht U, *et al*: Hydrogen (H_2) breath test and gastric bacteria in acid-secreting subjects and achlorhydric and postgastrectomy patients before and after antimicrobial treatment. *Scand J Gastroenterol* 1985; **20**: 805-813.

30) Yanagimachi S, 他：Development and clinical application of a ^{13}C-glycocholic acid breath test to diagnose bacterial overgrowth syndrome. *Stable Isotope and Biogas* 2012；**4**：18-30.

31) 寺田明功, 他：糖尿病における呼気中水素濃度測定の臨床的意義. 消化と吸収 2001；**24**：13-19.

32) Nakamura T, *et al*: Study of gastric emptying in patients with pancreatic diabetes (chronic pancreatitis) using acetaminophen and isotope. *Acta Gastroenterol Belg* 1996; **59**: 173-177.

33) Braden B, *et al*: The [^{13}C]acetate breath test accurately reflects gastric emptying of liquids in both liquids and semisolid test meals. *Gastroenterology* 1995; **108**: 1048-1055.

34) Ghoos YF, *et al*: Measurement of gastric emptying rate of solids by means of a carbon-labeled octanoic acid breath test. *Gastroenterology* 1993; **104**: 1640-1647.

35) Nakamura T, *et al*: Fecal excretions of hydroxy fatty acid and bile acid in diabetic diarrheal patients. *J Daib Comp* 1993; **7**: 8-11.

2 膵外分泌不全の診断

d 呼気試験② ― ^{13}C-BTA 呼気試験

松本敦史　弘前市立病院内分泌代謝科
中村光男　弘前市医師会健診センター所長/弘前大学名誉教授/東邦大学医学部客員教授

臨床的には，膵外分泌障害が進行し，膵酵素分泌量が健常者の10～15％以下まで低下した場合に膵外分泌不全をきたす[1]．膵外分泌不全では3大栄養素（炭水化物，たんぱく質，脂質）の消化吸収不良が出現する．中でも脂質の消化吸収には，加水分解のために十分量のリパーゼ，至適pH，ミセル形成に必須な胆汁酸など多くの因子が必要であり，複雑な過程を経るため，栄養素のなかで最も消化吸収不良をきたしやすい[2]．日本人では膵外分泌不全をきたすと，40～60 g/日の脂肪摂取下の糞便中脂肪排泄量が5 g/日以上となり，便性状からは脂肪便と定義される[1]．

膵外分泌不全を放置すると低栄養状態となり，患者の予後にも影響する．一方で，食事摂取量が適切であれば，十分量の膵酵素製剤の投与（膵酵素補充療法）によって，消化吸収不良が改善され，栄養状態を改善させることができる[3]．また，インスリンを使用している膵性糖尿病（pancreatic diabetes）患者では，膵酵素の補充によって炭水化物吸収不良が改善されると血糖コントロールが安定し，低血糖をきたす頻度が少なくなる[4]．そのため，臨床的に膵外分泌不全を診断し，膵酵素補充療法を適切に行うことは非常に重要である．

膵外分泌不全を正しく診断するためには，食事調査とともに3日間の蓄便を行い，糞便中脂肪排泄量の測定を行う必要がある．しかし，蓄便および糞便中脂肪排泄量の測定は煩雑なため，実際の臨床現場では実施できない場合もある．そこで筆者らは，ベンゾイル-L-チロシル-[1-^{13}C]アラニン（^{13}C-BTA）[5,6]を用いた呼気試験によって，蓄便を行わずに膵外分泌不全の診断を簡易的に行うことを検討した．

^{13}C-BTA の代謝

^{13}C-BTAは，本書「第1章-2-b PFD試験」（p.12～15）で述べたpancreatic function diagnostant（PFD）試験の検査薬であるベンゾイル-L-チロシル-パラアミノ安息香酸（BT-PABA）と構造式がよく似ている[7]．この両者を対比させて図1に示す．

^{13}C-BTAは，ベンゾイル-L-チロシン（BT）および[1-^{13}C]アラニンの2つのアミノ酸がペプチド結合した，いわゆる^{13}C-ジペプチドである．^{13}Cはアラニンのカルボキシル基（-COOH）の炭素に標識されている．簡単にいえば，BT-PABAのパラアミノ安息香酸（PABA）の部分を[1-^{13}C]アラニンに置き換えた化合物といえる．

この^{13}C-BTAを経口投与すると，膵外分泌機能が保たれていれば十二指腸内で膵酵素カルボキシペプチダーゼによって加水分解され，BTおよび[1-^{13}C]アラニンが遊離される（図1）．その後，[1-^{13}C]アラニンは小腸粘膜から吸収され，その大部分はおもに肝臓で代謝され，肝細胞内のTCA回路（tricarboxylic acid cycle）でエネルギー産生に利用され，最終的に$^{13}CO_2$として呼気中に排出される．そのため，呼気検体の$\Delta^{13}CO_2$を測定することで膵外分泌機能の評価にも応用できる[5,6]．

^{13}C-BTA 呼気試験の実際

^{13}C-BTA呼気試験は次のように行う．

まず，早朝空腹時に専用呼気バッグに呼気を採取したのち，^{13}C-BTA 300 mgを溶解した100 mL溶液を経口投与し，その後に水200 mLをさらに経口投与する．その後10分毎に90分後まで，以降は30分毎に180分後まで被検者の呼気を採取する．各時間の$\Delta^{13}CO_2$を測定し，$\Delta^{13}CO_2$最大値（Cmax）をもとに膵外分泌機能を評価する．すでに膵酵素製剤（ベリチーム®，リパクレオン®，パンクレアチン®等）を服用している場合は，正確な評価のために3日間以上の休薬が必要である．

従来，膵外分泌不全の診断は，十分な食事摂取下（食事による脂肪摂取量が40〜60 g/日）での脂肪便（糞便中脂肪排泄量5 g/日以上）の有無を基準としている．そこで，^{13}C-BTA 呼気試験を行った同一被検者で3日間の食事調査・蓄便を行い，ガス液体クロマトグラフィー（gas-liquid chromatography；GLC）法を用いて糞便中脂肪排泄量を測定した．さらに，^{13}C-BTA 呼気試験によって，脂肪便（糞便中脂肪排泄量5 g/日以上）の存在する膵外分泌不全例を検出できるか否かを比較検討した．

これまでに糞便中脂肪排泄量の測定を行った42例（糞便中脂肪排泄量5 g/日以上の膵外分泌不全患者16例および膵疾患のない26例）の検討[8]では，糞便中脂肪排泄量が多いほど呼気試験でのCmaxは低値であった．糞便中脂肪排泄量とCmaxの関係をグラフで表した場合，対数関数を用いて近似的な曲線を描くことが可能であり（$y = -10.138 \ln x + 57.715$）（図2），相関係数 $r = -0.8550$，$p < 0.01$ で，

強い負の相関が認められた．また，Cmax 41.2 ‰（健常者の平均 ± 1.5 SD に相当）をカットオフ値とし，41.2 ‰未満を膵外分泌不全と診断する場合，膵外分泌不全（糞便中脂肪排泄量5 g/日）診断の感度は93.8 %，特異度は92.3 %と良好であった（図2）[8]．

一方，^{13}C-BTA 呼気試験は空腹状態で行われるため，膵酵素の基礎分泌能を反映しているのに対して，糞便中脂肪排泄量は食事摂取に伴う膵酵素の刺激分泌能も含めた消化吸収能を反映すると推定される．そこで，筆者らの施設で1973〜1981年までに，以前の標準的膵機能検査法であったパンクレオザイミン・セクレチン（P-S）試験が施行された122例（47.8 ± 13.1歳，慢性膵炎87例，膵癌10例，胆石症25例）を対象に，膵酵素の基礎分泌能と刺激分泌能との関連を検討した[9]．その結果，刺激前の十二指腸液アミラーゼ濃度と刺激後のアミラーゼ分泌量，最高重炭酸塩濃度との間には有意な相関が認められた．すなわち，十二指腸液の刺激前アミラー

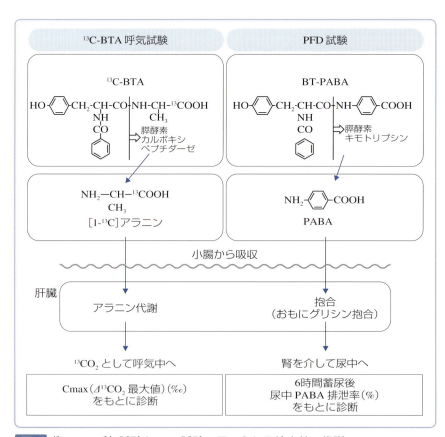

図1 ^{13}C-BTA 呼気試験と PFD 試験で用いられる検査薬の代謝

^{13}C-BTA：ベンゾイル -L- チロシル -[1-^{13}C] アラニン，PFD：pancreatic function diagnostant，BT-PABA：ベンゾイル -L- チロシル - パラアミノ安息香酸，BT：ベンゾイル -L- チロシン，PABA：パラアミノ安息香酸．
（松本敦史，他：胆と膵 2016；37：149-156）

d 呼気試験②―¹³C-BTA 呼気試験

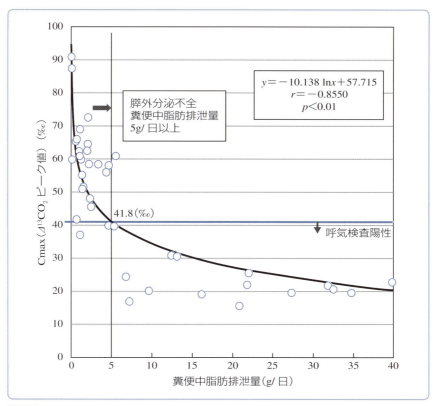

図2 ¹³C-BTA 呼気試験の Cmax（$\Delta^{13}C_2$ ピーク値）と糞便中脂肪排泄量との関連

糞便中脂肪排泄量を測定した 42 例（膵外分泌機能不全 16 例を含む）．
膵外分泌不全の診断：感度 15/16 ＝ 93.8％, 特異度 24/26 ＝ 92.3％．
（松本敦史, 他：消化と吸収 2007；**30**：31-34）

ゼ濃度（膵酵素の基礎分泌を反映）が低いほど刺激後のアミラーゼ分泌量，最高重炭酸塩濃度とも低値であり，膵酵素の基礎分泌能と刺激分泌能との間には有意な正の相関があると考えられた．この結果から，膵酵素の基礎分泌能を反映した ¹³C-BTA 呼気試験は膵機能を評価するのに妥当と考えられた．

　¹³C-BTA を分解する膵酵素カルボキシペプチダーゼはたんぱく分解酵素であり，脂肪を分解するリパーゼとは異なる．しかし，たんぱく分解酵素と脂肪便の関連については，これまでにいくつかの報告がなされている．すなわち，DiMagno ら[10]は 1973年に，膵外分泌不全例では，リパーゼはもとより，たんぱく分解酵素のトリプシンの分泌も低下することを報告している．また，Ammann ら[11]は，糞便中脂肪排泄量と糞便中キモトリプシン濃度との間にも関連があり，糞便中キモトリプシン濃度が 60 μg/g 未満になると脂肪便は急激に進展すると報告している．さらに筆者らは，膵外分泌不全例のうち，糞便中脂肪排泄量 5～10 g/日の軽度の脂肪便を認める群

と 10 g/日以上の重度の脂肪便を認める群を比較すると，糞便中脂肪排泄量 10 g/日以上の群で糞便中窒素排泄量（すなわち，たんぱく排泄量）が明らかに増加することを報告した[12]．さらに，脂肪便と炭水化物分解酵素であるアミラーゼとの関連についても，日本人の慢性膵炎患者を対象とした筆者らの検討において，膵アミラーゼ分泌量が健常者平均の 14.8 ％ 以下になると脂肪便が顕著になっていた[13]．すなわち，膵外分泌不全では脂肪を分解するリパーゼの分泌が低下するだけでなく，たんぱくおよび炭水化物の分解酵素も並行して分泌が低下すると考えられる．そのため，評価する膵酵素が異なっても，¹³C-BTA 呼気試験と糞便中脂肪排泄量の間に相関があるのは妥当と考えられた．

　膵疾患以外の病態では，たとえば腹水を伴うような肝硬変非代償期例おいて，膵外分泌不全がなくても Cmax が低値となることがある[14]．

　胃全摘術後の患者では，食物と膵液・胆汁の混和不全（pancreaticocibal asynchrony）など，膵外分泌機

能以外の要因で脂肪便を認めることが多い[15]．このように糞便中脂肪排泄量だけで膵外分泌機能を評価できない場合でも，^{13}C-BTA呼気試験を用いて膵外分泌機能を評価することが可能である（膵外分泌不全のない胃全摘術後患者では，^{13}C-BTA呼気試験では正常値でも脂肪便を認める場合がある）．

おわりに

^{13}C-BTA呼気試験は，PFD試験のように腎泌尿器系の影響を受けず，また脂肪便の有無を評価しなくても膵外分泌不全を診断することが可能であった．

膵外分泌不全の診断では，本来は食事調査で十分な食事摂取量（食事による脂肪摂取量40〜60g/日）があることを確認したうえで脂肪便の有無を診断するべきであるが，^{13}C-BTA呼気試験も極めて有用な検査であり，今後の臨床応用が期待される．

■ 文献 ■

1) 中村光男：臨床医のための膵性脂肪便の知識—栄養障害・消化吸収不良改善のために．医学図書出版，1998；20-36.
2) Yamada-Kusumi N, et al: Fat digestion in patients with pancreatic insufficiency. Edited by Armand BC, et al: (Chapter16) Fat Digestion and Absorption. AOCS press, 2000: 325-340.
3) 中村光男，他：吸収不良症候群．消化器の臨床 2004；7：534-540.
4) 中村光男，他：膵内外分泌不全に対する膵消化酵素及びインスリン補充療法．膵臓 2007；22：454-461.
5) Kohno T, et al: Synthetic ^{13}C-dipeptide breath test for the rapid assessment of pancreatic exocrine insufficiency in rats. Scand J Gastroenterol 2007; 42: 992-999.
6) 石井敬基，他：^{13}Cジペプチド（ベンゾイル-L-チロシル-[1-^{13}C]アラニンe）呼気テストによる簡易膵外分泌機能検査法．消化器科 2004；39：174-177.
7) 松本敦史，他：^{13}C-dipeptide呼気試験とBT-PABA試験との比較．胆と膵 2016；37：149-156.
8) 松本敦史，他：ベンゾイル-L-チロシル-[1-^{13}C]アラニンeによる膵性消化吸収不良診断呼気検査法の臨床応用の可能性．消化と吸収 2007；30：31-34.
9) 田村綾女，他：膵臓を刺激せずに膵機能を評価できるか．日消誌 2006；103：A159.
10) DiMagno EP, et al: Relations between pancreatic enzyme ouputs and malabsorption in severe pancreatic insufficiency. N Engl J Med 1973; 288: 813-815.
11) Ammann RW, et al: Diagnostic value of the fecal chymotrypsin test in pancreatic insufficiency, particularly chronic pancreatitis: correlation with the pancreozymin-secretin test, fecal fat excretion and final clinical diagnosis. Digestion 1981; 21: 281-289.
12) 野木正之，他：Ninhydrinを用いた窒素定量法の開発と膵外分泌機能不全患者における蛋白消化吸収能への応用．消化と吸収 2006；29：45-54.
13) Nakamura T, et al: Steatorrhea in Japanese patients with chronic pancreatitis. J Gastroenterol 1995; 30: 79-83.
14) 松本敦史，他：呼気試験による膵外分泌機能不全診断法—疑陽性を来す疾患に関しての検討．安定同位体と生体ガス 2008；1：50-55.
15) 中村光男，他：胃切除後の膵機能不全．肝胆膵 2002；45：45-50.

2 膵外分泌不全の診断

e 呼気試験，糞便中脂肪排泄量を測定せずに膵外分泌不全を診断するには

丹藤雄介　弘前大学大学院保健学研究科生体検査科学領域／地域保健医療教育研究センター

　膵外分泌機能検査には，有管法と無管法，直接法（表1）と間接法（表2）がある．有管法・直接法が感度，特異度ともに高いが，様々な問題により，臨床的には無管法・間接法がおもに用いられている．各膵外分泌機能検査はそれぞれ検出能が異なり，膵外分泌不全の定義に則った確定診断を行うには，糞便中脂肪排泄量測定を施行するほかない．しかし，糞便中脂肪排泄量測定をゴールドスタンダードとした場合でも，良好な相関を示すことが証明されている検査（^{13}C-呼気試験等）や複数の検査から，（除外診断的に）膵外分泌不全を診断することは可能である．

　本項では，まず膵外分泌機能検査の概要を示し，次に呼気試験，糞便中脂肪排泄量測定を施行せずに膵外分泌不全を診断する際に参考となる検査を考察する．

膵外分泌機能検査の種類と原理

1 糞便中脂肪排泄量測定

　糞便中脂肪排泄量測定は膵外分泌機能検査ではなく，脂肪消化吸収機能検査である．肝疾患や腸疾患など他の原因による脂肪吸収障害との鑑別はできない．

表1 直接法

有管法	・セクレチン(S)試験 ・パンクレオザイミン・セクレチン(P-S)試験 ・セルレイン・セクレチン(C-S)試験 ・Lundh(食事負荷)試験
無管法	・糞便中キモトリプシン活性測定 ・糞便中エラスターゼ1濃度測定 ・他の糞便中膵酵素測定(リパーゼ，トリプシン，p型アミラーゼ)

表2 間接法

基質	消化吸収検査	対象となる酵素
脂肪(中性脂肪)	糞便中脂肪排泄量測定(van de Kamer法，GLC法等)	リパーゼ
・混合中性脂肪 ・トリオクタノイン ・トリオレイン ・ヒオレイン	・^{13}C-呼気試験 ・^{14}C-呼気試験	
炭水化物	・糞便中糖測定(アンスロン法) ・糞便中短鎖脂肪酸測定 ・呼気中水素測定	アミラーゼ
たんぱく質，アミノ酸	・糞便中窒素測定	トリプシン
ペプチド ・^{13}C-BTA ・BT-PABA	・^{13}C-呼気試験 ・PFD試験(BT-PABA試験)	カルボキシペプチダーゼ キモトリプシン

GLC：ガス液体クロマトグラフィー，^{13}C-BTA：ベンゾイル-L-チロシル-[1-^{13}C]アラニン，BT-PABA：ベンゾイル-L-チロシル-パラアミノ安息香酸，PFD：pancreatic function diagnostant.

方法は，3日間の糞便を全量回収し，総重量の測定後に等量の水を加え，ミキサーで均質化（homogenate）し，その一部を検体とする．必要に応じて，消化酵素製剤など脂肪の消化吸収に影響を与える薬剤を3日前より休止する．糞便検体中の脂肪を直接加水分解して遊離脂肪酸としたうえで石油エーテルを抽出し，pH指示薬で滴定するvan de Kamer法[1]が糞便中脂肪定量法のゴールドスタンダードである．ほかにもsteatocrit法，ガス液体クロマトグラフィー（gas-liquid chromatography；GLC）法，近赤外分光法（near-infrared spectroscopy；NIRS）がある[2]．この検査から脂肪吸収率を求めるには，まず検査期間中の食事記録から摂取脂肪量を推定する必要がある．食事記録は食事調査票に3日間記載してもらい，管理栄養士が解析を行う．腸管内への内因性の脂肪喪失（リンパ漏出等）がない場合，次の式から見かけ上の脂肪吸収率を求められる．また，1日の脂肪摂取量40 g以上で糞便中脂肪排泄量が5 g以上の場合に「脂肪便（steatorrhea）あり」と診断する．

脂肪吸収率＝（脂肪摂取量－糞便中脂肪排泄量）／脂肪摂取量×100（％）

膵外分泌不全では脂肪便に比較して頻度は少ないが，たんぱく便（azotorrhea）も認められる．糞便中のたんぱく定量はKjeldahl法で測定した窒素量から非たんぱく態窒素（トリクロル酢酸で除たんぱくしたのちにKjeldahl法で測定する）を減じて6.25倍にして求める．ほかにもニンヒドリン法を用いた測定も試みられている．脂肪とは異なり，窒素は尿からも排泄されるため，尿中窒素排泄量を考慮しなくてはならない．さらに，腸管へ分泌された酵素や腸粘膜の脱落物，腸内細菌などが内因性のたんぱく喪失（＝不可避窒素損失量）として無視することができない．すなわち，窒素吸収率は次のように求める．

窒素吸収率＝（摂取窒素量－糞便中窒素排泄量－尿中窒素排泄量＋不可避窒素損失量）／摂取窒素量×100（％）

不可避窒素損失量は，無たんぱく質食での尿中窒素排泄量と糞便中窒素排泄量の和で求める．

❷ 十二指腸挿管法による膵外分泌機能検査

膵外分泌機能の変動を評価するためには，直接的に膵酵素分泌量を測定することが最も正確である．1980年代に日本消化器病学会膵液測定検討小委員会でセクレチン（S）試験による膵外分泌機能の正常域値が報告されている．十二指腸までチューブを挿入し，ブタセクレチンを静注して60分間腸液を持続吸引器で採取し，①採取した腸液の液量，②最高重炭酸塩濃度または重炭酸塩分泌量，③総アミラーゼ分泌量を測定し，これら3因子の低下により膵外分泌機能を判定する検査法である．現在はセクレチンの国内販売が中止となり，個人輸入でしか入手できなくなったため，一部の施設のみで実施されている．「慢性膵炎臨床診断基準2009」[3]からは削除されている．

原理的には同様であるが，内視鏡を利用することで簡便かつ時間短縮（膵液採取は10分程度）し，さらに胃液や胆汁の混入を避けることが可能な方法として報告された[4]．純粋膵液であるため，膵液細胞診，膵液中腫瘍マーカーの検出も同時に可能な方法である．しかし，この方法もセクレチンの販売中止により，一般的には実施不可能な方法となった．

❸ PFD試験（BT-PABA試験）

pancreatic function diagnostant（PFD）試験［ベンゾイル-L-チロシル-パラアミノ安息香酸（BT-PABA）試験］は，キモトリプシンによって分解される分子量404.42の合成ペプチドであるベンチロミドを服用し，ベンチロミドがキモトリプシンで加水分解して生じたパラアミノ安息香酸（PABA）が小腸で吸収され，肝臓で抱合されたのちに尿中に排泄されるのを測定する検査法である．現在膵外分泌障害において保険適用があり，臨床的に施行されている唯一の膵外分泌機能検査である．蓄尿不完全や腎障害があると疑陽性となる．また，軽度の機能低下は判定できない．「慢性膵炎臨床診断基準2009」[3]では「6時間排泄率70％以下の明らかな低下を複数回認めること」とされている．しかし，その検出力から膵外分泌機能の低下は診断できるが，膵外分泌不全を診断することはできない．

❹ 糞便中キモトリプシン活性

キモトリプシンは腸管内で比較的安定であり，糞便中で測定可能な膵酵素である．Kasperらによって簡便な糞便中キモトリプシン活性検出法が報告され[5]，スクリーニング法として利用されてきた．しかし，軽度の膵外分泌機能の低下では感度が低く，さらに種特異性がないため，ブタのキモトリプシン

活性も測定してしまうなどの問題があった．現在では測定キットの販売が中止され，臨床での使用はできなくなっており，「慢性膵炎臨床診断基準 2009」[3]から削除されている．しかし，その検出力から膵外分泌機能の低下は診断できるが，膵外分泌不全を診断することはできない．

⑤ 便中エラスターゼ 1

膵エラスターゼは，1984 年に Sziegoleit によって発見されたセリンプロテアーゼである[6]．膵液中に分泌される他の酵素と比べて腸管内で極めて安定で，健常者であれば糞便 1 g 中に 1 mg 程度排泄される．膵外分泌機能が低下すると膵エラスターゼも膵液中に分泌されなくなるため，糞便中のエラスターゼを測定することで膵外分泌機能の低下を診断できる．酵素結合免疫吸着法（ELISA 法）によるキットが 2 社から販売されており，海外ではスクリーニング検査として広く用いられている．＜ 200 μg/g 便で「異常あり」と判定する．種特異性があるため，治療に使用される消化酵素製剤に含まれるエラスターゼ（おもにブタ）の影響がなく，検査にあたって治療を中止する必要がない．非侵襲的で，消化酵素製剤の投与は検査結果に影響しない．便が 20 g あれば測定できる．糞便中キモトリプシン活性の測定より高感度とされる[7]．しかし，現在，わが国では保険適用がなく，研究室レベルでの使用に留まっている．本検査法もその検出力から膵外分泌機能の低下は診断できるが，膵外分泌不全を診断することはできない．

⑥ その他

厳密には画像診断で，セクレチン刺激により膵液分泌が生じるかを観察する方法として，セクレチン刺激下ダイナミック MRI が報告された．定性的な判定だけではなく，膵管径の測定や膵液の intensity を計測することで膵外分泌機能を推計する試みが報告されており，早期慢性膵炎の診断にも有用と考えられていた[8]．実施施設が少ないことから，他の膵外分泌機能検査との相関などが今後の検討課題とされていたが，他のセクレチンを使用する検査と同様に，セクレチンの販売中止により実施不可能となった．

^{13}C- 呼気試験は，安定同位体である炭素 13（^{13}C）で標識した基質を経口摂取し，膵外分泌酵素によってその基質が分解され，吸収され，代謝を受けて呼気中に二酸化炭素（$^{13}CO_2$）として排泄されるのを検出する方法である[9]．膵外分泌機能が中〜重度に低下していると基質が分解されず，呼気中の $^{13}CO_2$ は検出されなくなる．基質として，トリオレインなどの脂肪や，ベンゾイル-L-チロシル-[1-^{13}C]アラニン（^{13}C-BTA）などのペプチドを服用させる方法が開発されている．これらは侵襲が少なく簡便であるが，結果が出るまでに 6 〜 8 時間かかる点が欠点である．現在保険適用はない．

臨床所見，栄養指標の変化などからの診断

① 全身症状

体重減少は膵外分泌不全を原因とする消化吸収障害によるエネルギー量の不足に伴って生じるが，悪性疾患などによる消耗性のエネルギー不足や，糖尿病などによる尿からのエネルギー喪失を除外する必要がある．近年では，体組成を計測し，体脂肪，筋肉，水分などの各コンパートメントに分けて評価することで体重減少の病態を明らかにすることが可能になっているが，やはり診断の参考にしかならない[10]．そのほか，膵外分泌不全による消化吸収障害の全身症状として現れる症候に浮腫がある．たんぱく質だけの喪失では浮腫を生じる［クワシオルコル（kwashiorkor）］が，たんぱく質，脂質，炭水化物の 3 大栄養素すべてが不足した状態［マラスムス（marasmus）］では体重減少と脂肪，筋肉の減少を生じ，浮腫は生じないとされる．膵外分泌不全では，これらの混合型の栄養障害もみられる．

② 特異的栄養素の欠乏症状

進行した重症の消化吸収障害では各種栄養素の欠乏も生じるが，膵外分泌障害では血中濃度が低下していても症状が現れない潜在性の栄養素欠乏として発見されることがある．各栄養素の特徴的な欠乏症状として，貧血（鉄欠乏，ビタミン B_{12} 欠乏，葉酸欠乏），骨折や骨痛（ビタミン D 欠乏，カルシウム欠乏），易出血（ビタミン K 欠乏等），テタニー（カルシウム欠乏），夜盲症（ビタミン A 欠乏），舌痛や口角炎（ビタミン B_2 欠乏），末梢神経障害（ビタミン B_1 欠乏，ビタミン B_6 欠乏，ビタミン B_{12} 欠乏）などを生じる場合がある[11-13]．これらの栄養素の血中濃度の測定は通常のスクリーニング検査では実施さ

れないものが多く，また測定に時間を要するため，消化吸収障害による欠乏症状が疑われる際は速やかに測定する必要がある．また，消化酵素補充療法などの介入が始まると欠乏を指摘できなくなる場合もあるので，初診時には保存検体の確保も検討する．さらに，これらの特異的栄養素の欠乏が消化吸収障害によって生じているのか，摂取不足や消費の亢進，排泄によって生じているのかについても鑑別しなければならない．これらの栄養素の利用が亢進しているときに，相対的に消化吸収障害の影響が出現する場合がある．これは膵外分泌不全と膵外分泌機能低下の鑑別診断におけるピットフォールであり，注意が必要である．

3 消化器症状

便性状の変化は最もよくみられる消化器症状である．長期化すると様々な栄養素が喪失しうる．他疾患による慢性の下痢でも消化吸収障害を起こす危険性が高くなる[14]ため，便性状もあくまで参考所見に留まる．未消化物が大腸からの水分分泌を促して下痢となる場合もあるが，膵外分泌不全で，脂肪消化吸収障害がある場合は，光沢のある便や白色調の便，便量の増加，悪臭の強い便，いわゆる脂肪便が生じる．テキストによっては "steatorrhea" を「脂肪性下痢」と訳しているものがあるが，脂肪便は必ずしも下痢ではない．脂肪の消化吸収障害がある場合は脂溶性ビタミン（ビタミンA，D，E，K）の吸収障害を伴っている[15]．腹部膨満感や腹鳴は，未消化物（特に炭水化物）が腸内細菌で発酵され，水素やメタン，CO_2，短鎖脂肪酸が産生されることにより生じる．膨満感が強い場合は嘔吐や腹痛を伴うことがある．

おわりに

本項では，呼気試験，糞便中脂肪排泄量測定以外の方法で，膵外分泌不全を診断できる可能性のある検査や症状，症候について解説した．膵外分泌不全における各種栄養素の消化吸収障害では全身症状，欠乏症状，消化器症状を生じるが，全身症状や欠乏症状は非特異的症状であることが多く，これらの症状と慢性膵炎の画像所見が一致する場合に膵外分泌不全が疑われる．高齢者などでは，食事摂取量が減少しているときにも膵外分泌不全と同様の全身症状や欠乏症状が生じる．症状や膵炎発作の既往やアルコールの多飲，膵手術などの背景から膵外分泌不全の存在を疑い，欠乏栄養素の血中濃度や糞便中濃度を確認し，加えて負荷試験や画像診断を組み合わせて確定診断を下さなければならない．

■文　献

1) Van de Kamer JH, et al: Rapid method for the determination of fat in feces. *J Biol Chem* 1949; **177**: 347-355.
2) 中村光男：脂肪便の診断法．臨床医のための膵性脂肪便の知識—栄養障害・消化吸収不良改善のために．医学図書出版，1998：20-36．
3) 厚生労働省難治性膵疾患に関する調査研究班，他：慢性膵炎臨床診断基準2009．膵臓 2009；**24**：645-646．
4) Ochi K, et al: Exocrine pancreatic function test by endoscopic retrograde aspiration of pure pancreatic juice. *Gastroenterol Jpn* 1988; **23**: 304-311.
5) Kaspar P, et al: New photometric assay for chymotrypsin in stool. *Clin Chem* 1984; **30**: 1753-1757.
6) Sziegoleit A: A novel proteinase from human pancreas. *Biochem J* 1984; **219**: 735-742.
7) Keim V, et al: Clinical value of a new fecal elastase test for detection of chronic pancreatitis. *Clin Lab* 2003; **49**: 209-215.
8) Sugiyama M, et al: Magnetic resonance imaging for diagnosing chronic pancreatitis. *J Gastroenterol* 2007; **42**: 108-112.
9) Tando Y, et al: Carbon-13 and its clinical application. *Gas Biology Research in Clinical Practice.* Karger, 2011: 112-118.
10) King S, et al: Body composition assessment in adults with cystic fibrosis: comparison of dual-energy X-ray absorptiometry with skinfolds and bioelectrical impedance analysis. *Nutrition* 2005; **21**: 1087-1094.
11) Saboor M, et al: Disorders associated with malabsorption of iron: a critical review. *Pak J Med Sci* 2015; **31**: 1549-1553.
12) Vavricka SR, et al: Intestinal absorption and vitamin levels: is a new focus needed? *Dig Dis* 2012; **30**: 73-80.
13) Visentin M, et al: The intestinal absorption of folates. *Annu Rev Physiol* 2014; **76**: 251-274.
14) Basu TK, et al: Intestinal absorption in health and disease: micronutrients. *Best Pract Res Clin Gastroenterol* 2003; **17**: 957-979.
15) Nakamura T, et al: Pancreatic dysfunction and treatment option. *Pancreas* 2005; **30**: e87-91.

3 膵外分泌不全の治療

a 膵外分泌不全の食事療法①
—食事調査表を用いた正確な食事評価

三上恵理　弘前大学医学部附属病院栄養管理部
横山麻実　同上
石岡拓得　一般財団法人愛成会弘前愛成会病院栄養科

中村光男　弘前市医師会健診センター所長／弘前大学名誉教授／東邦大学医学部客員教授

　膵外分泌不全患者の食事療法で最も重要なことは栄養障害と低血糖の回避である．栄養障害と低血糖を回避し，良好な生活の質（QOL）や予後改善を得るためには，まず患者の食事摂取状況を正確に評価し把握することが大切である．そして，食事や栄養素（たんぱく質，脂質，炭水化物の3大栄養素やビタミン，ミネラル等）の量的，質的過不足・過多は臨床経過をみながら柔軟に変更，改善していく必要がある．

　患者の食事摂取状況の把握には食事調査を行う必要がある．**表1**に，代表的な5つの食事調査方法[1, 2]をまとめた．

食事調査方法

1 食事記録法[1, 2]（＋聞き取り）

　通常，糖尿病や肥満症の栄養指導で食事摂取量の過不足の評価や，制限食の食事療法の経過を評価するために用いる．一方，入院患者は別として，消化吸収機能を評価するため外来で蓄便を行い，食事から摂取した脂質やたんぱく質の量や質と糞便中に排泄された脂質やたんぱく質の量の差をみる出納試験（balance study）[3-5]を行う際や，患者の栄養状態を評価するためにも食事摂取の状態を調査することが重要である．

表1 食事調査方法

	食事記録法（＋聞き取り）	食事思い出し法	残食記録法（入院時）	食事摂取頻度調査法	陰膳法
特徴	・摂取した飲食物の食品名，摂取量，調理法などを患者が記録する ・摂取量は秤量または目安量を記入する ・聞き取りの際は，フードモデルなどを用いて推定	・患者に一定期間に摂取した飲食物を思い出してもらい，食品名，目安量，調理法などを聞き取る ・目安量は，フードモデル，写真，イラストなどを用いて推定する	・入院時の病院食で，残食量を確認し，食事摂取量を算出する． ・残食量は，献立表を患者または病棟スタッフに配布し，料理毎に食べ残した分の秤量または目安量を記入してもらう	・一定の期間の，食品や料理の習慣的な摂取頻度あるいは目安量について，質問票に自記式で回答する ・食品は50～60から約120項目があげられている	・摂取した料理や食品と同じもの，同じ量を用意し，化学分析を行う
栄養計算方法	食品成分表から算出	食品成分表から算出	食品成分表から算出	SQFFQ用に開発された食品成分表供給率法ないし重回帰法で算出	化学分析による食品成分（食品成分表の栄養成分および掲載のない栄養成分）や水銀・放射能などの汚染物質の定量も可能

SQFFQ : semi quantitative food frequency questionnaires（半定量食物摂取頻度調査票）．
［厚生労働省：日本人の食事摂取基準（2015年版）．第一出版，2014 ／ Willett W（著），田中平三（訳）：食事調査のすべて栄養疫学．第2版．第一出版，2003］

❷ 食事思い出し法

初回の栄養指導や入院時に，家庭での食事摂取状況を把握する際に用いる．

❸ 残食調査法

入院時，病院食を摂取したときの栄養状態を評価する際に用いる．おもに栄養サポートチーム(nutrition support team；NST)の介入時に用いることが多い．

❹ 食事摂取頻度調査法

習慣的な摂取状況を推定するための方法である．長期間の食習慣を把握できるため，疾患の発生予防などに有用である．対象期間は1か月と1年がよく用いられている[1]．そのため，短期間の食事摂取量の定量性を評価する場合には適当ではない．

❺ 陰膳法

摂取した食事と同一のものを用意してもらい，食品成分の化学分析を行う方法である．食事摂取量を把握する際には非常に正確であるが，摂取した同一の料理や食品を確保することや，分析に費用や労力がかかるため，研究などには有用であるが，日常の食事調査法としては現実的ではない．

食事調査期間の検討 ―3日間と7日間，経験者と初回者

食事調査の回数や期間は，通常，研究目的や臨床上の必要性に合わせて設定されているが[6]，筆者らが食事調査を行う際の調査期間は概ね3日間としている．

この3日間の食事調査期間の妥当性を確認するために，3日間と7日間の食事調査を比較検討した．当院の外来に通院中の2型糖尿病患者で，過去に食事調査の経験のある13名(経験群)と食事調査経験のない14名(初回群)を対象とした．食事調査の方法は食事記録法とし，7日間連続で食事記入を行ってもらった．3日間と7日間を比較すると，経験群ではエネルギー，たんぱく質，脂質，炭水化物で有意な正の相関($p < 0.05$)が得られ，初回群ではエネルギーと炭水化物で有意な正の相関($p < 0.05$)が得られた．経験群では3日間でも7日間でも同様の評価が可能であるが，初回群ではたんぱく質と脂質の評価がむずかしい．

食事調査期間が長くなると，会食や宴会の食事のような日常的ではない食事の記録が生じる可能性がある．また，食事調査期間が長いと，記入する患者の負担が大きくなることが考えられるため，3日間でも7日間でも同様の評価が可能な場合は3日間が妥当と考えられる．しかし，日常の食事摂取量を把握したい場合，あるいは食事調査が初めての患者では，会食や宴会のような特別な食事を含まない3日間の食事を記入するようアドバイスすることが必要であり，特別な食事の記入があった場合は再度，食事調査を行う必要がある．

食事調査期間と記入期間

食事調査の回数が多かったり記入期間が長いと，日を重ねる毎に食事内容の記入が単調になるなど，記録の質が低下する傾向があるという海外の報告がある[2]．

図1に，当院の2型糖尿病患者が行った7日間の食事記入例を示す．1日目から3日目までは品数が多い食事で，料理に使用された食材まで詳細に記入されているが，4日目からは料理名だけの記入が多く，食材名の記入が減少した．さらに5日目からはラーメン，餃子，牛丼，寿司など単品の料理の食事が多くなり，食事内容の記入が単調になる傾向がみられた．

このことから，患者の負担を考慮し，食事調査は3日間程度が妥当と考えられる．食事を記入することは，患者にとって面倒なことである．したがって，主治医(担当医)から，病態や治療の変更に伴い，食事調査が必要になる場合があることをあらかじめ説明してもらっておくと患者の協力がよい．

食事摂取量を正確に求めるために視覚媒体は有用か

食事記録法の場合，食事記入だけでは摂取量が不明な料理や食品が存在したり，記入漏れが生じる．一方，聞き取りだけでは，患者が食べた物や量を認識していなかったり，食べたことを忘れていることもある．したがって，食事記入と聞き取りの両者を併用して行うことが，患者の食事摂取量のより正確な把握につながる．さらに，視覚媒体(デジタルカメラ，カメラ付き携帯電話等)による食事記録を加

えることで，食事摂取量の評価の精度が高まる[7]といわれている．

筆者らは，デジタルカメラの画像（視覚媒体）の有用性を確認するため，①食事記入のみ，②食事記入＋聞き取り，③食事記入＋聞き取り＋視覚媒体の3パターンで食事記録を行い，パターン間の食事摂取量の算出値の差を比較検討した．

図2に，デジタルカメラによる食事記録の例を示す．デジタルカメラで撮影した食事は青年期の人の食事で，撮影時にものさし[8]として名刺を置き，45°の角度[7]から撮影した．

エネルギー，たんぱく質，脂質，炭水化物，コレステロール，食塩について，当院の栄養士と近隣施設の栄養士の9名で食事摂取量の算出を行った．食事摂取量の基準値は，献立に使用した食品を秤量し，食品成分表から算出した値とした．各栄養士が算出した値は mean ± SD で示し，さらに，基準値と最も差が大きい値を最大値，基準値と最も差が小さい値を最小値として，最大値，最小値から基準値を差し引いた値を誤差とした．3パターン間の比較の統計には Kruskal-Wallis 検定を用いた．

初めに朝食，昼食，夕食を合計した1日分で検討を行い，さらに視覚媒体の有無による特徴を捉えるため，朝食，昼食，夕食の各1食ずつの検討を行った．

食事記録パターン別の算出結果を代表して，図3に1日当たりの食事記録パターン別，たんぱく質，脂質，コレステロールの算出結果を示す．

1日当たりの検討では，食事記入と聞き取りに視覚媒体が加わることで，有意に基準値に近い値となった栄養素は，エネルギー，脂質，コレステロール，食塩であった．たんぱく質と炭水化物では有意差が得られなかったが，食事記入と聞き取りに視覚媒体が加わることで，基準値に近い値となっていた．したがって，視覚媒体を用いることで栄養士間の誤差を減少させることができ，食事評価の精度が上がるため，視覚媒体は概ね有用であることが考えられた．

一方，視覚媒体の有無による脂質の誤差の変化は17.7 g で，エネルギーに換算すると 159 kcal となり，摂取量だけでなく，エネルギーの摂取量の評価にも影響していた．

1食当たりの検討では，食事記入と聞き取りに視覚媒体が加わることで，有意に基準値に近い値と

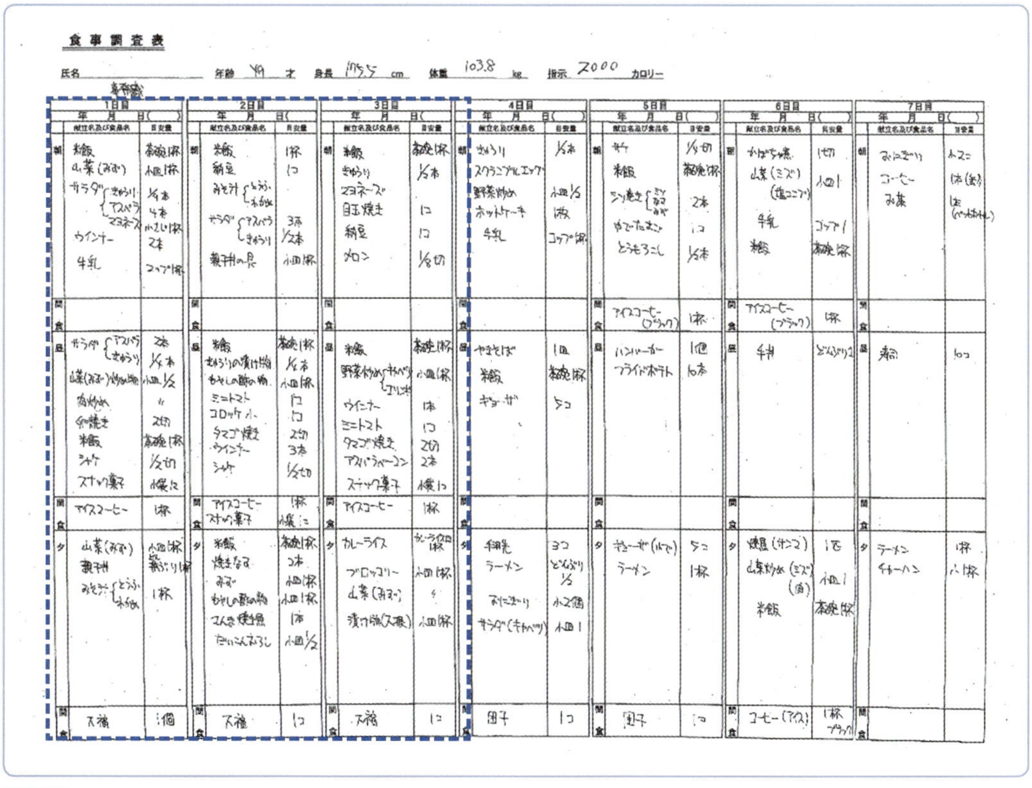

図1 食事調査7日間の記入例

食事記入者は49歳男性の2型糖尿病患者．破線枠内が3日間．

なった栄養素は，朝食の食塩，夕食のたんぱく質，コレステロールであった．

また，献立内容を検討すると，朝食の焼魚や卵巻や夕食の冷奴で基準値に近い値が得られたが，昼食のカレーライスや夕食のから揚げでは誤差が大きかった．焼魚や卵巻，冷奴のような単品料理は視覚媒体が加わることで大きさや量を把握することができ，食品の見積りがしやすいことが考えられる．一方で，カレーは視覚媒体が加わってもルーに隠れた部分の材料の量が判別しにくく，から揚げは使用した油の量がわかりにくいことが考えられる．

単品料理，材料が隠れる料理，揚げ物料理，多食材の料理の特徴

次に，料理1品をデジタルカメラで撮影し，食事摂取量の算出における視覚媒体の特徴を確認した．視覚媒体として用いる料理の種類は，単品料理，材料が隠れる料理，揚げ物料理，多食材の料理とした．単品料理は，さばの焼魚，チキンソテー，ハムエッグ，材料が隠れる料理は，茶碗蒸，麻婆豆腐，ハヤシライス，揚げ物は，ほっけのフライ，天ぷら，ヒレかつ，多食材の料理は，チキンライス，大豆と野菜の炒め煮，おでんの計12品とし，前述の青年期の人の食事摂取量の算出と同様に検討した．

視覚媒体が加わることで基準値に近い値が得られたのは，単品料理のさばの焼魚とチキンソテーであり，前述の青年期の食事の検討を行ったときと同様であった．単品料理は，視覚媒体で量の把握がしやすいという点が特徴である．

一方，視覚媒体を用いても有意差が得られなかった料理は，材料が隠れる料理，揚げ物，多食材の料理であった．材料が隠れる料理や多食材の料理では，材料に何が使われているか，どのくらいの量が使われているのかが把握しにくく，揚げ物では使われた油の量が把握しにくい．これらはいずれも視覚媒体

①食事記入	②聞き取り	③デジタルカメラ食事記録（視覚媒体）
≪朝食≫ ごはん　　　　　　200g 鮭の焼魚　　　　　1切れ 卵巻　　　　　　　3切れ ほうれん草ごまあえ　小鉢1杯 キャベツ浅漬け　　小皿1杯 牛乳　　　　　　コップ1杯	・鮭の切り身はスーパーで売っているもの ・卵は2個使って，6切れのうち3切れ食べた．卵の味つけは塩とこしょう ・キャベツの浅漬けは手作り ・牛乳は大きいコップに1杯	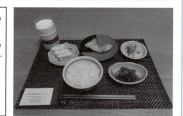
≪昼食≫ カレーライス　　　1皿 （ごはん　　200g） サラダ 福神漬け　　　　小皿1杯 りんご　　　　　　1/2個	・カレーの具は，豚肉，じゃがいも，人参，たまねぎ　豚肉に脂身はあまりなかった．おかわりはしていない ・サラダはレタス，きゅうり，キャベツ，ミニトマト2個，ノンオイルのドレッシング ・福神漬け 大さじ山盛り1杯 ・りんごは大きい1/2個分3切れ	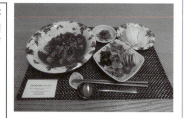
≪夕食≫ ごはん　　　　　　200g から揚げ　　　　　4個 冷ややっこ　　　　1/4丁 竹の子の炒め物　　小鉢1杯 もずくの酢の物　　小鉢1杯	・から揚げは皮付きのもも肉，レタス，ミニトマト付き　付け合わせの野菜には何もつけずに食べた ・冷奴は木綿豆腐，ねぎ，かつおぶし，しょうゆ ・竹の子の炒め物にはこんにゃく，人参が入っていた	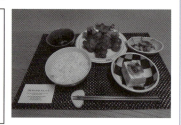

図2 デジタルカメラによる食事記録

青年期の人の食事．

では食品の見積りがしにくいという点が特徴である．

視覚媒体は，献立に使われている食品の確認ができるとともに，聞き取りを行っても量が曖昧な食品の見積り量の精度を上げることができる．特に，家庭での食事は多様性に富み，食器や盛りつけの仕方が様々であり，食材量の種類や重量の推定がむずかしいといわれている[9]ため，視覚媒体を用いる有用性は大きいと考えられる．しかし一方で，視覚媒体は食品の見積りがしやすい料理と見積もりがしにくい料理が存在するため，食事摂取量を算出する際には視覚媒体の特徴を把握して用いる必要がある．

食事摂取量の算出の問題点

食事記録法や食事思い出し法の食事摂取量の算出では，患者がつける食事記録から生じる誤差と，栄養士の算出の仕方で生じる誤差があることが知られている[10]．現在，食品成分表による算出は，食品の量をコンピューターに入力するだけで自動化されている．したがって，栄養士の食品の見積り量が同じであれば，同じ結果が得られる．仮に患者がつけた食事記録が正しいとした場合，栄養士は食品を見積る量は自分の感覚で設定している傾向にあるとの報告があるが[11]，栄養士が自分の感覚や慣習で栄養価の算出を行ってしまうと，食事摂取量の評価に個体差が出てくる．

筆者らが過去に行った化学分析から算出した値（実測値[12]）と，10人の栄養士が食品成分表から算出した値（算出値）の比較検討[10]では，実測値と算出値に誤差が生じやすい栄養素はたんぱく質と脂質で，誤差が生じやすい料理や食品の特徴は，チャーハンや肉じゃがのような多食材の料理や，とんかつや天ぷらのような揚げ物料理，脂肪の多い魚，加工食品であった．

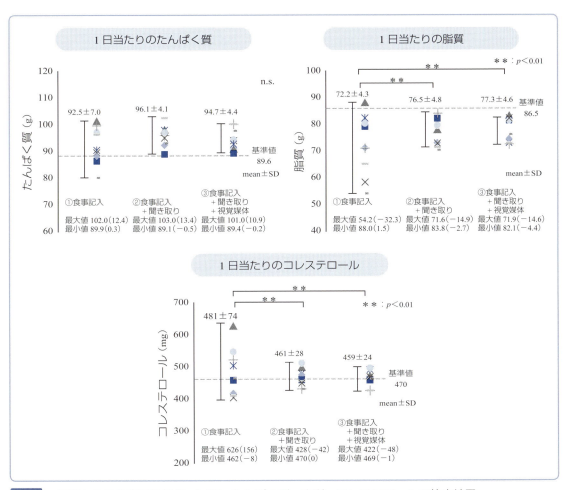

図3 1日当たりの食事記録パターン別，たんぱく質，脂質，コレステロールの算出結果
破線は基準値，算出値は mean ± SD．各栄養士は記号で示した．（　）内は誤差で，最大値，最小値から基準値を差し引いた値．

これらで誤差が生じる理由は，多食材の料理では，盛りつけの際の食材の偏りや，使われている食材や量の把握がしにくいことが考えられる．揚げ物料理では油の量の把握違いが原因と考えられる．揚げ物の吸油量は，食材の種類や揚げ方（素揚げ，天ぷら，フライ），衣の厚さで異なる[13]．特に外食や惣菜の揚げ物で衣が厚いものは，家庭での手作り料理と比べて吸油量が約2倍にもなるため[13]，食事調査では家庭での手作り料理か外食や惣菜かの区別も非常に重要である．さらに，栄養士は慣習的に揚げ油の量を一律に定めて算出する傾向にある[14]ことも誤差の要因と考えられる．

　今回検討した食事調査ではアルコールの摂取はなかったが，慢性膵炎の食事評価ではアルコール摂取の有無や摂取量の把握が重要である．また，ビールや日本酒のような醸造酒には炭水化物が含まれるが，焼酎やウイスキーのような蒸留酒には炭水化物がほとんど含まれていない[15]ため，摂取するアルコールの種類を把握することも必要である．慢性膵炎の食事療法では，原則としてアルコールは禁止であるが，実際にはアルコールを断つことができない患者もいる．アルコールを摂取するときに炭水化物（ごはん，パン，めん等）を抜くと低血糖を誘発する．また，アルコールによるインスリン抵抗性の惹起が血糖を不安定にさせる可能性がある[16]．そのため，どうしてもアルコールを断つことができないインスリン療法を行っている膵性糖尿病（pancreatic diabetes）患者に対しては，低血糖予防としてアルコールを摂取する際には必ず炭水化物を含む食品（ごはん，パン，めん等）を摂取することを指導する必要がある．

病期，病態を考慮し確認すべき視点

　食事調査の目的は，患者の栄養摂取状況を知ることである．栄養過多や栄養障害を回避するためには，食事摂取量や栄養バランスが大きく偏っているところを補正する必要がある．そして同時に，現在の食事摂取量や栄養バランスが病態に合っているか否かを確認する．

　たとえば，慢性膵炎の代償期から非代償期に病期が移行した場合，食事療法の変更が適切に行なわれているかどうかの確認が必要である．すなわち，代償期に行っていた脂質制限や食事量の制限を非代償期でも継続していないかを確認する．患者が病態を理解できていない，あるいは，病態の変化を知らされていないと，慢性膵炎非代償期で痛みが消失しても痛みに対する不安のため，極端な脂質制限や食事制限が継続され，栄養障害に陥るケースもある[17]．脂質は肉や魚，卵，大豆，乳製品のように食品としてたんぱく質と混在しているものもあるため[15]，脂質制限を長期間に行うと同時にたんぱく質も制限され，低アルブミン血症を引き起こす可能性がある．そのため，適宜食事調査を行い，体重の測定とともに，血清アルブミンや血清コレステロールなどの栄養指標を経時的に観察する必要がある．

　次に，慢性膵炎非代償期や膵全摘を含む膵切除術後の膵外分泌不全では，膵外分泌機能が健常者の20％以下となる[18]ため，食事を摂取してもたんぱく質，脂質，炭水化物といった栄養素が消化吸収されず，低アルブミン血症や低コレステロール血症，低体重などの栄養障害に陥りやすい．さらに，一次性糖尿病と異なる膵性糖尿病になった場合，これらの病態は，栄養障害だけでなく血糖コントロールも問題となる．膵外分泌機能が低下し，栄養障害が出現した膵性糖尿病患者に対しては，血糖コントロールのための食事制限やエネルギー制限は過度に行わず，栄養状態を良好に保つために食事を十分摂取するよう説明し，定期的に検査（食事調査）しながら食事療法を行う必要がある．栄養士も患者の身体所見や生化学検査値などをみて，医師と相談しながら十分に栄養がとれるよう，食事を増加させる考えをもつべきである．

　また，制限食を伴う食事療法では，いったん刷り込まれた食事療法の知識や習慣の変更がむずかしいケースがある[19]．栄養指導を行う際は，病態の変化によって食事療法が変わることを患者に伝え，理解してもらうことが重要である．

　さらに，膵癌や膵全摘，膵切除の術後などで栄養障害がみられ，食事評価を行った結果，食事が十分に摂取できていない場合は，食べられる範囲で好みの食べ物で栄養をとるアドバイスが必要である[20]．また，多く食べられない場合は，1日3食の食事を4～6回に分けて食べる分割食にしたり，食事に加えて間食や成分栄養剤（エレンタール®）や半消化態栄養剤（エンシュア®，ラコール®），その他の栄養補助食品などで不足を補うことも有用である．

　高齢で嗜好の変化があったり，入れ歯など歯の問題などにより食事摂取が十分でない状況にある場合にも，膵癌や膵全摘，膵切除の術後と同様に，食事を十分にとる工夫が必要である．たとえば，肉は悪者にされがちであるが，必須アミノ酸の組成が良質

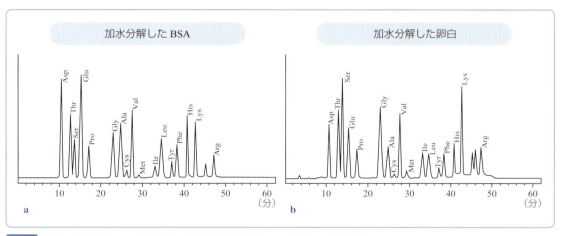

図4 加水分解したBSA（**a**）と加水分解した卵白（**b**）のクロマトグラム

Column: Shim-pack Amino-Na（6.0 mm i.d. × 100 mm），Temp: 60 ℃，Flow: 0.4 mL/ min，Det: 350 nm 〜 450 nm．
Asp：アスパラギン酸，Thr：トレオニン，Ser：セリン，Glu：グルタミン酸，Pro：プロリン，Gly：グリシン，Ala：アラニン，Cys：システイン，Val：バリン，Met：メチオニン，Ile：イソロイシン，Leu：ロイシン，Tyr：チロシン，Phe：フェニルアラニン，His：ヒスチジン，Lys：リシン，Arg：アルギニン
（Mikami E, et al : Digestion & Absorption 2012.; **34** : 316-329）

　なたんぱく源であることを理解してもらい，制限せずに摂取することをアドバイスしたり，過度に減塩を行うと食欲を低下させることもあるので，許容範囲を広げて食事療法に取り組むよう，患者にも家族にも十分な説明を行い，理解してもらうことが必要である．

　また，栄養障害の予防や改善を目的とした食事療法を行う際には，たんぱく質の質を考慮することも必要である．図4は，筆者らが行った食品たんぱく質を構成するアミノ酸分析で，ウシ血清アルブミン（bovine serum albumin；BSA）と鶏卵の卵白のクロマトグラムである[21]．鶏卵，牛乳，肉は必須アミノ酸組成が良好であることが確認できているため，食事や分割食にこれらの食品を取り入れることも有用と考える．

　この実際的な例として，筆者らは過去に，食事摂取量の低下で低アルブミン血症に陥った高齢者に対し，食事摂取の工夫として必須アミノ酸を多く含むハムやチーズなどの良質なたんぱく質食品を摂取することで，低アルブミン血症が改善した症例を経験している[20, 22]．

栄養障害と低血糖の回避である．そのためには，適正な食事療法とともに，膵酵素補充療法とインスリン療法を考える必要がある．

　膵外分泌不全のために極端な脂肪制限を行ったり，膵内分泌不全（膵性糖尿病）で血糖コントロールするために極端な食事制限を行うなど，食事摂取量が少ない場合には，膵酵素補充療法の適応にならないこともあるため，正確に食事評価を行う必要がある．

　栄養障害の回避には，脂質制限や食事制限が過度にならないことが重要であり，特に脂質は健常者と同等量を摂取することが望ましい．膵外分泌不全の患者の良好なQOLや予後改善のためには，食事がすべての基本である．

まとめ

慢性膵炎非代償期や膵全摘，膵切除［膵頭十二指腸切除術（pancreatoduodenectomy；PD）等］を含む膵外分泌不全患者の食事療法で最も重要なことは，

■文　献■

1) 厚生労働省：日本人の食事摂取基準（2015年版）．第一出版，2014．
2) Willett W（著），田中平三（訳）：食事調査のすべて栄養疫学．第2版，第一出版，2003．
3) van de Kamer JH, et al: Rapid method for he determination of fat in feces. J Biol Chem 1949; **177**: 347-355.
4) Nakamura T, et al: Faecal lipid excretion was determined in 16 females on an unstricted diet and a fat-restricted diet measured by simultaneous analysis of faecal lipids. J Int Med Res 1992; **20**: 461-644.
5) Nakamura T, et al: Near-infrared spectrometry analysis of fat, neutral sterols, bile acids, and short-chain fatty acids in the feces of patients with pancreatic maldigestion and malabsorption. Int J Pancreatol 1998; **23**: 137-143.
6) 村上美encrypted子，他：食事記録法における調査日設定の妥当性について．総合健診 2010；**37**：405-413．
7) 松崎聡子，他：デジタル画像を用いた写真投影法による食事調査方法の

妥当性. 女子栄大紀 2006；**37**：5-12.

8) 石川豊美, 他：ケータイ栄養管理システムによる栄養素等推測量の妥当性. 名古屋文理大学紀要 2009：91-99.

9) 鈴木亜矢子, 他：写真法による食事調査の観察者間の一致性および妥当性の検討. 日公衛誌 2002；**49**：749-758.

10) 佐藤史枝, 他：食事摂取量の評価における問題点. 栄評治 2009；**26**：463-466.

11) 中村智英子, 他：「食品目安量」学習効果について. 神戸女子短期大学論功 2002；**47**：65-71.

12) 三上恵理, 他：食事中のたんぱく質と脂質の実測値と食品成分値の比較検討. 栄評治 2008；**12**：29-34.

13) 佐藤史枝, 他：食物摂取量の評価における問題点―第 2 報 揚げ物料理の吸油量に関する検討―. 消化と吸収 2010；**32**：201-205.

14) 佐藤史枝, 他：食事摂取量の評価における問題点―栄養素の出納から消化吸収を考えるために―. 消化と吸収 2008；**31**：190-196.

15) 香川芳子：食品成分表 2015 本表編. 女子栄養大出版部, 2015：264-267.

16) 中村光男, 他：膵性糖尿病患者への対応（イ）食事指導. 膵臓 2010；**25**：660-661.

17) 横山麻実, 他：急性膵炎回復期の食事療法として脂質制限を長期に行い低栄養に陥った 1 例. 消化と吸収 2014；**37**：218-225.

18) 中村光男（著）, 竹内　正（監）, 加嶋　敬（編）：臨床医のための膵性脂肪便の知識. 医学図書出版社, 1998.

19) 三上恵理, 他：植物ステロールとエネルギー制限により低栄養を呈した一例. 消化と吸収 2008；**31**：183-189.

20) 三上恵理, 他：糖尿病腎症 3 期に合併した低アルブミン血症の高齢者に対して食事たんぱく質の増加は有効か.（未発表）

21) Mikami E, *et al*: Comparative Study of the Analytical Values and Food Composition Table Values of Proteins and the Proportions of their Amino Acid Components in Foods. *Digestion & Absorption* 2012; **34**: 316-329.

22) 田中　光, 他：鶏卵摂取 により高齢者の血清アルブミン値を改善させる試み. 消化と吸収 2008；**31**：70-75.

3 膵外分泌不全の治療

b 膵外分泌不全の食事療法② ―食事摂取量（指示量）の考え方

田中　光　青森市民病院糖尿病内分泌内科
松本敦史　弘前市立病院内分泌代謝科
三上恵理　弘前大学医学部附属病院栄養管理部

中村光男　弘前市医師会健診センター所長/弘前大学名誉教授/東邦大学医学部客員教授
柳町　幸　弘前大学医学部附属病院内分泌内科・糖尿病代謝内科

　膵外分泌不全をきたす疾患として，非代償期慢性膵炎および膵全摘を含む膵切除術後があげられる．栄養障害は，これら膵外分泌不全患者の予後規定因子の1つである．したがって，膵外分泌不全患者に対する栄養障害への介入は大変重要であり，治療として食事・栄養療法，消化酵素補充療法，インスリン療法などが行われる[1]．

　ところで，膵外分泌不全による膵性脂肪便および膵内分泌不全による膵性糖尿病（pancreatic diabetes）の診断と治療にあたっては，食事摂取量を正確に評価しなければならない．すなわち，膵外分泌機能が健常者の15％以下に障害されると，脂肪消化吸収障害が顕在化し，糞便中に大量の脂肪が排泄されるようになる．わが国では「脂肪40～60 g/日の通常食を摂取している条件で，糞便中に5 g/日以上の脂肪が排泄される状態」を脂肪便と定義している[2]．したがって，仮に膵外分泌不全の状態であっても，食事脂肪を十分に摂取していない状態（40 g/日未満）では脂肪便が顕在化しにくくなることもある[3]．実際，膵外分泌不全でも，約20 g/日の食事脂肪は消化吸収されることもある[4]．

　さらに，膵性糖尿病ではインスリン分泌低下に加えてグルカゴン分泌も低下しているので，食事摂取量が不十分な状態でインスリン療法を行うと，重篤な低血糖のリスクが高くなり，低血糖からの回復も遷延する．したがって，膵外分泌不全の診療にあたっては，患者の食事摂取量の評価が基本的かつ重要なこととなる．

ありふれた症例

　膵切除術後に食事摂取量および膵外分泌機能を評価せずに，酵素補充療法やインスリン療法を施行していたにもかかわらず，栄養状態の悪化をきたした症例を呈示する（表1）．本症例は59歳時に2型糖尿病と診断され，インスリン療法が施行されており，その経過中，65歳時に膵頭部癌と診断され，膵頭十二指腸切除術（pancreatoduodenectomy；PD）が施行された．術後直ちにベリチーム® 9.0 g/日投与による酵素補充療法が行われたが，術後1年で体重は66 kgから62 kgへとさらに減少し，血清アルブミンは3.9 g/dLから3.7 g/dLへ，総コレステロールは183 mg/dLから166 mg/dLへと低下していた．一方，血糖コントロールはHbA1cが9.9％から6.9％へと改善し，インスリン投与量は38単位から32単位へと減少していた．そこでベンゾイル-L-チロシル-[1-^{13}C]アラニン（^{13}C-BTA）呼気試験および糞便中脂肪排泄量による膵外分泌機能評価を行ったところ，$\Delta^{13}CO_2$ 67.8 ‰，糞便中脂肪排泄量 4.8 g/日と膵外分泌不全を認めなかった．さらに3日間の食事調査を施行したところ，術前に比べて3大栄養素をはじめとした摂取量が低下しており，中でもたんぱく質摂取量が術前は72.0 g/日であったが，術後1年では53.3 g/日と著しい低下を認めた．摂取たんぱく食品の質では，animal（肉類，鶏卵，乳製品）由来の摂取量が17.6 g/日（摂取たんぱく質の24.4 ％）から10.1 g/日（摂取たんぱく質の18.9 ％）へ，fish（魚介類）由来の摂取量21.5 g/日（摂取たんぱく質の29.9 ％）から14.7 g/日（摂取たんぱく質の27.6 ％）へと，いずれも低下していた．したがって，術後の体重減少や栄養指標低下の主因は，食事摂取量の低下（および消化吸収率の良好なたんぱく食品であるanimal由来のたんぱく質摂取量低下という質的変化）であると考えられた．術後1年後，このように膵外分泌不全を認めないことと食事摂取量が低下していることを評価したあとで，酵素製剤は中止し，総エネルギー・たんぱく質・脂質摂取量を増やすよう食事療法を見直した．本症例は「糖尿病と胆膵腫瘍 and/or 膵切除，糖尿病発見時期からみた分類」（本書p.119の表2）では，1の「糖尿病の経過中に合併

した胆膵腫瘍 and/or 膵切除」に該当する．術後 12 年を経過した現在では，十分な食事量を摂取し，体重 67 kg，血清アルブミン 4.2 g/dL，血清総コレステロール 220 mg/dL，HbA1c 8.7 ％ と HbA1c はやや高めであるが，良好な栄養状態が保たれている．

本症例の経過の問題点として，糖尿病を呈していたため，血糖コントロールに注意しすぎて消化吸収能や栄養指標の評価を行わずに漫然とカロリー制限やたんぱく質制限を行っていたこと，術後に膵外分泌機能を評価せずに直ちに酵素補充療法を開始したこと，酵素補充療法開始後も栄養状態が改善しない状況を放置していたことなどがあげられる．さらに，術後 1 年の血糖コントロールの改善およびインスリン投与量の減少は，食事摂取量の低下と体重減少が原因であったと考えられる．膵切除術後患者に対して，未だにこのように食事摂取量と膵外分泌機能を評価せずに酵素補充療法が施行されている例をしばしば認める．栄養状態の評価にあたっては，食事摂取量と膵外分泌機能の両方をきちんと評価し，栄養指標低下の原因を明らかにしたうえで治療を進める必要がある．すなわち，食事摂取量，消化吸収能，栄養指標の三者を栄養評価の三位一体として考え，診療を行うべきである[5]．

一方，膵切除術後患者では，原疾患として悪性腫瘍が多く，術後の再発や転移などの影響により十分な食事をとれず，その結果栄養状態が改善せずに経過し，感染症の合併や日常生活動作（ADL）の低下を認める例も存在する．このような原疾患による食欲低下は食事療法では限界があるが，原疾患の経過が良好な例では，十分な食事を摂取できていれば良好な予後が得られるようになっている．

膵外分泌不全と食事摂取量

膵外分泌不全をきたす疾患には，非代償期慢性膵炎，膵切除術後（PD，膵全摘術等）があげられる．

慢性膵炎の病期は 3 つに分けられる．すなわち，①膵内外分泌機能が正常～軽度低下を示す代償期，②膵内外分泌機能が荒廃した非代償期，③代償期から非代償期へ進行する過程である移行期である．慢性膵炎の食事療法では，それぞれの病期に応じた栄養素の摂取が必要となる．

中村ら[6]は，日本人における慢性膵炎発症前の食事摂取量に関する検討を行った．その結果，高たんぱく・高脂肪摂取群が 58 ％ と最も多く，次いで低栄養摂取群が 15 ％ と多く，いずれもアルコール摂

表 1 膵切除術後に膵外分泌機能および食事摂取量を評価せずに消化酵素薬が投与されていた症例

	術前	術後 1 年	現在（術後 12 年）
インスリン投与量（単位）	38	32	28
膵酵素製剤	なし	ベリチーム 9 g	なし
体重（kg）	66	62	67
アルブミン（g/dL）	3.9	3.7	4.2
総コレステロール（mg/dL）	183	166	220
HbA1c（％）	9.9	6.9	8.7
食事摂取量 　エネルギー（kcal） 　たんぱく質（g） 　　animal 由来（g） 　　fish 由来（g） 　　plant 由来（g） 　脂肪（g） 　炭水化物（g）	1,642 72.0（1.09 g/kg） 17.6（24.4 ％） 21.5（29.9 ％） 32.9（45.7 ％） 41.9 246.6	1,469 53.3（0.86 g/kg） 10.1（18.9 ％） 14.7（27.6 ％） 28.5（53.5 ％） 35.3 209.5	1,766 62.4（1.01 g/kg） 16.5（26.4 ％） 20.9（33.5 ％） 25.0（40.1 ％） 55.4 249.1
消化吸収試験 　糞便中脂肪（g/日） 　ΔCO_2（‰） 　PFD 試験（％）		4.8 67.8 66.0	

PFD：pancreatic function diagnostant.
71 歳男性，身長 167.0 cm．術式：幽門輪温存膵頭十二指腸切除術（PPPD）．

取が加わることで慢性膵炎発症リスクが上昇する可能性を示した．高たんぱく・高脂肪は膵外分泌を長時間強力に刺激するために膵酵素の過分泌をきたし，低栄養状態は膵細胞の栄養障害をきたし，いずれもアルコールが加わることで膵外分泌障害の基盤を作ると推定された．

一方，非代償期慢性膵炎患者の食事摂取量を調べると，1991年のNakamuraら[7]の検討では，総エネルギー1,649.7 kcal/日，たんぱく質72.9 g/日，脂肪37.7 g/日と，健常者の総エネルギー2,563.9 kcal/日，たんぱく質96.4 g/日，脂肪56.1 g/日に比べて総エネルギーおよび3大栄養素摂取量の低下が認められた(図1)[7,8]．この少ないエネルギーや脂肪摂取量は，代償期の食事の継続を反映しているか，医療従事者（医師，看護師，栄養士等）の誤った認識および指導，患者および家族の膵性疼痛への不安などに起因するものと考えられた．すなわち，代償期慢性膵炎ではアルコールや高脂肪食の摂取によって急性増悪(疼痛発作)を繰り返すため，食事療法にあたってはアルコールの禁止はもちろんのこと，腹部症状に応じた脂肪摂取制限が必要となる．一方，非代償期慢性膵炎では，疼痛発作は消失し，膵内外分泌機能が荒廃し，脂肪を中心とした消化吸収障害および膵性糖尿病をきたす．この非代償期慢性膵炎での治療の目的は，良好な栄養状態の維持と，合併する膵性糖尿病のコントロールとなる．したがって，代償期慢性膵炎で推奨されている脂肪摂取制限を解除し，40〜60 g/日の脂肪をはじめとした十分量の食事を摂取したうえで，十分量の消化酵素およびインスリンを補充する必要がある．現在ではこの考え方がほぼ確立し，2003年の柳町ら[8]の検討でも，非

代償期慢性膵炎患者の食事摂取量は総エネルギー2,076 kcal/日，脂肪57.2 g/日と，1990年代の総エネルギー1649.7 kcal/日，脂肪37.7 g/日に比べて増加し，健常者に近い量の食事を摂取し予後も改善している(図1)[8]．

一方，膵切除術後患者の食事摂取量に関しては，2012年に膵全摘術2例を含む12例に食事調査を行ったところ，総エネルギー2,037.7 kcal/日，脂肪51.7 g/日と，非代償期慢性膵炎患者と同様に健常者に近い十分な食事を摂取していた(図1，図2)．これは膵内外分泌機能が喪失される膵全摘術後の患者においても同様で，総エネルギーおよび3大栄養素を含め十分な量の食事を摂取していた(図2)．ただし，たんぱく質摂取量が体重当たり1.0 g/日未満，脂肪摂取量が40 g/日未満と少ない症例も数例認められた．このような食事摂取量の少ない例では，血清アルブミン3.3〜3.8 g/dL，血清総コレステロール104〜111 mg/dLと栄養指標がやや低めに経過しており，酵素製剤の増量やたんぱく食品の補充などを試みることもある．さらに，膵切除術後の患者は膵癌や胆管癌などの担癌患者が多く，原疾患および転移，胃合併切除，術後化学療法などの影響により食事摂取量が低下する場合があることも考慮する必要がある．

以上のように，1990年頃までの非代償期慢性膵炎は，低カロリーで低脂肪の食事摂取であり，消化吸収能も評価されずに「膵炎」という病名だけで脂肪をはじめとした食事摂取量を制限される傾向にあった．さらに，合併する膵性糖尿病に対するインスリン療法によって，低血糖が原因と考えられる突然死も認めていた[9]．その後，膵外分泌不全患者に対する食事療法の考え方が変更され，また消化酵素補充療法やインスリン製剤の進歩などもあり，現在では膵外分泌不全患者の突然死はなくなり，予後も大幅に改善している[9]．非代償期慢性膵炎患者の平均寿命は1970年代には50代であったが，2000年代には70代と長期化しており，低血糖による突然死に代わって，糖尿病固有の合併症である糖尿病性腎症による腎不全が増加している[9]．現在は，おもに血糖自己測定(self-mon toring of blood glucose；SMBG)を用いた糖尿病管理を施行し，糖尿病性腎症の発現および進行を予防している．さらに，超速効型インスリンおよび持効型インスリンを用いることで，低血糖を起こさずにHbA1cをできるだけ正常化するようにしている．

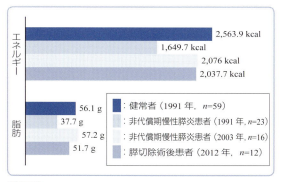

図1　非代償期慢性膵炎患者と膵切除術後患者のエネルギー摂取量および脂肪摂取量

(Nakamura T, et al：J Gastroenterol 1994；**29**：756-762／柳町幸，他：消化と吸収 2002；**25**：45-49 より改変)

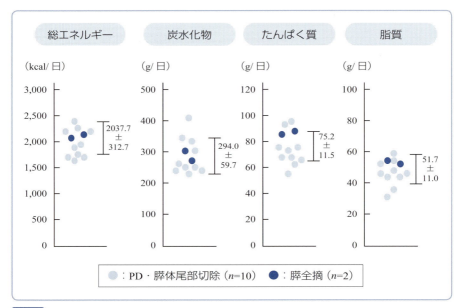

図2 膵切除術後患者の食事摂取量

総エネルギーおよび3大栄養素摂取量（指示量）

総エネルギーに関しては，膵外分泌不全患者では基本的に健常者に近いエネルギーを設定するべきである．一般的に，エネルギー摂取量は（標準体重×身体活動量30～35 kcal/kg）を目安に算定されている．柳町ら[10]は，携帯型簡易熱量計METAVINE-N®（ヴァイン社，日本）を使用して朝食前に30分以上の安静後に安静時エネルギー消費量（resting energy expenditure；REE）を測定し，これを用いたエネルギー必要量の算定を推奨している．すなわち，REE×活動係数の式から健常者と同様のエネルギー摂取量を設定し，十分量のカロリーを供給する．さらに，膵性糖尿病未治療例では，インスリン不足により糖質の利用が制限され，消化吸収不良によって便中への脂肪の喪失もきたすため，REEの亢進を認める[11]．したがって，病期や治療によってエネルギー必要量が異なるため，状態に応じたエネルギー量の設定が必要となる．糖尿病合併例に対しては，高血糖を回避する目的でのエネルギー制限は基本的には行わないことが，日本消化器病学会「慢性膵炎診療ガイドライン」[12]でも示されている．

たんぱく質に関しては，一般に成人では1日に体重1 kg当たり1～1.2 gのたんぱく質摂取が必要とされている．膵外分泌不全患者においても，健常者と同様のたんぱく質を摂取することが望ましい．一方，たんぱく質の消化吸収率は食品によって異なり，鶏卵が94～97％と最も良好であり，次いで肉類が90～98％，魚介類80～98％，大豆食品71.4～90％という順で消化吸収率が不良となることが知られている[13]．したがって，たんぱく質の摂取量だけではなく，animal（肉類，鶏卵，乳製品），fish（魚介類），plant（大豆製品など植物性）と，その由来および食品の消化吸収率も考慮するべきである．すなわち，たんぱく質摂取量のうち，animal, fish, plant由来のたんぱく質をそれぞれ何グラム（もしくは何パーセント）摂取しているかを明らかにする必要がある．なお，たんぱく質摂取量が適正であるか否かを評価する方法として，たんぱく質摂取量と尿中尿素窒素排泄量から計算される窒素バランスを用いた評価が有用とされている[14, 15]．

脂肪に関しては，膵外分泌不全患者では脂肪摂取による腹痛をきたさないことが多く，むしろ脂肪の消化吸収不良が問題となる．そのため，膵外分泌不全患者では脂肪の摂取制限は行わず，40～60 g/日と十分量の脂肪を摂取させ，十分量の消化酵素補充療法を行う必要がある[16]．

炭水化物に関しては，呼気中水素濃度を用いた渡辺ら[17]の検討では，膵外分泌不全で脂肪便を有する患者の60％に炭水化物の消化吸収不良もみられた．エネルギー摂取量を増加させるために，炭水化

物も多めに摂取し，消化酵素補充療法を行う．基本的には，総エネルギー摂取量からたんぱく質および脂質によるエネルギー摂取量を減算したエネルギー量を，炭水化物として摂取する[18]．合併する膵性糖尿病による高血糖に対しては，超速効型インスリンおよび持効型インスリンを用いた治療が施される[9]．

一方，海外（ドイツ）では，非代償期慢性膵炎患者に対する食事療法として，たんぱく質を多め（100〜150 g/日）に摂取し，脂肪も多め（50〜80 g/日）とし，1日の総エネルギー量の30〜40％を脂肪で摂取すること，不足する脂溶性ビタミンおよび微量金属を積極的に摂取することなどが推奨されている[19, 20]．ただし，このような海外における食事療法は，その国での食事摂取量を基本として考えられていることに留意する必要がある．

日本人は，欧米人に比して，総エネルギー，たんぱく質，脂肪の摂取量が少ないことがよく知られている．1980年代から2000年代にかけての欧米（米国，英国，フランス，スイス，イタリア等）では，健常者の1日のエネルギー摂取量はほぼ3,000 kcal以上であり，たんぱく質は100 g以上，脂肪も100 g以上で1日の総エネルギーの40％以上を占めている[21]．さらに，1970年代から1990年代にかけての欧米（米国，ドイツ，英国，フランス等）の慢性膵炎患者では，1日のエネルギー摂取量は2,000〜3,000 kcal以上であり，たんぱく質は100 g以上，脂肪も100 g以上であった[22]．一方，現在のわが国では，健常者の1日のエネルギー摂取量は約1,870 kcalであり，たんぱく質は約70 g，脂肪は約55 gで1日の総エネルギーの約26％である[23]．さらに，わが国の1990年代までの非代償期慢性膵炎患者では，前述したように1日のエネルギー摂取量は1,649.7 kcal，たんぱく質は72.9 g，脂肪は37.7 gである[7]．したがって，脂肪をはじめとした食事摂取量が欧米とは異なるわが国において，海外で推奨されている食事療法をそのまま適用することはできないと考えられる．膵外分泌不全患者における食事療法にあたっては，海外の文献やガイドラインをそのまま適用するのではなく，各国の食事摂取量の違いを認識し，わが国の特徴を考慮した食事療法を選択すべきである．

食事療法（指示量）における問題点

前述のように，かつては医療従事者の誤った認識から，非代償期慢性膵炎に対しても代償期と同様に脂肪制限を中心とした食事療法を施行されることがしばしば認められた．これは，慢性膵炎の病期を考慮せず，病名のみから病院食の内容を指示していたことにも問題があると考えられた．

病院における「膵炎食」は脂肪30 g以下の制限食となっていることが多い．腹痛を有する代償期慢性膵炎患者および急性膵炎回復期の患者に対してはこのような「膵炎食」を指示することが考えられるが，病期がきちんと評価されなかった場合，非代償期慢性膵炎患者に対しても，その病名だけで判断され，脂肪制限食である「膵炎食」を指示する可能性がある．脂肪が制限された場合，脂肪を多く含む食品に含まれるたんぱく質，微量金属，ビタミンなども同時に制限されることが危惧される．実際，以前は慢性膵炎患者において，セレン，ビタミンA，ビタミンB_2などの摂取量低下が報告されていた[7]．ただし，これらの微量金属およびビタミンの摂取不足によって明らかな臨床症状を呈した例はほとんど認められない．さらに，食事脂肪が40 g/日未満と不十分な状態では脂肪便が顕在化しにくくなり[3]，脂肪便の診断や酵素補充療法後の評価が困難になるなどの問題がある．

そこで，中村らが以前から指摘しているように，疾患に対し病名だけで病院食を指示するのではなく，たとえば，弘前大学医学部附属病院では，脂肪30 g以下の「脂質コントロール食」，脂肪を40 g以上とし，糖質をはじめ1日のエネルギー量を制限する「エネルギーコントロール食」というように，病院食の名称を疾患名ではなく食事内容で表している．すなわち，腹痛を有する代償期慢性膵炎患者に対しては症状に応じて「脂質コントロール食」（エネルギー 400〜1,800 kcal，脂肪 1〜30 g）を指示し，脂肪便および膵性糖尿病を合併する非代償期慢性膵炎患者に対しては健常者と同様に標準体重×30〜35 kcalおよびREE×活動係数をもとに「エネルギーコントロール食（エネルギー 1,600〜2,000 kcal，脂肪 40〜60 g）」を指示している．

一方，総合病院において未だに「膵炎食（エネルギー 700〜1,600 kcal，脂肪 8〜20 g）」，「糖尿病食（エネルギー 1,200〜2,000 kcal，脂肪 35〜60 g）」と，病名で病院食を指示するように設定している施設が存在する現状もある．この場合，医療従事者が慢性膵炎の病期や消化吸収能を考慮せずに，非代償期慢性膵炎や膵全摘術後および膵切除術後の患者に脂肪制限食である「膵炎食」を指示したり，膵内分泌不全（膵性糖尿病）の患者に極端なカロリー制限を指示することも起こりうる．

慢性膵炎の食事療法にあたっては，病期を評価したうえで総エネルギー・脂肪などの指示量を決定していくことに加えて，病院食を疾患名ではなく食事内容で指示するという方法を，広く応用していかなければならない．

おわりに

アルコール性慢性膵炎患者では禁酒を原則とする[18]．アルコール摂取は，食事摂取量の不安定，夜間低血糖の誘発，インスリン抵抗性惹起などにより，血糖コントロールが不安定となる．さらに，アルコールは1g当たり7kcalとエネルギーは高いが，体内に蓄積される栄養素ではない．したがって，食事調査に際しては，アルコールを摂取している場合は摂取エネルギーが高くなることも留意する必要がある．

食事療法にあたって注意すべき点として，具体的な食品をあげて制限する［脂質異常症（高脂血症）に対する肉類や鶏卵の制限等］ことは，栄養素摂取の偏りを助長し，低アルブミン血症などの低栄養状態をきたす可能性がある．さらに，合併する糖尿病に重点を置くあまり2型糖尿病と同様の考え方で食事摂取量を制限する（標準体重×25 kcalのエネルギー摂取等）と，3大栄養素の摂取量低下をきたし，やはり低アルブミン血症をはじめとした低栄養状態を引き起こすことも注意しなければならない．

すなわち，膵外分泌不全患者においては，栄養指標，食事摂取量，消化吸収能の三者を栄養評価の三位一体として考え，栄養状態および日常の食事摂取量を評価し，消化酵素補充療法やインスリン療法などの薬物療法を組み合わせて，適切な食事摂取量（指示量）を設定するべきである．

■文　献

1) DiMagno EP : Medical treatment of pancreatic insufficiency. *Mayo Clinic Proc* 1979; **54**: 435-442.
2) Nakamura T, *et al* : Steatorrhea in Japanese patients with chronic pancreatitis. *J Gastroenterol* 1995; **30**: 79-83.
3) Nakamura T, *et al* : Study on pancreatic insufficiency (chronic pancreatitis) and steatorrhea in Japanese patients with low fat intake. *Digestion* 1999; **60** (suppl 1): 93-96.
4) Matsumoto A, *et al* : Study of the reserve capacity of total pancreatectomy patients based on fecal fat excretion and the Benzol-L-tyrosil-[I-13C] alanine breath test. *J Soc Med Applic Stable Isotope Biogas* 2012; **4**: 4-17.
5) 中村光男：膵機能検査法への挑戦―膵内外分泌補充療法のために―．膵臓 2012；**27**：1-8.
6) 中村光男, 他：アルコールと栄養 膵疾患．肝胆膵 1993；**27**：393-398.
7) Nakamura T, *et al* : Dietary analysis of Japanese patients with chronic pancreatitis in stable conditions. *J Gastroenterol* 1994; **29**: 756-762.
8) 柳町　幸, 他：非代償期慢性膵炎に対する消化酵素補充療法．消化と吸収 2002；**25**：45-49.
9) 中村光男, 他：膵内外分泌不全に対する消化酵素及びインスリン療法．膵臓 2007；**22**：454-461.
10) 柳町　幸, 他：慢性膵炎の安静時代謝．栄評治 2003；**20**：395-398.
11) 柳町　幸, 他：非代償期慢性膵炎患者の長期補充療法後の安静時エネルギー代謝の変動．胆膵の病態生理 2012；**28**：7-10.
12) 日本消化器病学会：慢性膵炎診療ガイドライン．南江堂，2009.
13) National Research Council: Recommended dietary allowances. 10th ed. National Academy Press, 1989.
14) Shemlan HC : Protein requirement of maintenance in man and the nutritive efficiency of bread protein. *J Biol Chem* 1920; **41**: 97.
15) Scrimshaw NS, *et al* : Protein requirements of man : variations in obligatory urinary and fecal nitrogen losses in young men. *J Nutr* 1972; **102**: 1595-1604.
16) 中村光男：臨床医のための膵性脂肪便の知識　医学図書出版，1998：12-13.
17) 渡辺　拓, 他：非代償期及び代償期慢性膵炎患者のcarbohydrate malabsorptionについて．消化と吸収 1999；**22**：50-53.
18) 柳町　幸, 他：慢性膵炎と栄養療法．肝胆膵 2011；**63**：503-509.
19) Meier R : Nutrition in chronic pancreatitis. In: Buchler MW, *et al*: editors. Chronic pancreatitis : Novel concepts in biology and therapy. Blackwell Wissenschafts-Verlag, 2001: 420-427.
20) Meier RF, *et al* : Nutrition in pancreatic disease. *Best Pract Res Clin Gastroenterol* 2006 ; **20**: 507-529.
21) 板倉弘重：先進国と後進国の疾患と食事．*Medicina* **39**: 199-201.
22) 中村光男, 他：生活習慣病としての慢性膵炎．消化器病セミナー 2002；**89**：193-206.
23) 厚生労働省：国民健康・栄養調査．2013.

3 膵外分泌不全の治療

c 膵外分泌不全の食事療法③
―酸素消費量をもとにした基礎代謝の応用

石岡拓得　一般財団法人愛成会弘前愛成会病院栄養科
柳町　幸　弘前大学医学部附属病院内分泌内科・糖尿病代謝内科
中村光男　弘前市医師会健診センター所長 / 弘前大学名誉教授 / 東邦大学医学部客員教授

疾患に罹患していない安静状態でのエネルギー代謝は，性別，年齢，体重や室温，湿度といった環境条件などが同等であれば概ね一定している．しかし，疾患に罹患した際のエネルギー代謝は，健康な状態とは異なり大きく変化していることが少なくない．たとえば，甲状腺機能が亢進すると安静時エネルギー消費量(resting energy expenditure；REE)は，40％程度高まるともいわれており[1]，高くなったREEに見合ったエネルギーを摂取しなければ体重は低下していく．一方，長期入院により積極的な運動を行っていない統合失調症患者17例(年齢59.5±11.7歳，男性9例，女性8例，BMI 25.0±2.7 kg/m^2)のREE比較では，健常者に比べて体重1 kg当たりのREEが2 kcal/kg/日低下していたとの報告がある[2]．エネルギー摂取量に変化なく，REEが低下すると体重は逆に増加していく．したがって，疾患に罹患している者では，変化するエネルギー代謝に応じたエネルギー摂取が，低栄養や過栄養の予防に不可欠である．

そこで以下では，酸素消費量をもとにしたエネルギー代謝，特に膵疾患について他疾患と比較し，その評価方法について述べる．

エネルギー代謝の評価法

1 直接熱量測定法と二重標識水法

測定機器を用いたエネルギー代謝の評価法として，完全密封された大がかりな居室装置(ヒューマンカロリーメーター)でヒトの熱産生を測定する直接熱量測定法や二重標識水法などが広く知られている．二重標識水法とは，2種類の安定同位体(^{18}Oと^{2}H)を含む水を摂取したのち，尿などへ排出される安定同位体の量からCO_2排出量を求める方法である．本法は測定中も安静を必要としないため，健常者や運動選手などを対象とした研究報告が多い[3]．しかし，二重標識水法によって計測されたエネルギー消費量は計測期間(7〜14日間)の平均値であるため，日々の変化は調査できない．したがって，これらの評価法は病態が不安定な患者にはあまり向かないと考えられる．

2 呼吸商(RQ)

呼吸商(respiratory quotient；RQ)はCO_2排出量/O_2消費量で算出され，3大栄養素がそれぞれ体内で燃焼された場合，たんぱく質[(P)ヒト血清アルブミンと仮定して，筆者がアミノ酸組成より算出した場合]は$C_{2936}H_{4590}N_{787}O_{888}S_{41}$(分子量 約66,000)[4] + $3111O_2$ → $2542.5CO_2$ + $1467H_2O$ + $41H_2SO_4$ + $393.5CON_2H_4$：RQ = $2542.5CO_2/3111O_2$ = 0.8である．また，脂質[(F)パルミチン酸の場合]は$C_{16}H_{32}O_2$(分子量256) + $23O_2$ → $16CO_2$ + $16H_2O$：RQ = $16CO_2/23O_2$ = 0.7，糖質[(C)グルコースの場合]は$C_6H_{12}O_6$(分子量180) + $6O_2$ → $6CO_2$ + $6H_2O$：RQ = $6CO_2/6O_2$ = 1.0である．

体内における3大栄養素の燃焼割合は，運動時ではCの燃焼割合が増えてRQは1.0へ近づき，飢餓状態ではFの燃焼割合が増えるためRQは0.7へと近づくといわれている．健常者のRQは0.85前後で概ね安定しているとされるが，これは摂取している食物商(food quotient；FQ)とも密接に関連するとされている[5]．

そこで筆者は，Nakamuraら[6]の示す日本人男性(60代)の平均的な食事摂取量[エネルギー：2,351±571 kcal，P：88.8±19.4 g(15.1％)，F：50.4±12.5 g(19.3％)，C：349.8±98.1 g(59.5％)]を参考にFQを算出した．その結果，(P：15.1％×RQ 0.8) + (F：19.3％×RQ 0.7) + (C：59.5％×RQ 1.0)/100 = 0.85となり，FQは健常者の平均的な

RQ 0.85 と一致した．

　一方，たとえば肝硬変患者の 3 大栄養素の燃焼割合をみてみると，P は約 15.0 ％で健常者と大差ないが，C の燃焼比率は 10.0 ％程度まで低下し，逆に F の燃焼比率は 75.0 ％程度まで増加していることもある[7]．そのような場合，前述した健常者の飢餓状態と同様に F の燃焼割合が高まり，RQ は 0.7 へ近づいていく．

　また，P，F，C それぞれの燃焼割合の算出方法は，P については尿中窒素排泄量× 6.25 で利用された P 量が算出でき，それに伴い消費された O_2 量と排出された CO_2 量が算出できる．次に，O_2 総消費量と CO_2 総排出量から P の燃焼に利用された O_2 消費量と CO_2 排出量を差し引くと，F ＋ C の O_2 消費量と CO_2 排出量が算出される．F と C それぞれの O_2 消費量と CO_2 排出量については，連立方程式を用いることで，それぞれに利用された O_2 消費量と CO_2 排出量を算出することができる[*1]．

3 間接熱量計を用いた方法

　前述した直接熱量測定法や二重標識水法などを臨床で活用することは不向きと考えられる．しかし，エネルギー産生過程の CO_2 排出量と O_2 消費量を測定することで，REE や RQ を算出する間接熱量計［エアロモニタ®（ミナト医科学社，日本）］などは臨床の場で広く活用されている．なお，間接熱量計の多くは REE 算出に Weir の本式［REE（kcal/ 日）＝ 3.94 × O_2 消費量（L/ 日）＋ 1.11 × CO_2 産出量（L/ 日）－ 2.17 ×尿中尿素排泄量］，もしくは REE 燃焼比率のたんぱく質が占める割合を 12.5 ％と仮定し，尿中窒素排泄量を計測しない Weir の変式［3.94 × O_2 消費量（L/ 日）＋ 1.11 × CO_2 産出量（L/ 日）］などを用いていることが多いと報告されている[8]．しかし，筆者が Weir の変式にたんぱく質割合を 12.5 〜 30.0 ％で仮定して計算したところ，12.5 ％を超えると誤差は徐々に大きくなり，本式に対して変式では，15 ％と仮定した場合は約 10 kcal，30 ％と仮定した場合は約 50 kcal 高く算出された．たんぱく質割合が 30 ％を超えるような場合は，尿中窒素排泄量を計測してたんぱく質割合を算出する本式のほうを用いるべきと考える．

　また，さらにコンパクトで持ち運びも簡便な携帯型簡易熱量計 METAVINE-N®（ヴァイン社，日本）や Med Gem®（Microlife 社，米国）なども広く臨床の場で活用され，多くの研究結果が報告されている[2,9,10]．ただし，携帯型簡易熱量計は軽量かつ比較的安価であるため，消費される O_2 量のみの測定で CO_2 排出量は測定されない．REE 算出方法として，一般的に健常者の RQ は概ね 0.85 で安定していることを生かし，O_2 量のみで REE が算出されている．

4 予測式などを用いた評価法

　間接熱量計は患者の REE を簡便かつ非侵襲的に測定できるが，すべての医療施設に普及していないのが現状である．したがって，間接熱量計が設置されていない医療施設では，性別，身長，体重および年齢などを用いて算出する予測エネルギー消費量（predicted resting energy expenditure；pREE）が広く活用されている．中でも Harris-Benedict（HB）式は多くの医療施設で活用されており，性別，年齢，身長および体重などのパラメーターを用いることで簡便に REE を算出できる［男性：66.5 ＋ 13.8 ×体重（kg）＋ 5.0 ×身長（m）－ 6.8 ×年齢（歳），女性：665.1 ＋ 9.6 ×体重（kg）＋ 1.9 ×身長（m）－ 4.7 ×年齢（歳）］[11]．そのほか，REE や総エネルギー消費量（total energy expenditure；TEE）を算出する方法として，健康な日本人の必要栄養量を示した食事摂取基準[12]，学会等が示す疾患別エネルギー必要量など，多くの栄養療法の指針が示されている．**表 1**[2,12-23,25] に，疾患別エネルギー必要量の実際について示した．

　まず，健康な日本人のエネルギー必要量については，一般的に性別毎に年代別で示されている食事摂

---

*1：たんぱく質（ヒト血清アルブミンの場合）RQ 0.8，糖質（パルチミン酸の場合）RQ 0.7，糖質（グルコースの場合）RQ 1.0 の燃焼によって排出された CO_2 量，消費された O_2 量の比率を求める場合，まず尿中窒素排泄量× 6.25 で燃焼したたんぱく質量が算出できる．たんぱく質が燃焼すると，3.111 mol の O_2 が消費されて 2.543 mol の CO_2 が排出され，それぞれに 22.4 を掛けると，CO_2 と O_2 の気体の量が算出される．算出された気体の量をたんぱく質の質量で割ると，気体 1 g 当たりの CO_2 排出量（0.86 L/g）と O_2 排出量（1.05 L/g）が算出される．

　次に，たんぱく質の燃焼分を差し引いた残りの糖質の O_2 消費量（A）は，脂質の O_2 消費量（x），糖質の O_2 消費量（y）を足した量になるので，$A = x + y$ で表すことができる．CO_2 排出量（B）は，脂質の CO_2 排出量（$0.7x$），糖質の CO_2 生成量（y）を足した量になるので，$B = 0.7x + y$ で表すことができる．したがって，以下の連立方程式が成り立つ．

　　$A = x + y$
　　$B = 0.7x + y$

　この連立方程式を解くことで，脂質と糖質それぞれの O_2 消費量と CO_2 排出量を求めることができる．

c 膵外分泌不全の食事療法③―酸素消費量をもとにした基礎代謝の応用

表1 疾患別エネルギー必要量の実際

	ガイドライン値	HB式算出値（pREE）	間接熱量計測定値（REE）	活用の注意点
健常者	年代別参照体重×20〜40 kcal/kg/日×身体活動レベル[12]	個人差はあるが，健康な日本人では50〜200 kcal程度過大に算出される傾向にある[13]．	標準体重(kg)×20〜25 kcal/kg/日[13]*1	ガイドライン値より算出されるエネルギー量は，性別，年齢，身体活動レベルにより異なる．食事摂取量，体重，BMIなどを定期的に評価して活用しなければならない[12]．
糖尿病	標準体重(kg)×25〜35 kcal/kg/日[14]	標準体重域(BMI 18.5〜25.0 kg/m²)の者では，pREEとREEは概ね一致している[15]．	健常者と比較してもREEに差は少なく，血糖コントロール別，治療前後の比較などでも，あまり差は認められない[15]．	低栄養状態の糖尿病患者では，エネルギー投与量が過剰になると血糖コントロールは不良になり，不足すると低栄養状態は改善しない．その様な患者では測定したREEに応じた過不足のないエネルギー投与が望ましい[15]．
肝硬変	標準体重(kg)×25〜30 kcal/kg/日[16]	pREEとREEが20％以上解離している者が全体の10％程度認めらる[17]．	Child-pugh分類でREEを比較しても大きな差はなかった[17]．	標準体重域の者ではREEとガイドライン値やpREEは概ね一致しているが，標準体重から大きく外れている者では差が大きいため，そのような者ではREEの計測が望ましい[17]．
腎不全	標準体重(kg)×25〜35 kcal/kg/日[18]（透析時：30〜35 kcal/kg/日）	透析期間が10年以上の者では栄養状態が低く，pREEはREEより約100 kcal高く算出される[19]．	全身状態が安定した透析患者のREEは健常者とほぼ変わらないが，栄養状態低下によってREEは低下傾向を示す[19]．	腎不全患者では，REE測定によって慢性的なPEMの発生状況を予測することも可能であると考えられる[19]．
慢性閉塞性肺疾患（COPD）	標準体重当たりでの具体的な記述は無いが，REE値×1.5を目安とする様記載されている[20]	pREE×1.7をエネルギー必要量の目安とする[21]．	REE×1.5をエネルギー必要量の目安とする[21]．	体重の増減にも注意し3〜4か月毎に栄養状態の再評価を行う．リハビリの有無にも配慮し，エネルギー必要量を設定することが必要である[21]．
統合失調症	具体的な記述なし	入院している統合失調症患者ではpREEが200〜300 kcal程度高く算出される傾向であった[2]．	標準体重(kg)×15〜25 kcal/kg/日[2]*1	統合失調症患者では筋肉量減少などの影響でREEが低下していると考えられる．pREEを活用することの妥当性については，今後検討が必要である．
慢性膵炎	（代償期）具体的な記述なし	pREE×1.3〜1.5[23]	REE×1.3〜1.5[22]	代償期のエネルギー投与量については特に示されていないが，有痛性症例では脂肪制限(30〜35 g/日)の有用性が示されている[22]．非代償期ではREEが亢進しているため，pREEが低く算出される場合もある[23]．
	（非代償期）標準体重(kg)×30〜35 kcal/kg/日[22]	pREE×1.4〜2.0[23,25]	REE×1.3〜1.7[23,25]	

*1：エネルギー投与量(total energy expenditure)を算出する際は，活動係数およびストレス係数(1.0〜1.8)を加味して算出する．

取基準を参照する．しかし，食事摂取量の増減などによって体重が標準体重域（BMI 18.5～25.0 kg/m²）から大きく外れる者では再評価が必要と考えられる[12]．また，HB式を用いてpREEを算出する方法もあるが，10～20代では男性153±91 kcal，女性211±95 kcal程度，過剰評価されるとの報告もある[13]．

次に，各疾患別で比較すると，糖尿病患者のエネルギー必要量は，ガイドラインに基づくと標準体重［身長(m)×身長(m)×22］×25～35 kcal/kg/日が目安とされている[14]．pREEはREEと概ね一致しているが，たとえば肝硬変などを合併した低栄養状態の糖尿病患者では，エネルギー投与量が過剰になると血糖コントロールは不良になり，逆に不足すると低栄養状態は改善しない．そのような患者では測定したREEに応じた過不足のないエネルギー投与が望ましいと考えられる[15]．

肝硬変患者では，標準体重×25～30 kcal/kg/日とガイドラインに示されている[16]．しかし，前述した糖尿病患者と同様に，標準体重域以外の者ではpREEとREEが一致しない場合も多く，標準体重域から外れるような患者ではREEの計測も必要と考えられる[17]．

腎不全患者では標準体重×25～35 kcal/kg/日，透析時はやや高めの標準体重×30～35 kcal/kg/日となっている[18]．柳町ら[19]は，腎不全患者15例（原因疾患は糖尿病性腎症5例，慢性糸球体腎炎7例，その他3例）の血清アルブミン値とREEとの関連について検討している．その結果，透析期間10年以上の者では血清アルブミン値が3.5±0.6 g/dLと低く，pREEに対しREEは100 kcal程度低かったと報告している．要因として，長期透析患者では慢性的なprotein energy malnutrition（PEM）がREEの低下に結びついたと考察している．したがって，腎不全患者ではREEの測定によって，慢性的なPEMの発生状況を予測できると考えられる．

次に，慢性閉塞性肺疾患（chronic obstructive pulmonary disease；COPD）患者では，呼吸筋消費エネルギー量が増加している．体重減少を予防・改善するためにもREE×1.5程度の係数（活動係数，ストレス係数含む）を掛けた高めの値が目安とされている[20]．一方，pREEから算出すると実際のREEより低く算出される可能性も高いため，pREE×係数1.7程度を目安とし，よりREEに近づくよう誤差を勘案した高めのエネルギー設定が必要と考えられる[21]．

統合失調症患者では，エネルギー必要量のガイドライン値などは示されていない．しかし，筆者らの検討によると[2]，統合失調症患者では健常者に対しREEが低く，さらにはpREEより実際のREEは200～300 kcal程度低い傾向であった．今後，pREEを活用することの妥当性について検討が必要と考えられる．

慢性膵炎のガイドラインには代償期の具体的エネルギー必要量については示されていない．しかし，柳町ら[23]によると，pREE，REEともに1.3～1.5程度の係数を掛けた値がエネルギー必要量の目安としている．

次に，非代償期のガイドライン値では，透析患者とほぼ同様の標準体重(kg)×30～35 kcal/kg/日を一定の目安としている[22]．ところで，柳町ら[10]は，非代償期慢性膵炎患者8例（消化吸収不良，膵性糖尿病あり）のエネルギー必要量について，前述したガイドライン値［標準体重(kg)×30～35 kcal/kg/日］と計測したREEとを比較している．計測したREEを用いたエネルギー必要量は，REE×係数1.7＋栄養素の代謝過程における熱産生（specific dynamic action；SDA）をエネルギー投与量1/10として算出した結果，2,534±366 kcalであった．一方，ガイドライン値では2,063±136 kcalと算出され，ガイドライン値は約20％低値を示したと報告している．さらに，柳町らは[10]，非代償期慢性膵炎患者［男性7例（消化吸収不良，膵性糖尿病あり）］の計測したREEと，HB式で算出したpREEとの比較についても検討している．

その結果，計測したREEは1,342±194 kcalであったのに対して，HB式のpREEは1,134±140 kcalと算出され，ガイドライン値同様にpREEは約20％低く算出されたと報告している．したがって，非代償期の慢性膵炎患者においては，pREEで算出したエネルギー量では実際のREEより低く算出されている可能性もある．COPDの場合と同様に，pREEを用いる場合は1.4～2.0程度の係数を掛けた高めのエネルギー設定とすることで，より実際のREEに近づくものと考えられる[23,25]．

続いて，柳町ら[24]が示した症例を提示する（図1）．症例は68歳の男性で，アルコール性非代償性慢性膵炎患者である．入院中（治療前）の食事内容は，エネルギー1,840 kcal（たんぱく質80.0 g，脂肪50.0 g，炭水化物260.0 g）を摂取し，糞便中脂肪排泄量16.6 g（149 kcal），尿糖排泄量68 g（272 kcal），尿中窒素排泄量2.4 g［たんぱく量換算では2.4×6.25＝15.0 g（53 kcal）］で全喪失エネルギー量は約474 kcalであった（糞便中の窒素排泄量は未測定）．治療前，

c 膵外分泌不全の食事療法③―酸素消費量をもとにした基礎代謝の応用

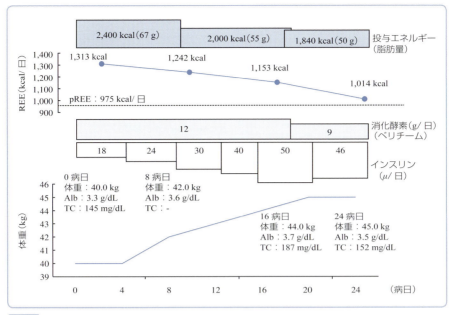

図1 消化酵素補充療法およびインスリン療法による栄養状態と安静時エネルギー消費量の変化

Alb：アルブミン，TC：総コレステロール．
（柳町　幸，他：消化と吸収 2002；**25**：45-49 より改変）

HB式で算出した pREE は 975 kcal，計測した REE は 1,313 kcal で，pREE に対して REE は約 35 ％の亢進を示していた．本症例ではエネルギー必要量を REE 1,313 kcal × 1.6 + SDA で 2,400 kcal と設定し，同時にインスリンおよび消化酵素補充療法を開始している．また，治療経過中も定期的に測定した REE に応じてエネルギー必要量も 2,400 kcal → 2,000 kcal → 1,840 kcal と随時変更している．

その結果，pREE に対して亢進していた REE は，治療開始 24 病日目に約 300 kcal 低下して 1,014 kcal となり，pREE の 978 kcal とほぼ一致した．栄養状態についても，治療開始 24 病日目には体重（40.0 kg から 45.0 kg），血清アルブミン値（3.3 g/dL から 3.5 g/dL），血清総コレステロール値（145 mg/dL から 152 mg/dL）と，体重および血中栄養指標の改善が認められたと報告している．

最後に，もう1つの膵不全である膵頭十二指腸切除術（pancreatoduodenectomy；PD）後の REE に関する報告がある．塩見ら[26]の幽門輪温存膵頭十二指腸切除術（pylorus-preserving pancreatoduodenectomy；PPPD）前後での 13 例［年齢 70.1 ± 7.1 歳，膵癌 5 例，胆管癌 5 例，膵管内乳頭粘液性腫瘍（intraductal papillary mucinous neoplasm；IPMN）3 例，食事摂取状況についての記載なし］の REE 比較によると，術前では pREE，REE ともに 23.0 kcal/kg/日程度でほぼ一致していた．しかし，術後 REE は 1 週目で約 26.0 kcal/kg/日，2 週目でも約 25.0 kcal/kg/日と，術後 2 週間を経過しても REE は pREE に対して 1.2 倍程度高値を示していたと報告されている．したがって，膵切除術後も非代償期の慢性膵炎と同様に，REE の変動が大きく，pREE ではエネルギー必要量が算出できない場合も少なくない．酸素消費量をもとにした簡便な携帯型簡易熱量計であっても，エネルギー代謝を測定することの意義は非常に大きいと考えられる．

おわりに

携帯型簡易熱量計はベッドサイドにて 30 分程度で REE を計測することが可能であり，膵切除術後や非代償期の慢性膵炎，膵消化酵素補充療法やインスリン療法などの治療によって変化するエネルギー代謝を詳細に評価することができる．

今後は，増加傾向にある膵切除術後患者も含め，膵外分泌不全患者のエネルギー代謝について，ガイドライン値や pREE 値を活用することの妥当性について，さらに症例を増やして検討する必要があると考えられる．

■ 文　献 ■

1) 井上哲夫, 他：各種疾患の基礎代謝. 栄養と食糧 1969；**22**：21-25.
2) 石岡拓得, 他：統合失調症患者の食事摂取の特徴について～(第2報)食事と運動が及ぼす身体への影響～. 臨栄 2016；**130**：69-76.
3) 齊藤愼一, 他：二重標識水法によるエネルギー消費量測定の原理とその応用：生活習慣病対策からトップスポーツ選手の栄養処方まで. 栄養誌 1999；**57**：317-332.
4) 青木幸一郎, 他：血清アルブミン 生体内におけるその役割. 講談社, 1984：1-5.
5) 広瀬　進：安静時に於ける栄養素の利用状態に就いて. 体力科学 1958；**7**：172-178.
6) Nakamura T, *et al*: Serum fatty acid composition in normal Japanese and its relationship with dietary fish and vegetable oil contents and blood lipid levels. *Ann Nutr Metab* 1995；**39**: 261-270.
7) 奥田博明, 他：肝硬変患者に対する長期の夜間就寝前栄養(LES)による栄養アセスメントとQOLについて. 日静脈経腸栄会誌 2006；**21**：71-77.
8) 佐々木雅也, 他：間接熱量によるエネルギー消費量と基質代謝の測定. 日静脈経腸栄会誌 2009；**24**：1021-1025.
9) Sugawara N, *et al*: Comparison of predictive equations for resting energy expenditure among patients with schizophrenia in japan. *Neuropsychiatr Dis Treat* 2014；**10**: 427-432.
10) 柳町　幸, 他：慢性膵炎の安静時代謝. 栄評治 2003；**20**：395-398.
11) Harris JA, *et al*: A baiometric study of basal metabolism. *Proc Natl Acad Sci USA* 1918；**4**: 370-373.
12) 厚生労働省：日本人の食事摂取基準(2015年版). 第一出版, 2014.
13) Miyake R, *et al*: Validity of predictive equations for basal metabolic rate in Japanese adults. *J Nutr Sci Vitaminol* 2011；**57**: 224-232.
14) 日本糖尿病学会：糖尿病治療ガイド 2014-2015. 文光堂, 2014.
15) 加藤昌彦, 他：間接熱量計を用いた2型糖尿病患者の栄養管理. 日静脈経腸栄会誌 2012；**27**：1313-1318.
16) 日本肝臓学会：慢性肝炎・肝硬変の診療ガイド 2013. 文光堂, 2014.
17) Teramoto A, *et al*: Comparison of measured and predicted energy expenditure in patients with liver cirrhosis. *Asia Pac J Clin Nutr* 2014；**23**: 97-204.
18) 日本腎臓学会：慢性腎臓病に対する食事療法基準 2014年版. 東京医学社, 2014.
19) 柳町　幸, 他：血液透析患者の安静時エネルギー代謝についての検討. 栄評治 2005；**22**：611-614.
20) 日本呼吸器学会：COPD(慢性閉塞性肺疾患)診断と治療のためのガイドライン 第4版. メディカルレビュー社, 2013.
21) 福岡篤彦, 他：在宅での栄養管理. *MB Med Reha* 2012；**147**：67-72.
22) 下瀬川徹, 他：特集：慢性膵炎の断酒・生活指導指針. 膵臓 2010；**25**：617-681, 2010.
23) 柳町　幸, 他：間接熱量計を用いた慢性膵炎患者の栄養管理. 日静脈経腸栄会誌 2012；**27**：1337-1342.
24) 柳町　幸, 他：非代償期慢性膵炎患者に対する消化酵素補充療法. 消化と吸収 2002；**25**：45-49.
25) 柳町　幸, 他：非代償期慢性膵炎患者の安静時エネルギー消費量の変動. 消化と吸収 2004；**26**：47-50.
26) 塩見尚礼, 他：消化器外科周術期における安静時エネルギー代謝測定の意義と有用性. 消化と吸収 2011；**34**：262-267.

3 膵外分泌不全の治療

d 膵酵素製剤

黒田　学　天野エンザイム株式会社岐阜研究所メディカル用酵素開発部
洪　繁　慶應義塾大学医学部坂口光洋記念システム医学講座

消化酵素製剤の歴史

　消化酵素の医療用製剤開発の歴史は古く，胃液もしくは膵液の消化力を補充する用途で様々な酵素が医薬品利用されてきた．世界初の微生物由来消化酵素であるタカヂアスターゼ(Taka-diastase)は，1899年に国内販売が開始された．さらに1948年の天野製薬(現 天野エンザイム)の麦芽ジアスターゼ(malt diastase)製造開始を皮切りに，糸状菌由来のビオヂアスターゼ(biodiastase)(プロテアーゼ，アミラーゼ，セルラーゼ含有)やブタ膵臓由来のパンクレアチン(pancreatin)(プロテアーゼ，アミラーゼ，リパーゼを含有)などの消化酵素原薬の製造が開始された．1950年代に入ると酵素原薬を配合した消化酵素製剤の開発が開始され，シロン，キャベジン，太田胃散などの一般用医薬品が販売された．また，1960年代にはベリチーム®，タフマック®E，エクセラーゼ®などの医療用消化酵素製剤も販売され，最近では2011年にパンクレリパーゼ(リパクレオン®)が海外から導入された．消化酵素製剤開発の歴史を表1に示す．

医療用消化酵素製剤

　現在，国内の医療現場において処方可能なすべての消化酵素製剤を表2に示す．いずれも消化力の補充効果という意味で効能は共通であるが，パンクレリパーゼ以外の製剤は「消化異常症状の改善」に適応があるものの，パンクレリパーゼの適応症は「膵外分泌不全における膵消化酵素の補充」であり，胃もたれなどの消化不良症状に対する胃腸薬としての適応がないことに注意が必要である．
　パンクレリパーゼはブタの膵臓抽出物であり，アミラーゼ，プロテアーゼ，リパーゼを含むパンクレアチンを濃縮した濃厚パンクレアチンの単一製剤であるが，その他は濃厚パンクレアチンと複数の微生物由来消化酵素の複合酵素製剤である．各消化酵素の活性至適pH域は異なっており，パンクレアチンの至適pH域はアルカリ側，多くの微生物酵素の至適pHは酸性側であることが多い．したがって，パンクレアチンは小腸で，微生物由来消化酵素は胃での消化活性を期待して，パンクレアチンは腸溶性顆粒に，微生物由来酵素は胃溶性顆粒に配合される．
　活性至適pHが特徴的な微生物酵素の例をあげる．ニューラーゼ(*Rhizopus niveus*由来)はpH 3〜4で最も高いたんぱく消化力を示す一方で，同じく糸状菌プロテアーゼでもプロザイム(*Aspergillus melleus*由来)は中性から弱アルカリ性で最も高い作用を示すため，オーネス®Nではパンクレアチンとともに腸溶性顆粒に配合されている．このように，各消化酵素製剤は，配合する消化酵素原料の特徴を活かした製造方法が採用されている．
　胃溶性顆粒，腸溶性顆粒の製造法は，各製剤メーカーのノウハウとなっており，組成やサイズなどはまちまちである．

消化力測定法

　各酵素の消化力を示す指標には「力価(U＝ユニット)」が用いられる．消化力測定法は，わが国においては日本薬局方(日局法)に規定されているため，国産消化酵素製剤は日局法で測定されている．一方，欧州で製造されたものが輸入販売されているパンクレリパーゼは，欧州で用いられているFédération Internationale Pharmaceutique(FIP)法消化力測定法で規格化されている．両測定法とも，たんぱく，でんぷん，脂肪の各消化力が規定されており，一定条件下での酵素-基質反応における反応生成物量をもとに力価が算出される(表3)．日局法の脂肪消化力測定では，測定基質として用いられるオ

表1 わが国における消化酵素の年表

年	出来事	会社
1899	「タカヂアスターゼ」の輸入開始	三共商店(現 第一三共)
1948	日本薬局方「ジアスターゼ」(麦芽由来)の製造開始	天野製薬(現 天野エンザイム)
1950	複合酵素「ビオヂアスターゼ」(糸状菌由来)の製造開始	天野製薬(現 天野エンザイム)
1950	複合酵素「ビスコット」(細菌由来)の製造開始	長瀬産業(現 ナガセケムテックス)
1953	複合酵素「パンクレアチン」(ブタ膵臓由来)の製造開始	天野製薬(現 天野エンザイム)
1954	一般用胃腸薬「シロン」の販売開始	ロート製薬
1958	アミラーゼ「ジアスメン」の製造承認取得	大和化成(現 天野エンザイム)
1960	一般用胃腸薬「キャベジンコーワ錠」の販売開始	興和
1961	酸性プロテアーゼ「モルシン」(糸状菌由来)の製造開始	盛進製薬(現 キッコーマン)
1962	医療用製剤「セブンイー」の販売開始	科研製薬
1963	セルラーゼ「セルロシン AP」(糸状菌由来)の承認取得	上田化学工業(現 エイチビィアイ)
1963	セルラーゼ「パンセラーゼ SS」(糸状菌由来)の製造開始	近畿ヤクルト(現 ヤクルト薬品工業)
1964	プロテアーゼ「プロザイム」(糸状菌由来)の製造開始	天野製薬(現 天野エンザイム)
1964	リパーゼ「リパーゼ MY」(酵母由来)の製造開始	名糖産業
1965	リパーゼ「リパーゼ AP」(糸状菌由来)の製造開始	天野製薬(現 天野エンザイム)
1967	医療用製剤「ベリチーム®」の販売開始	塩野義薬品
1967	医療用製剤「タフマック®」の販売開始	小野薬品工業
1967	一般用胃腸薬「太田胃散」の販売開始	太田胃散
1976	医療用製剤「エクセラーゼ®」の販売開始	明治製菓(現 Meiji Seika ファルマ)
2011	医療用製剤「リパクレオン®」の販売開始	エーザイ

(日本酵素協会:日本酵素産業小史.日本酵素協会「日本酵素産業小史」ワーキンググループ,2009:108 より改変)

リブ油(オリーブ油)に対して酵素が作用することで生成される脂肪酸を定量し,「1分間に 1 μmol の脂肪酸増加をもたらす酵素量を 1 リパーゼ単位」として力価を算出する.日局法と FIP 法では測定 pH や反応時間などの条件に相違があり,力価を同じ物差しで比較することができない.すなわち,輸入製剤であるリパクレオンとその他の国産消化酵素製剤は,添付文書に記載されている力価での消化力の比較が不可能である.

膵外分泌不全症例への消化酵素製剤の投与

膵切除や高度の慢性膵炎による膵外分泌不全患者では,消化酵素製剤の服用による膵酵素補充療法が必要である.膵外分泌不全患者に対しては,長年にわたり国産消化酵素製剤が投与されてきたが,2011年以後は,高力価パンクレアチン製剤であるパンクレリパーゼ® が処方される例が増加していると考えられる.

一方で,その他の消化異常症状に用いられている

表2　おもな医療用消化酵素製剤と配合されている原薬

区分	製剤	酵素	配合部位
先発品	タフマック®E	ジアスメン(S)，ジアスターゼ(S)，オノテース(SPLF)，モルシン(P)，ボンラーゼ(PL)，セルロシンA.P.(F)	胃溶性顆粒
		パンクレアチン(SPL)，ポリパーゼ(SPL)，オノプローゼA(P)	腸溶性顆粒
	ベリチーム®	ビオヂアスターゼ1000(SPF)，リパーゼAP6(L)，セルラーゼAP3(F)	胃溶性顆粒
		濃厚パンクレアチン(SPL)	腸溶性顆粒
	ポリトーゼ	ヒロダーゼ(P)，マミターゼ(S)，リパーゼA(L)，セルラーゼAP3(F)	胃溶性顆粒
		濃厚パンクレアチン(SPL)	腸溶性顆粒
	日局パンクレアチン	パンクレアチン(SPL)	-
	リパクレオン®	パンクレリパーゼ(高力価パンクレアチン)(SPL)	腸溶性顆粒
後発品	エクセラーゼ®	サナクターゼM(S)，メイセラーゼ(F)，プロクターゼ(P)，オリパーゼ2S(L)	胃溶性顆粒
		膵臓性消化酵素TA(濃厚パンクレアチン)(SLP)	腸溶性顆粒
	フェルターゼ	ビオヂアスターゼ1000(SPF)，ニューラーゼ(PL)，リパーゼAP6(L)，セルラーゼAP3(F)	胃溶性顆粒
		膵臓性消化酵素TA(濃厚パンクレアチン)(SPL)	腸溶性顆粒
	フェンラーゼ	ビオヂアスターゼ1000(SP)，ニューラーゼ(P)，セルラーゼAP3(F)	胃溶性顆粒
		プロザイム6(P)，リパーゼAP6(L)，膵臓性消化酵素TA(濃厚パンクレアチン)(SPL)	腸溶性顆粒
	オーネス®SP	ビオヂアスターゼ2000(SPF)，ニューラーゼ(PL)，セルラーゼAP3(F)	腸溶性顆粒
		プロザイム6(P)，膵臓性消化酵素TA(濃厚パンクレアチン)(SPL)	胃溶性顆粒
	オーネス®N	ビオヂアスターゼ2000(SPF)，リパーゼAP12(L)	腸溶性顆粒
		プロザイム6(P)，膵臓性消化酵素8AP(濃厚パンクレアチン)(SPL)	腸溶性顆粒
	オーネス®ST	ビオヂアスターゼ2000(SPF)，ニューラーゼ(PL)，リパーゼAP12(L)	胃溶性顆粒
		プロザイム6(P)，膵臓性消化酵素TA(濃厚パンクレアチン)(SPL)	腸溶性顆粒
	ハイフル	ビオヂアスターゼ2000，ニューラーゼ，セルラーゼAP3	胃溶性顆粒
		プロザイム6，膵臓性消化酵素TA(濃厚パンクレアチン)	腸溶性顆粒
	ケイラーゼ	ビオヂアスターゼ2000(SPF)，ニューラーゼ(PL)，セルラーゼAP3(F)	胃溶性顆粒
		プロザイム6(P)，膵臓性消化酵素TA(濃厚パンクレアチン)(SPL)	腸溶性顆粒
	ボルトミー	ビオヂアスターゼ2000(SF)，セルラーゼAP3(F)	胃溶性顆粒
		ニューラーゼ(PL)，膵臓性消化酵素TA(濃厚パンクレアチン)(SPL)	腸溶性顆粒
	ヨウラーゼ	ビオヂアスターゼ2000(SPF)，ニューラーゼ(PL)，セルラーゼAP3(F)	胃溶性顆粒
		プロザイム6(P)，膵臓性消化酵素TA(濃厚パンクレアチン)(PLF)	腸溶性顆粒
	マックターゼ	ビオヂアスターゼ2000(SPLF)，ニューラーゼ(PL)，セルラーゼAP3(F)	胃溶性顆粒
		プロザイム6(P)，膵臓性消化酵素TA(濃厚パンクレアチン)(SPL)	腸溶性顆粒

各製剤の添付文書から抜粋．S：でんぷん消化力，P：たんぱく消化力，L：脂肪消化力，F：繊維素消化力．

表3 日本薬局方とFIP法の消化力測定方法の比較

項目	測定法（測定法名）	基質	反応温度	反応時間	反応pH	生成物
たんぱく	日本薬局方（たんぱく消化力）	カゼイン	37℃	10分間	医薬品毎に規定	フォリン試液呈色物質
	FIP法（Protease）	Casein	35℃	30分間	8.0	275 nm吸収物質
でんぷん	日本薬局方（でんぷん糖化力）	バレイショデンプン	37℃	10分間	医薬品毎に規定	還元糖
	FIP法（Amylase）	Starch	25℃	10分間	6.8	還元糖
脂肪	日本薬局方（脂肪消化力）	オリブ油	37℃	20分間	医薬品毎に規定	脂肪酸
	FIP法（Lipase）	Olive oil	37℃	1分間	9.0	脂肪酸

既存の国産医療用消化酵素製剤でも，投与量を増量することで膵外分泌不全に対して有効であることが報告されている．たとえば，ベリチーム®の常用量は1.2〜3.0 g/日であるが，常用量から最大でも約3倍量程度まで増量することで，高度の膵外分泌不全による脂肪便に対して顕著な改善効果があり，長期的な栄養改善効果も得られることが報告されている．すなわち，製剤の種類にかかわらず，食事の消化に必要な消化力を補充できる消化酵素を服用すれば，十分な効果が期待される．さらに，国産消化酵素製剤は胃での消化を期待して，微生物由来の酸性消化酵素が配合されており，一般の診療現場で最も多い愁訴の1つである胃もたれや消化不良の症状にも適応があることもあり，使いやすい製剤である．また，これらの製剤は発売以来長い年月が経過しており，投与により確実な効果が得られること，副作用もほとんどないことから安全であり，薬価も極めて安価に設定されていることから優れた薬剤である．

■参考文献■

1) 日本酵素協会：日本酵素産業小史．日本酵素協会「日本酵素産業小史」ワーキンググループ，2009：108.
2) 柳町 幸，他：膵疾患と栄養─慢性膵炎非代償期の栄養評価からみた栄養法─．栄評治 2005；**22**：537-540.
3) 中村光男，他：胆と膵疾患の長期予後─膵疾患─慢性膵炎合併症─膵性糖尿病．肝胆膵 1999；**38**：377-385.

3 膵外分泌不全の治療

e 膵性糖尿病におけるインスリン製剤の使い方

丹藤雄介　弘前大学大学院保健学研究科生体検査科学領域／地域保健医療教育研究センター

膵性糖尿病の概念

膵性糖尿病(pancreatic diabetes)[1]は膵疾患に伴って生じる糖尿病の総称である．1型糖尿病や2型糖尿病と異なり，他の疾患による糖尿病(二次性糖尿病)に分類される．糖尿病の原因となる膵疾患としては慢性膵炎が最も多いが，膵癌や自己免疫性膵炎，膵切除術後など多岐にわたる(**表1**)．

臨床的には，膵疾患発症後にその疾患が直接の原因となり糖尿病を発症する純粋な膵性糖尿病のほかに，1型糖尿病や2型糖尿病などもともと糖尿病素因が背景にある状態に膵疾患を合併した症例がある．そのような症例では，膵疾患と1型糖尿病または2型糖尿病の診断時期により病態が異なるが，初回の診察だけでは判断がつかないことが多い．

膵性糖尿病の治療戦略

治療にあたっては，診断時の膵内分泌機能の障害の有無と程度，インスリン抵抗性の有無と程度，耐糖能障害の可逆性，膵外分泌機能の障害の有無と程度などを考慮して治療を開始し，さらに治療効果や疾患自体の経過，予後を考慮しながら治療内容を変更していく必要がある[2]．血糖コントロールだけに気をとられ，消化吸収不良による栄養障害や癌の合併を見落としてはならない．治療の目標は，急性代謝障害発症の阻止，栄養障害の阻止，糖尿病慢性合併症発症の阻止である(**表2**)．膵性糖尿病患者は膵外分泌障害により様々な栄養素の消化吸収が障害されており，栄養障害が生じやすく，血糖が不安定になりやすい．グルカゴン分泌不全も合併していることがあり，低血糖が発症しやすく，低血糖からの回復も遅いうえに重症化しやすい．頻回の低血糖のためにアドレナリン反応も遅い．飲酒継続例も低血糖が生じやすい．回復のために他人の助けが必要であるような低血糖，意識障害を伴う低血糖などの重症低血糖が生じる場合は治療戦略の見直しも必要である．膵切除術後の膵性糖尿病では，再建術式が血糖の上昇パターンに影響する．

一般的な糖尿病の食事療法は，消化酵素補充療法が成功している状態で行わなければ，逆に栄養障害が生じる場合がある．長期にわたって血糖コントロールが不良である場合には，糖尿病細小血管合併症および動脈硬化性疾患が生じる．これらに気をつけながら，血糖コントロールの指標にHbA1cもしくはグリコアルブミンを用いて，HbA1c 6.5～7.5％，グリコアルブミン15～20％になるようにコントロールの目標を設定する(**表3**)．低血糖の起こりやすさや予後を規定する基礎疾患の有無(切除不能膵癌等)などによって多少緩徐なコントロールとする

表1 膵性糖尿病の原因となる膵疾患

- 慢性膵炎
- 急性膵炎
- 自己免疫性膵炎
- 膵外傷
- 膵癌
- 膵内分泌腫瘍
- 膵囊胞性腫瘍
- その他の膵腫瘍
- 膵切除術後
- 膵ヘモクロマトーシス
- 膵形成不全
- 膵囊胞線維症
- その他の膵疾患

表2 膵性糖尿病の治療目標

- 急性代謝障害発症の阻止
- 低血糖発症の阻止
- 栄養障害発症の阻止
- 糖尿病合併症発症・進展の阻止

表3 血糖コントロールの目標（合併症の検査は除く）

目標項目	目標基準値（表4も参照）
HbA1c（毎月1回測定）	6.5～7.5％
グリコアルブミン（HbA1cを測定しない月，治療変更直後等）	15～20％
尿一般検査	尿ケトン体陰性 尿糖（－）～（＋）

目標基準値については表4も参照．

表4 緩徐な血糖コントロールを考慮する場合

- 低血糖（特に重症低血糖）が頻繁に生じる
- 自己管理が困難（生活環境も含めて考慮）
- 神経障害や網膜症の活動性がある
- 基礎疾患の予後が不良
- その他（年齢，罹病期間，臓器障害等）

場合もある（表4）．そのような場合には，患者や家族に緩徐なコントロールとする理由（易低血糖性）を十分に説明し理解してもらう必要がある．

膵性糖尿病の薬物療法

膵性糖尿病の大部分を占める非代償期の慢性膵炎では，膵臓の線維化による膵ランゲルハンス島の脱落により内分泌細胞数が減少することで糖尿病を発症する．そのため，治療としてはインスリンの補充が原則であるが，罹病期間や障害の程度によっては残存している内分泌機能を補助する内服薬物療法が有効な場合がある．また，切除量の少ない膵切除術後や自己免疫性膵炎などにも内服薬物療法が有効な場合がある．200 mg/dLを超える高血糖が継続する場合（すなわち，糖毒性が生じていると考えられる場合）や感染症の合併，手術前，また血中インスリン濃度や血中・尿中C-ペプチド濃度などの膵内分泌機能検査でインスリン分泌が低下していることが判明している場合（すなわち，インスリン依存状態）では，速やかにインスリンを導入する必要がある．内服薬物療法を導入する際には，薬物の作用機序と患者の病態が相反していないか，副作用が出やすい病態ではないかを確認する必要がある（表5）．

膵性糖尿病におけるインスリン療法の実際

前述したように，膵性糖尿病においてはインスリンの補充が原則である．緊急の場合を除き，インスリン導入のために時間をかけて患者教育を行う．できれば2週間程度の教育入院を導入することが，低血糖事故の予防や治療中断の阻止に効果的である．患者教育の内容は，一般的な教育入院の項目に加えて，断酒や膵外分泌障害についても指導する（表6）．

インスリン療法[3]には，1日に注射する回数によって，1～5回法，および持続皮下インスリン注入療法（continuous subcutaneous insulin infusion；CSII）がある．急性期にはインスリンの持続静脈注射やスライディングスケール法も用いられる．使用するインスリン製剤は，作用時間により，超速効型，速効型，中間型，持効型，混合型に分けられる．

❶ 1回法

1回法は一般的には日中の余分なインスリンを増やさず，肝臓からの糖新生を抑えるために夕食前または就寝前に中間型インスリンもしくは持続型インスリンを使用する方法であるが，膵性糖尿病でインスリン依存性が低い症例では朝食前の注射でも導入可能である．患者のインスリンに対する抵抗感をなくすには，いきなり強化療法（4回法，5回法）を導入するよりはよい方法である．治療開始量は4単位程度の少量から開始し，1～2週間で1回2～4単位ずつ増量していく．

❷ 2回法

2回法は朝食前と夕食前に（超）速効型インスリンと中間型インスリンの混合製剤を使用する方法である．朝と夕の比率を2：1で導入するとうまくいくことが多い．日中，勤務先や外出先で昼食時に注射しなくてよいため簡便であるが，昼食後の血糖上昇が抑えられないことからHbA1cは比較的下がらない．

❸ 3回法

3回法は3回の各食前に（超）速効型を使用する方法である．夜間の低血糖のリスクがないことや，膵性糖尿病ではグルカゴン分泌も低下していることが多く，夜間の糖新生が強くないことから，基礎イン

スリンを必要としない症例（早朝空腹時の血糖値が高くない症例）に適している．食事中の炭水化物量に合わせて，1回の注射量を1〜2単位増減することもできる．70〜75％の（超）速効型インスリンと25〜30％の中間型の混合製剤を各食前に注射することで，基礎インスリンも同時に補充する場合がある．

❹ 4回法および5回法

4回法および5回法は「強化インスリン療法」とも呼ばれる．各食前の（超）速効型インスリンと，就寝前もしくは朝食前と就寝前に中間型または持効型のインスリンを使用する方法である．4回法で早朝低血糖が生じたり，夕食前の血糖値が高くなったりする症例では中間型または持効型を分割して5回法とする．強化インスリン療法は生理的なインスリ

表5 膵性糖尿病に対する内服薬物療法

薬剤名	作用機序，膵性糖尿病への効果	注意すべき病態
ビグアナイド（BG）薬	・肝臓での糖新生の抑制 ・インスリン抵抗性をもつ膵性糖尿病では効果あり	・高齢者，アルコール多飲者では乳酸アシドーシスの危険性がある
チアゾリジン（TZD）薬	・骨格筋・肝臓でのインスリン感受性の改善 ・インスリン抵抗性をもつ膵性糖尿病では効果あり	・重篤な肝障害では禁忌 ・膀胱癌既往者は慎重投与
スルホニル尿素（SU）薬	・β細胞からのインスリン分泌促進 ・残存β細胞が多い膵性糖尿病では効果あり	・低血糖が生じやすい ・膵内外分泌機能障害の進行に伴い効果が減弱する
グリニド薬	・β細胞からのインスリン分泌促進 ・残存β細胞が多い膵性糖尿病では食後の短時間だけの作用でもあり使いやすく，効果あり	・SU薬に比べて低血糖は生じにくい ・効果が弱い
DPP-4阻害薬	・血糖依存性のインスリン分泌促進とグルカゴン分泌抑制	・膵炎発症の報告があるため膵性糖尿病には使いにくいが，単独では低血糖が生じにくい
α-グルコシダーゼ阻害薬（α-GI）	・炭水化物の吸収遅延 ・食後血糖の改善 ・術後のダンピング症候群を合併しているケースでは効果あり	・膨満感，排便障害などの腹部症状が出る場合があり，膵関連の症候と紛らわしい
SGLT2阻害薬	・腎での再吸収阻害による尿中ブドウ糖排泄促進	・脱水やケトン体の上昇，皮疹，尿路感染症が報告されている

SGLT：ナトリウム依存性グルコース輸送体．

表6 糖尿病におけるインスリン導入のための患者教育の項目

・糖尿病とは（特に膵性糖尿病の特徴にも触れる）
・糖尿病合併症について（フットケアも含む）
・食事療法，運動療法，薬物療法
・インスリンについて（自己注射指導も含む）
・血糖自己測定（SMBG），尿糖測定
・低血糖について
・シックデイルール
・アルコールと糖尿病
など

分泌に最も近いインスリン療法であることから,膵全摘症例や高度の膵内外分泌不全を伴う症例に適応がある.

❺ 持続皮下インスリン注入療法(CSII)

特殊な方法として,CSII がある[4].いわゆる「インスリンポンプ」と呼ばれるものであるが,最近は皮下に血糖センサーを留置してリアルタイムに皮下ブドウ糖濃度をチェックしながらインスリンを注入できる装置が使用可能である.摂取する炭水化物の量に合わせてインスリン注入量を調節するカーボカウント法と併用することが多い.

膵性糖尿病におけるインスリン療法の問題点

強化インスリン療法によって重症低血糖のリスクが増加することが指摘されている.また,前述したように膵性糖尿病ではグルカゴン分泌不全を伴っていることがあり,日内・日差の血糖変動が大きい不安定糖尿病となる場合がある.そのような場合は,頻回の血糖測定を行い,超速効型インスリンの追加インスリン注射などを行うことがある.この不安定さの原因には暁現象(早朝のインスリン需要に対してインスリン量が不足している)やソモジー効果(早朝の一過性の低血糖に対する拮抗ホルモン分泌)が関与していることがあるので,これらの関与がないか,午前3〜4時の血糖測定とインスリン量の増減で確認が必要となる.

■文　献

1) Bank S, *et al*: Clinical and hormonal aspects of pancreatic diabetes. *Am J Gastroenterol* 1975; **64**: 13-22.
2) 丹藤雄介:膵性糖尿病.別冊日本臨牀 膵臓症候群(第2版).日本臨牀社,2011:425-428.
3) Cheng AYY, *et al*: Principles of insulin therapy. Edited by Kahn CR, *et al*: Joslin's Diabetes Mellitus (4th ed). Lippincott Williams & Wilkins, 2005: 659-670.
4) 後藤由夫(監訳),中村光男(訳):糖尿病患者のためのインスリン療法の実際.シュプリンガー・フェアラーク東京,2004:183-196.

3 膵外分泌不全の治療

f 消化吸収不良の考え方①
―脂肪，たんぱく質，炭水化物

野木正之　弘前市医師会健診センター
中村光男　弘前市医師会健診センター所長/弘前大学名誉教授/東邦大学医学部客員教授

脂肪消化吸収不良

膵臓の外分泌機能は，3大栄養素（脂肪，たんぱく質，炭水化物）の酵素による分解，あるいは重炭酸塩分泌による十二指腸pHの維持に重要な役割を担っている．そのため，非代償期慢性膵炎や膵切除，囊胞性線維症（cystic fibrosis；CF）などの膵外分泌不全が存在すると，十分な食事摂取にもかかわらず消化吸収不良が出現し，その結果として栄養障害を呈する．特に脂肪の消化吸収不良はたんぱく質や炭水化物と比べて消化吸収の過程が複雑なため，容易に出現しやすい[1]．

DiMagnoら[2]は健常者と慢性膵炎患者に内因性膵刺激として十二指腸への必須アミノ酸の灌流，あるいは外因性膵刺激としてコレシストキニン・パンクレオザイミン（CCK-PZ）試験を施行し，膵リパーゼ活性測定と糞便中脂肪定量に基づいた脂肪便（脂肪摂取量100 g/日における糞便中脂肪排泄量7 g/日以上を脂肪便と定義）の関連について検討を行ったところ，膵リパーゼ活性が健常者の10％未満になると脂肪便がみられたと報告している．すなわち，膵リパーゼの分泌障害があると，食事由来の中性脂肪の加水分解が障害され，脂肪便が出現する．

また，膵臓は重炭酸塩を分泌して，十二指腸pHを7付近に保っている[3]．しかし，膵外分泌不全では重炭酸塩の分泌障害によって十二指腸pHは胃酸の影響を受けて酸性化している[4]．十二指腸pHが酸性化すると，膵リパーゼ活性は失活し，脂肪酸のミセル形成に必要な胆汁酸は沈殿し[5]，さらに脂肪酸はプロトン型となってオイル層へ分配するため，脂肪酸は小腸から吸収されなくなる．このメカニズムによっても膵外分泌不全では糞便中脂肪排泄量が増加する．

脂肪消化吸収不良に関連して，脂溶性ビタミン（ビタミンA，D，E，K）の吸収障害も認める[6]．顕著にみられるものはビタミンE（α-トコフェロール）であり，健常者の血中α-トコフェロールは0.97 ± 0.25 mg/dLであるが，膵外分泌不全患者（脂肪摂取量45.5 ± 8.8 g/日）は0.53 ± 0.22 mg/dLと有意に（$p < 0.01$）低値であることが示されている．脂肪消化吸収不良を評価する方法には以下のようなものがある．

① 化学的定量法に基づかない脂肪便診断

Nakamuraら[7]は糞便の外観に関する情報から脂肪便が診断可能かどうか検討を行っている．糞便を糞便量や色調（光沢の有無），臭いなどを総合的に判断し，normal（糞便中脂肪排泄量5 g/日未満），mild（moderate）steatorrhea（糞便中脂肪排泄量5～10 g/日），severe steatorrhea（糞便中脂肪排泄量10 g/日以上）に分類し，化学的分析による脂肪便の分類とどの程度一致するかを比較検討した．その結果，脂肪便の診断は感度89.3％，特異度91.1％と良好な結果であった．しかしながら，この方法は糞便中脂肪排泄量がmoderate steatorrheaでは外観による判定はむずかしいことが多く，さらにこの診断は十分な経験を積んだ医師によって行われている．

② ズダンIII染色による脂肪滴の検出

糞便少量をスライドグラスに薄層塗抹し，脂肪をズダンIII染色で染色し，顕微鏡で脂肪滴を観察する方法で，脂肪消化吸収不良のスクリーニングとしてDrummeyら[8]によって考案された．方法は簡便であるが，Fineら[9]は脂肪便を認めない健常者，あるいは糞便中脂肪排泄量が著明に増加した高度脂肪便患者（糞便中脂肪排泄量24～97 g/日）における脂肪便の有無の診断感度は100％であったと報告している．一方，糞便中脂肪排泄量が8～14 g/日

の脂肪便患者では約半数が脂肪滴を認めず，偽陰性となった．わが国の膵外分泌不全を含む慢性膵炎患者は海外と比べて脂肪摂取量はおよそ40〜60 g/日程度と少なく[10]，図1[11]に示すようにわが国で比較的頻度が多いmoderate steatorrhea[11]ではズダンIII染色による鏡検法は偽陰性を示す可能性があり，スクリーニング検査に適しているとはいえない．したがって，膵外分泌不全の診断には，化学的分析による糞便中脂肪定量が不可欠である．

❸ 消化吸収試験による糞便中脂肪定量

a. van de Kamer法

現在の糞便中脂肪定量法のゴールドスタンダードはvan de Kamer法[12]である．糞便に水酸化カリウムを加えて鹸化（saponification）を行い，塩酸を加えて酸性化する．石油エーテルを加えて脂肪酸を抽出したのち，pH指示薬としてチモールブルーを加え，水酸化カリウムで滴定する．得られた脂肪酸の値を中性脂肪に換算し，糞便中脂肪排泄量とする．

b. ガス液体クロマトグラフィー（GLC）

凍結乾燥した糞便に内部標準として生体内にはほとんど存在しない奇数脂肪酸であるヘンエイコサン酸（$C_{21:0}$）を添加し，クロロホルム/メタノールで脂肪を抽出する．次に，脂肪を含むクロロホルム層を蒸化（evaporation）したのち，水酸化カリウムを用いて鹸化を行う．酸性条件下にヘキサン-エーテルを用いて脂肪酸を抽出し，ジアゾメタンを用いて脂肪酸をメチル化し，ガス液体クロマトグラフィー（gas-liquid chromatography：GLC）法で定量する[13]．得られた値を中性脂肪に換算し，糞便中脂肪排泄量とする．この方法は脂肪酸メチルエステル誘導体をさらにトリメチルシリル化することによって，腸内細菌過剰症候群（bacterial overgrowth syndrome）で増加する水酸化脂肪酸を定量することも可能である[14]．

また，脂肪の消化吸収には胆汁酸が関係していることから，糞便中胆汁酸の定量も重要であるといえる．そのため，NakamuraらはGLC法を用いた脂肪酸・中性ステロール・胆汁酸一斉分析法を確立した[15]．すなわち，凍結乾燥した糞便に水酸化ナトリウムを加えて鹸化を行い，内部標準としてヘプタデカン酸（$C_{17:0}$），23-ノルデオキシコール酸を添加後，酸性条件下でジエチルエーテルを加えて抽出する．次に，硫酸/ブタノールを用いてカルボキシル基のブチル化を行う．さらにジクロロエタンを用いて糞便中脂質を抽出し，酢酸/無水酢酸に過塩素酸を加えてヒドロキシル基のアセチル化を行う．糞便中脂質をヘキサンで抽出し，キャピラリーカラムを装填した昇温GLC法で分析する．この方法では脂肪酸の分別定量は困難であるが，総脂肪酸，中性ステロール，胆汁酸を同時に定量することが可能である．

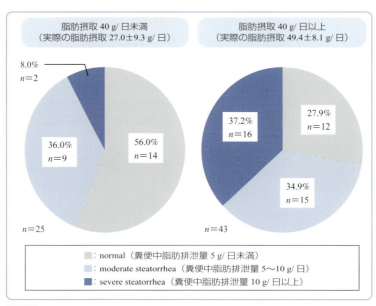

図1 わが国における膵外分泌不全を含む慢性膵炎患者の脂肪摂取量と脂肪便との関連

（Nakamura T, et al: *Digestion* 1999; **60**: 93-96 のデータより作図）

c. 近赤外分光分析（NIRA）

近赤外分光分析（near-infrared reflectance analysis；NIRA）は，サンプルをセルに入れ，近赤外線を照射し，分子の振動によって特定の物質を非破壊的に同定・定量する方法である．化学的知識を要せず，簡便かつ迅速に分析が可能である．

Benini ら[16]は，よく均質化（homogenize）した糞便をセルに入れ，NIRA を用いて糞便中脂肪排泄量を定量し，van de Kamer 法で得られた糞便中脂肪排泄量と比較したところ，良好な相関（$r = 0.84$）があり，代用可能であることを報告した．また，Nakamura ら[17]も NIRA によって得られた値と糞便中脂肪・中性ステロール・胆汁酸・短鎖脂肪酸排泄量について検討を試みたところ，Benini らの結果と同様に糞便中脂肪排泄量との相関は良好（van de Kamer 法：$r = 0.930$，GLC 法：$r = 0.949$）であった．

しかしながら，中性ステロール（GLC 法），胆汁酸（GLC 法），短鎖脂肪酸［高速液体クロマトグラフィー（high performance liquid chromatography；HPLC）法］との相関は低かった（それぞれ $r = 0.666$，$r = 0.554$，$r = 0.536$）．食事摂取量や糞便中有機物質排泄量は人種や地域差が大きい[18]ことから，各国で対応したソフトウェアを開発しなければならず，装置も高価なこと，あるいは検量線を作成する際に化学的測定から得られた実測値が必要であること，あるいは多変量解析が必要なことなどが欠点としてあげられる．

4 わが国における脂肪消化吸収不良の実際

海外では，「脂肪摂取量 100 g/日における糞便中脂肪排泄量 7 g/日以上」を脂肪便と定義している．一方，日本人の健常者の脂肪摂取量は約 60 g/日，膵外分泌不全を含めた慢性膵炎患者では約 40〜60 g/日で[10]，消化吸収試験（balance study）を行うと健常者の糞便中脂肪排泄量は 1.7 ± 1.0 g/日であり，最大でも 4.9 g/日であった（表1）[13]．そのため，わが国での脂肪便の定義は糞便中脂肪排泄量が 5 g/日以上とするのが妥当である．

Nakamura ら[11]は，膵外分泌不全を含む慢性膵炎患者の食事摂取による脂肪摂取量が糞便中脂肪排泄量に及ぼす影響を検討している．すなわち，脂肪摂取量 40 g/日未満，および脂肪摂取量 40 g/日以上，に分けて検討を行っている（図1）[11]．脂肪摂取量 40 g/日未満の群では，実際の脂肪摂取量は 27.0 ± 9.3 g/日と著しく低値で，そのため，糞便中脂肪排泄量は見かけ上健常者と同等か，やや排泄量が増加している moderate steatorrhea が多かった．一方，脂肪摂取量 40 g/日以上の群では，実際の脂肪摂取量は 49.9 ± 8.1 g/日と，健常者に比べてわずかに低いレベルであった．糞便中脂肪排泄量からみると，moderate steatorrhea および severe steatorrhea が 7 割を占めていた．

一般的に，膵外分泌不全患者では低栄養を示すにもかかわらず食事制限（脂肪摂取制限）を行われてい

表1 日本人における脂肪摂取量と脂肪消化吸収不良について

		摂取カロリー（kcal/日）	脂肪摂取量（g/日）	糞便中脂肪排泄量（g/日）	糞便量（g/日）	脂肪吸収率（%）
健常者（$n = 31$）		$2,290.7 \pm 519.3$	61.8 ± 16.1	1.7 ± 1.0 （0.4〜4.9）	125.6 ± 52.5	97.2 ± 1.7
慢性膵炎（$n = 43$）	chronic pancreatitis with non-steatorrhea（$n = 15, 35\%$）	$1,589.5 \pm 211.3$ （$p < 0.01$）	40.2 ± 12.8 （$p < 0.05$）	9.1 ± 8.8 （$p < 0.01$）	171.9 ± 89.6	91.1 ± 7.2
	chemical steatorrhea[*1]（$n = 15, 35\%$）				238.5 ± 77.9	82.6 ± 4.6
	manifest steatorrhea[*2]（$n = 13, 30\%$）				322.7 ± 179.0	55.4 ± 23.4

[*1]：chemical steatorrhea；糞便中脂肪排泄量 5 g/日以上であるが，肉眼所見では脂肪便を示していない患者．
[*2]：manifest steatorrhea；肉眼所見から脂肪便と判断できる患者．
（Nakamura T, et al: J Gastroenterol 1995; **30**: 79-83 のデータより作成）

る施設が多い．そのため，栄養状態を改善するように脂肪摂取量を 40 〜 60 g/日に是正すると，膵性脂肪便を認める患者(膵外分泌不全患者)はより多くなるものと推定される．

たんぱく消化吸収不良

❶ たんぱく消化吸収不良の評価方法

食事由来のたんぱく質はトリプシン，キモトリプシン，カルボキシペプチダーゼなどのたんぱく分解酵素(プロテアーゼ)の作用を受けてアミノ酸まで分解され，小腸から吸収される．そのため，膵外分泌不全があると経口摂取したたんぱく質はアミノ酸まで分解されず，糞便中へ排泄される．たんぱく消化吸収不良を評価するには，糞便に含まれる未消化たんぱくを構成する窒素を定量する方法が一般的である．

糞便中窒素定量の標準法は Kjeldahl 法[19]である．Kjeldahl 法は凍結乾燥した糞便に含まれる窒素を濃硫酸と反応させて硫酸アンモニウムとし，水酸化ナトリウムを加えて水蒸気蒸留する．発生したアンモニアをホウ酸で捕捉してホウ酸アンモニウムとし，ホウ酸アンモニウムを硫酸で滴定して窒素量を求める．食品分析ではたんぱく質の測定として最も一般的な方法であるが，化学的な知識を必要とし，さらに特殊な専用装置を必要とする．また，操作が煩雑であるために，臨床現場でのルーチン検査には不向きである．

一方，CO_2 気流中で試料を加熱し，生じた窒素ガスから窒素を定量する Dumas 法は操作が容易で，Kjeldahl 法との相関も良好($r = 0.996$)である[20]が，分析装置が高価で一般的でなく，普及していないのが実情である．

❷ ニンヒドリンを用いたたんぱく消化吸収不良の評価

Kjeldahl 法と Dumas 法にとって代わる簡便な糞便中窒素定量法を開発するために，筆者らは Kjeldahl 法に代わるニンヒドリン法を考案した[21]．本法はたんぱく質由来の窒素を強酸下でアミノ酸まで分解し，生じたアミノ酸をニンヒドリンで発色させ，生じた色素を比色することによって窒素を定量する方法である．

本法の糞便中窒素排泄量と Kjeldahl 法で得られた糞便中窒素排泄量を比較したところ，有意な相関($r = 0.9039$, $p < 0.0001$)を示し，両者の値はほぼ一致した(図2)[21]．さらに，このニンヒドリン法を用いて健常者の糞便中窒素排泄量を検討したところ，1.02 ± 0.68 g/日であった．平均値+ 1 SD 未満を基準値(すなわち，糞便中窒素排泄量 1.70 g/日未満)と定義すると，膵外分泌不全患者の糞便中窒素排泄量は 2.68 ± 1.35 g/日であり，有意に($p < 0.01$)増加していた(図3)[22]．

以上のことから，日本人の膵外分泌不全患者では海外での報告[2]と同様にたんぱく消化吸収を認め，

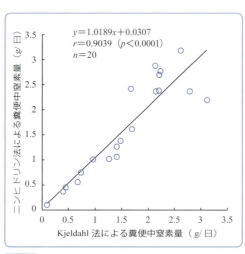

図2 糞便中窒素定量法における Kjeldahl 法とニンヒドリン法の相関

(野木正之，他：消化と吸収 2006；**29**：36-40)

f 消化吸収不良の考え方①—脂肪，たんぱく質，炭水化物

脂肪消化吸収不良のある患者のうち，たんぱく消化吸収不良を合併する患者は68.2%であった．

❸ 脂肪消化吸収不良とたんぱく消化吸収不良の相関

脂肪消化吸収不良とたんぱく消化吸収不良の関連を検討したところ（図4）[22]，糞便中脂肪排泄量が増加するとともに糞便中窒素排泄量も増加した．一方で，糞便中脂肪排泄量が5〜10 g/日のmild steatorrheaでは糞便中窒素排泄量は健常者とほぼ同じ値であり，mild steatorrheaでは窒素便（azotorrhea）を認めないことが多いことも明らかとなった．

炭水化物消化吸収不良

❶ 糞便中未消化炭水化物の定量

膵外分泌不全患者では，食事摂取した炭水化物は一部が膵アミラーゼの加水分解を受けないため，脂肪，たんぱく質と同様に糞便中に未消化炭水化物として排泄されると考えられ，Hoffmannら[23]はアンスロン法を用いて糞便中未消化炭水化物排泄量を検討している．

その結果，健常者の糞便中未消化炭水化物排泄量は0.33 ± 0.24 g/日であったが，CF患者では1.06 ± 0.62 g/日と増加していた．しかしながら，糞便中に排泄された未消化炭水化物の量は，経口摂取した炭水化物のわずか1%未満であった．その理由として，腸内細菌の存在によって，未消化炭水化物は発酵反応により生体ガス成分（おもに水素，メタン，CO_2等），もしくは短鎖脂肪酸へとそのほとんどが変化することが考えられた．そのため，糞便中未消化炭水化物を評価するアンスロン法は，未消化炭水化物の正確な評価に適していないと考えられる．

❷ 呼気中水素濃度の測定

未消化炭水化物が発酵して生じた生体ガス成分は大腸から吸収され，呼気から速やかに排泄される．そのため，炭水化物を摂取したのちに生じる呼気ガス成分を定量することで炭水化物消化吸収不良を評価できる[24]．通常，生体では生命活動の維持にCO_2を排出していること，また，日本人ではメタンを産生する腸内細菌を保有している例は少ないことから，呼気中水素濃度を測定することが重要である．呼気中水素濃度はGC法で定量するのが最も簡便であるが，GCを原理とした専用の分析装置も市販されており，分析操作は簡便である．前述の呼気試験の各項に詳細を記述している．

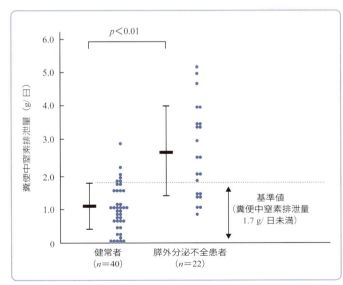

図3　健常者と膵外分泌不全患者の糞便中窒素排泄量の比較

[野木正之，他：膵外分泌機能不全患者における蛋白消化吸収不良の頻度と脂肪消化吸収不良との関連．消化と吸収（掲載予定）]

③ 糞便中短鎖脂肪酸の定量

未消化の炭水化物は，揮発性短鎖脂肪酸（アセテート，プロピオン酸，ノルマル酪酸，イソ酪酸，イソ吉草酸，n-吉草酸）と非揮発性短鎖脂肪酸（ラクテート，コハク酸等）である．短鎖脂肪酸の一部は大腸から吸収されるが，そのほかは糞便へ排泄される．そのため，糞便に含まれる短鎖脂肪酸を定量することで炭水化物消化吸収不良を評価できる．

Nakamuraら[25]は，健常者と膵外分泌不全患者を対象として，糞便に含まれる短鎖脂肪酸についてHPLC法を用いて分別定量した（表2）[25]．健常者の糞便中短鎖脂肪酸排泄量は 15.7 ± 9.9 mM/日であるのに対して，膵外分泌不全患者では 47.6 ± 22.8 mM/日と約3倍に増加していた（$p < 0.01$）．また，イソ酪酸＋イソ吉草酸＋n-吉草酸の割合は健常者では 5.9 ± 8.0 ％であったのに対して，膵外分泌不全患者では 23.2 ± 16.5 ％と有意に増加していた（$p < 0.01$）．前者から，膵外分泌不全患者に炭水化物消化吸収不良を認めることが明らかとなった．また，後者のイソ酪酸，イソ吉草酸，n-吉草酸は腸内細菌がペプチドやアミノ酸を基質として産生されることもある短鎖脂肪酸[26]であり，この成分も健常者に比べて著明に増加していた．

これらの結果から，炭水化物消化吸収不良以外にたんぱく消化吸収不良が存在することも同時に明ら

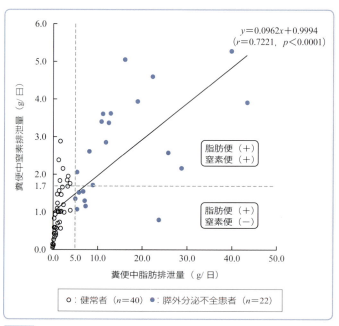

図4 健常者と膵外分泌不全患者の糞便中脂肪排泄量と糞便中窒素排泄量の相関

［野木正之，他：膵外分泌機能不全患者における蛋白消化吸収不良の頻度と脂肪消化吸収不良との関連．消化と吸収（掲載予定）］

表2 健常者と膵外分泌不全患者の食事摂取量と糞便中短鎖脂肪酸排泄量の比較

	脂肪摂取量（g/日）	炭水化物摂取量（g/日）	糞便中脂肪排泄量（g/日）	糞便中短鎖脂肪酸排泄量（mM/日）	糞便中 i-But ＋ i-Val ＋ n-Val（％）
健常者（$n = 18$）	60.1 ± 25.4	279.2 ± 77.2	1.5 ± 1.1	15.7 ± 9.9	5.9 ± 8.0
膵外分泌不全患者（$n = 12$）	43.4 ± 9.4	235 ± 27.7	12.6 ± 11.5 ($p < 0.01$)	47.6 ± 22.8 ($p < 0.01$)	23.2 ± 16.5 ($p < 0.01$)

i-But：イソ酪酸，i-Val：イソ吉草酸，n-Val：n-吉草酸．
（Nakamura T, et al: Acta Gastroenterol Belg 1993; **56**: 326-331のデータより作成）

かとなった.

■ 文　献 ■

1) Yamada-Kusumi N, et al: Fat digestion in patients with pancreatic insufficiency. In: Christophe AB and De Vriese S(eds): Fat Digestion and Absorption. AOCS press, 2000: 325-340.
2) DiMagno EP, et al: Relations between pancreatic enzyme outputs and malabsorption in severe pancreatic insufficiency. N Engl J Med 1973; 288: 813-815.
3) Regan PT, et al: Postprandial gastric function in pancreatic insufficiency. Gut 1979; 20: 249-254.
4) Nakamura T, et al: Effect of omeprazole on changes in gastric and upper intestine pH levels in patients with chronic pancreatitis. Clin Ther 1995; 17: 448-459.
5) Regan PT, et al: Reduced intraluminal bile acid concentrations and fat maldigestion in pancreatic insufficiency: correction by treatment. Gastroenterology 1979; 77: 285-289.
6) Nakamura T, et al: Fat-soluble vitamins in patients with chronic pancreatitis (pancreatic insufficiency). Acta Gastroenterol Belg 1996; 59: 10-14.
7) Nakamura T, et al: Can pancreatic steatorrhea be diagnosed without chemical analysis? Int J Pancreatol 1997; 22: 121-125.
8) Drummey GD, et al: Microscopical examination of the stool for steatorrhea. N Engl J Med 1961; 264: 85-87.
9) Fine KD, et al: A new method of quantitative fecal fat microscopy and its correlation with chemically measured fecal fat output. Am J Clin Pathol 2000; 113: 528-534.
10) Nakamura T, et al: Dietary analysis of Japanese patients with chronic pancreatitis in stable conditions. J Gastroenterol 1994; 29: 756-762.
11) Nakamura T, et al: Study on pancreatic insufficiency (chronic pancreatitis) and steatorrhea in Japanese patients with low fat intake. Digestion 1999; 60: 93-96.
12) van de Kamer JH, et al: Rapid method for the determination of fat in feces. J Biol Chem 1949; 177: 347-355.
13) Nakamura T, et al: Steatorrhea in Japanese patients with chronic pancreatitis. J Gastroenterol 1995; 30: 79-83.
14) Nakamura T, et al: Fecal excretions of hydroxy fatty acid and bile acid in diabetic diarrheal patients. J Diab Comp 1993; 7: 8-11.
15) Nakamura T, et al: Faecal lipid excretion levels in normal Japanese females on an unrestricted diet and a fat-restricted diet measured by simultaneous analysis of faecal lipids. J Int Med Res 1992; 20: 461-466.
16) Benini L, et al: Near infrared spectrometry for faecal fat measurement: comparison with conventional gravimetric and titrimetric methods. Gut 1989; 30: 1344-1347.
17) Nakamura T, et al: Near-infrared spectrometry analysis of fat, neutral sterols, bile acids, and short chain fatty acids in the feces of patients with pancreatic maldigestion and malabsorption. Int J Pancreatol 1998; 23: 137-143.
18) Nakamura T, et al: Pancreatic steatorrhea, malabsorption, and nutrition biochemistry: a comparison of Japanese, European, and American patients with chronic pancreatitis. Pancreas 1996; 14: 323-333.
19) Kjeldahl J : Neue Methode zur Bestimmung des Stickstoffs in organischen Körpern. Z Anal Chem 1883; 22: 366-382.
20) Stitcher JE, et al: Comparison of Dumas and Kjeldahl methods for determination of nitrogen in feces. Clin Chem 1969; 15: 248-254.
21) 野木正之，他：ニンヒドリンを用いた窒素定量法の開発と膵外分泌機能不全患者における蛋白消化吸収能への応用．消化と吸収 2006；29：36-40.
22) 野木正之，他：膵外分泌機能不全患者における蛋白消化吸収不良の頻度と脂肪消化吸収不良との関連．消化と吸収（掲載予定）．
23) Hoffmann RD, et al: Carbohydrate malabsorption is minimal in school-age cystic fibrosis children. Dig Dis Sci 1987; 32: 1071-1074.
24) 渡辺　拓，他：非代償期，及び代償期慢性膵炎患者のcarbohydrate malabsorptionについて—呼気中水素濃度による検討—．消化と吸収 1999；22：50-53.
25) Nakamura T, et al: Short-chain carboxylic acid in the feces in patients with pancreatic insufficiency. Acta Gastroenterol Belg 1993; 56: 326-331.
26) Rasmussen HS, et al: Degradation of amino acids to short-chain fatty acids in humans. An in vitro study. Scand J Gastroenterol 1988; 23: 178-182.

3 膵外分泌不全の治療

g 消化吸収不良の考え方②
―腸内細菌過剰症候群

柳町悟司　東北女子短期大学生活科
中村光男　弘前市医師会健診センター所長/弘前大学名誉教授/東邦大学医学部客員教授

腸内細菌過剰症候群の定義と診断法

　腸内細菌過剰症候群(bacterial overgrowth syndrome)とは，消化管上部に細菌が異常繁殖した状態で，十二指腸または空腸から採取した腸液に細菌が 10^5 colony forming units(CFU)/mL 以上観察される状態をいう．腸内細菌過剰症候群の最も信頼できる直接的な診断法は，その定義に示される通り，消化管から採取した腸液を培養・定量する方法であるが，この診断法は被検者の負担が大きく，また時間がかかるという欠点がある．これに代わる非侵襲的かつ簡便な診断法として，呼気試験[呼気中水素濃度測定[1-7]，^{13}C-グリココール酸(GCA)呼気試験[8,9]等]を用いる方法や，糞便に含まれる水酸化脂肪酸を定量する方法[10]，また，糞便中の細菌を定量する方法[11-13]がある．

① 呼気中水素濃度測定(表1-1～表1-3)

　呼気中水素濃度測定は，被検者に炭水化物(でんぷん等)を経口摂取させる．健常者が経口摂取した炭水化物は口腔でアミラーゼによって一部が加水分解されたのち，食道，胃と消化管を通過し，十二指腸で膵液と混和する．十二指腸において，炭水化物は膵液に含まれるアミラーゼによってさらに加水分解される．生成したマルトースは，膜消化酵素であるマルターゼによってグルコースに加水分解されたのち，空腸から吸収される．経口摂取された炭水化物のうち，未消化で小腸からの吸収を逃れたものは大腸に到達し，大腸に存在する腸内細菌によって発酵反応を受け，短鎖脂肪酸とガス(水素，メタン，二酸化炭素等)に変化する．腸内に発生した水素は腸から一部吸収されたのち，血液を介して肺に達し，呼気として排出される．

　一方，腸内細菌過剰症候群患者は健常者と異なり，小腸上部(十二指腸や空腸)，場合によっては胃内で細菌が過剰になっているため，経口摂取された未消化の炭水化物は大腸に達する前に上部消化管で発酵反応を受ける．したがって，発酵反応で発生した水素は健常者と比較して早期かつ高値で呼気に現れる．この病態を利用し，呼気に含まれる水素濃度を測定することで，腸内細菌過剰症候群の診断が行われる．健常者の呼気中水素濃度は，表1-1 の B 列 10 段目に示すように，空腹時(前値)で 6.5 ± 5.8 ppm または 4.1 ± 3.9 ppm，ピーク値で 8.7 ± 4.5 ppm であった．筆者らは，50 g の炭水化物を含む負荷食(90 g の食パン＋15 g のマーガリン＋乳糖を含まない牛乳 200 mL)摂取後の呼気に含まれる水素濃度を測定し，空腹時(前値)の濃度が 20 ppm を超える場合，または前値とピーク値の差が 20 ppm を超える場合を腸内細菌過剰症候群陽性としている．

　胃切除例では，腸内細菌過剰症候群が発生する可能性が高いことが知られている．特に，胃全摘後，Billroth II 法や Roux-en-Y 法のような輸入脚が生じる消化管再建術を行った場合，食物が十二指腸を通過しないため，食物と膵液の混和が起こりにくくなり，その結果，消化が十分に進行せず，消化管に残った食物が細菌の培地になるため，腸内細菌過剰症候群が発生しやすくなると考えられる．

　阿部ら[14]は，12 例の胃切除患者[Billroth I 法($n =$ 6)，Billroth II 法および Roux-en-Y 法($n = 6$)]に呼気中水素濃度測定を行い，腸内細菌過剰症候群の診断を試みた．

　呼気中水素濃度(呼気に含まれる水素濃度の前値とピーク値の差)は，表1-2 の B 列 8 段目で示されるように，輸入脚のない Billroth I 法($n = 6$)の呼気中水素濃度は 15.5 ± 10.5 ppm で，6 例中 3 例が腸内細菌過剰症候群であった．これに対し，輸入脚のある Billroth II 法および Roux-en-Y 法($n = 6$)の呼気中水素濃度は 31.2 ± 22.2 ppm で，6 例中 4 例が

腸内細菌過剰症候群であった．すなわち，輸入脚のないBillroth I法と比べ，輸入脚のあるBillroth II法およびRoux-en-Y法では，呼気中水素濃度は約2倍の値を示し，また腸内細菌過剰症候群が発生する割合も高かった．

一方，表1-3のF列7段目に示すように，α-グルコシダーゼ阻害薬（α-GI）の投与は呼気中水素濃度を上昇させることが報告されている．糖尿病患者8例に食後血糖値を低下させるα-GI（AO-128）を0.9 mg/日で6か月にわたり投与した結果，投与前の呼気中水素濃度は22.4 ± 10.9 ppmであったものが，投与開始2か月後では32.2 ± 14.2 ppm，投与開始6か月後では42.8 ± 27.1 ppmと上昇していた．これは，食事に含まれる炭水化物の消化が阻害されたためと考えられる．すなわち，食事に含まれる炭水化物が未消化のまま大腸に達し，発酵反応を受けて水素が発生したことが原因と考えられる．したがって，α-GIの投与時に，呼気中水素濃度測定のみで腸内細菌過剰症候群の診断をする場合は注意を要する．

❷ ^{13}C-GCA呼気試験（表1-1，表1-2）

^{13}C-GCA酸呼気試験は，安定同位体^{13}C-GCAを経口摂取したのちに，呼気に含まれる$^{13}CO_2$を定量することによって腸内細菌過剰症候群を診断する方法である．欧米では^{14}C-GCA呼気試験が行われてきたが[15,16]，^{14}Cは放射性同位体で半減期が5,730年と長いため，その代わりとして安定同位体^{13}Cを用いた^{13}C-GCA呼気試験が開発された[8]．^{13}C-GCA呼気試験は人体に及ぼす悪影響のない，安全かつ簡便な診断法であるが，^{13}C-GCAは高価なためあまり普及しておらず，報告例は少ない．しかし，筆者らと共同実験を行っているMitomeおよびAkiraらは，ワンポット反応により^{13}C-GCAを合成した[17]．これを用いて，筆者らの研究グループは^{13}C-GCA呼気試験の研究を行い，その結果を報告している[9,18]．

^{13}C-GCA呼気試験では，被検者は診断薬として^{13}C-GCAを経口摂取する．健常者が経口摂取した^{13}C-GCAは下部消化管（大腸）において腸内細菌によって脱抱合され，^{13}C-グリシンが生成する．健常者の下部消化管（大腸）で生成した^{13}C-グリシンは吸収されたのち，おもに肝臓で代謝されて$^{13}CO_2$に変化し，呼気として排出される．健常者を対象に^{13}C-GCA呼気試験を行い，健常者の呼気に含まれる$^{13}CO_2$の前値に対する増加分（$\Delta^{13}CO_2$とする）を

近赤外分光法（near-infrared reflectance spectroscopy；NIRS）によって定量した．その結果，健常者が^{13}C-GCAを経口摂取してから呼気に$^{13}CO_2$が現れるまでに要した時間は4時間であった[9]．

腸内細菌過剰症候群患者が経口摂取した^{13}C-GCAは健常者の場合と異なり，上部消化管（十二指腸，空腸）に存在する腸内細菌によって脱抱合され，^{13}C-グリシンが生成する．健常者の場合，経口摂取された^{13}C-GCAは大腸細菌によって脱抱合され，^{13}C-グリシンが生成し，吸収されるのは前述のように大腸であった．一方，腸内細菌過剰症候群患者の場合，経口摂取した^{13}C-GCAの脱抱合および^{13}C-グリシンの生成・吸収は上部消化管（十二指腸，空腸）で進行するため，大腸と比べて効率よく吸収される．腸内細菌過剰症候群患者の上部消化管から吸収された^{13}C-グリシンは健常者と同様におもに肝臓で代謝されて$^{13}CO_2$に変化し，呼気として排出される．したがって，腸内細菌過剰症候群患者の呼気に$^{13}CO_2$が排出されるまでに要する時間は健常者の4時間と比べて早くなり，また$\Delta^{13}CO_2$のピーク値は健常者よりも大きくなる．表1-1のB列9段目に示すように，健常者に行った^{13}C-GCA呼気試験の結果（$\Delta^{13}CO_2$）のmean ± SDは，1時間後で0.5 ± 0.6‰，2時間後で0.8 ± 0.6‰，3時間後で1.0 ± 0.8‰であった．筆者らは，検査開始1～3時間に健常者の$\Delta^{13}CO_2$のmean + SDを超えた場合を腸内細菌過剰症候群と診断している[9]．

筆者らは胃全摘14例に^{13}C-GCA呼気試験を行い，腸内細菌過剰症候群の診断を試みた．その結果，表1-2のB列7段目に示すように，胃全摘患者14例中10例が腸内細菌過剰症候群陽性で，高い割合で腸内細菌過剰症候群を合併していた．

また，膵外分泌不全患者（慢性膵炎患者および膵切除患者）にも^{13}C-GCA呼気試験を行った．その結果，表1-1のC列およびD列9段目に示すように，慢性膵炎患者では5例中2例，膵切除患者では3例中1例が腸内細菌過剰症候群と診断された．しかし，症例数が少ないため，膵外分泌不全患者に行った^{13}C-GCA呼気試験の結論を得るためには，さらに症例数を増やす必要がある．

❸ 糞便中水酸化脂肪酸の定量

呼気試験のほかに，糞便に含まれる水酸化脂肪酸を定量し，腸内細菌過剰症候群を診断する方法が知られている[10]．この方法は，食事由来のオレイン酸

表1-1 健常者，膵外分泌不全患者（慢性膵炎，膵切除），慢性膵炎患者（膵酵素剤補充前後），糖尿病患者（神経障害有，神経障害無，糖尿病性下痢）の糞便量，糞便中脂肪，糞便中胆汁酸，糞便中動物ステロール，糞便中短鎖脂肪酸，糞便中水酸化脂肪酸，呼気中水素測定，^{13}C-GCA 呼気試験，糞便中窒素

| | 検査項目 | 健常者 | 膵外分泌不全 | | 慢性膵炎患者（膵酵素剤補充前後） | 糖尿病 | | |
			慢性膵炎	膵切除（全摘, PD, PPPD）（膵酵素補充なし）	HYPERZYM®, (23) 高力価パンクレアチン, (26)	神経障害なし	神経障害あり	糖尿病性下痢症
1	糞便量 (g/日)	111.7±74.9(n=19), (1) 141.8±109.0(n=13), (3) 110.3±16.5(n=9), (4) 115.9±44.4(n=17), (12)	240.5±88.5(n=17), (12) 158.0±35.7(n=11), (13) 250(n=43), (19)	477.1±422.3(n=9), (未発表)	補充前: 250.7±90.7 (n=7), (23) 補充後: 158.6±47.4 補充前: 243.2±94.0 (n=15), (26) 補充後: 149.1±39.6	185.0±95.1(n=13), (7)	238.5±143.6(n=11), (7)	404.3±66.8(n=7), (3) 410±93.1(n=6), (8)
2	糞便中脂肪 (g/日)	1.4±1.0(n=19), (1) 1.6±1.1(n=17), (12)	11.3±10.3(n=17), (12)	25.4±7.43(n=3), (5) 19.1±9.28(n=5), (5) 20.1±10.1(n=11), (未発表)	補充前: 14.5±12.5 (n=7), (23) 補充後: 5.3±2.8 補充前: 12.3±10.5 (n=15), (26) 補充後: 3.9±1.7	5.8 (n=13), (7)	5.9 (n=11), (7)	
3	糞便中胆汁酸 (mg/日)	216.3±149.0(n=19), (1) 304.9±157.0(n=13), (3) 380.4±36.8(n=9), (4) 323.4±112.6(n=17), (12) 291.5±56.3(n=11), (13)	617.3±321.1(n=17), (12) 541.2±101.1(n=11), (13)	1,008.8±578.7(n=9), (未発表)	補充前: 657.4±320.8 (n=15), (26) 補充後: 515.1±179.6	6.89 mg/kg/日 (n=13), (7)	15.0 mg/kg/日 (n=11), (7)	958.2±386.0(n=7), (3) 1,009.2±157.0(n=6), (8)
4	糞便中動物ステロール コプロスタノールとコレステロールの和 (mg/日)	483.1±198.7(n=17), (12)	801.8±457.3(n=17), (12)	1,083.3±582.9(n=9), (未発表)	補充前: 1,193.6±252.5 (n=7), (23) 補充後: 889.7±219.8 補充前: 816.3±486.9 (n=15), (26) 補充後: 604.6±368.2			
5	糞便中短鎖脂肪酸 (g/日)	1.2±0.7(n=13), (3) 1.09±0.29(n=9), (4) 15.7±4.9mmol/日(n=18), (14)	47.6±22.8 mmol/日 (n=12), (14)		補充前: 3.8±1.2 (n=7), (23) 補充後: 1.5±0.7 補充前: 52.6±20.5 mmol/日 (n=15), (26) 補充後: 18.5±8.5 mmol/日			1.9±1.1(n=7), (3) 2.0±1.2(n=6), (8)

g 消化吸収不良の考え方②―腸内細菌過剰症候群

7	糞便中水酸化脂肪酸（OHFA％）	2.2±1.5(n＝11), (2) 1.5±2.1(n＝13), (3) 1.85±0.79(n＝7), (13)	3.05±1.25(n＝11), (13)	16.2±9.9（n＝9），（未発表） 9例中8例が陽性	補充前：2.2±1.8 (n＝15), 補充後：1.9±1.1 (26)	健常者と有意差なし (n＝13), (7)	健常者と有意差なし (n＝11), (7)	13.2±6.6（n＝7），(3) 13.4±6.5（n＝6），(8)
8	糞便中窒素(g/日)	1.7, (6)	3.52(n＝14), (6)	18.1±9.9（n＝8），（未発表）				
9	¹³C-GCA呼気試験(‰) (Δ¹³CO₂のmean±SD)	0.5±0.6(1時間, n＝18), (未発表) 0.8±0.6(2時間, n＝18), (未発表) 1.0±0.8(3時間, n＝18), (未発表)	1.2±0.8(1時間, n＝5), (未発表) 1.7±2.0(2時間, n＝5), (未発表) 1.8±2.6(3時間, n＝5), (未発表) 5例中2例が陽性	1.2±1.1(1時間, n＝3), (未発表) 1.6±1.2(2時間, n＝3), (未発表) 1.5±1.5(3時間, n＝3), (未発表) 3例中1例が陽性				
10	呼気中水素測定(ppm)	空腹時（前値）：6.5±5.8(n＝893), (27) 空腹時（前値）：4.1±3.9(n＝27), (未発表) ピーク値：8.7±4.5(n＝27), (未発表)	［空腹時（前値）とピーク値の差］ 代償期：10.4±7.3 (n＝12), (30) 非代償期：25.1±13.4(n＝7), (30)					
11	コメント	・糞便量は200g/日以下が正常. ・糞便中脂肪は5g/日以下が正常. ・糞便中水酸化脂肪酸は5％以下(OHFA%)が正常. ・¹³C-GCA呼気試験は健常者のΔ¹³CO₂のmean＋SDを1～3時間に超える場合を腸内細菌症候群陽性とした. ・糞便中窒素は1.7g（たんぱく質に換算すると10.6g）以下が正常. ・呼気中水素測定は前値（空腹時）で20ppmを超える場合、または前値（空腹時）とピーク値の差が20ppmを超える場合を腸内細菌過剰症候群陽性とした.	・脂肪の吸収不良（脂肪便）だけではなく、中性ステロール、胆汁酸の吸収不良もある． ・炭水化物の吸収不良（窒素便：便に1.7g/日を超える窒素）は、脂肪便の約6割程度に認められる． ・慢性膵炎よりも膵切除のほうが腸内細菌過剰症候群を合併しやすい．	［酵素薬投与後に改善した項目］ ・糞便量，糞便中脂肪量 ・糞便中胆汁酸量 ・糞便中動物ステロール量 ・糞便中短鎖脂肪酸量 ［酵素薬投与後も変化のない項目］ ・糞便中水酸化脂肪酸(OHFA％)	・神経障害が生じると糞便量は増加. ・糖尿病性下痢に至らなくても、糖尿病性神経障害を合併するだけで糞便中胆汁酸量は増加. 糖尿病性下痢症患者は, 腸内細菌過剰症候群の指標である糞便中水酸化脂肪酸(OHFA)が増加するが, 脂肪の消化吸収不良は認められない.		

PD：膵頭十二指腸切除術, PPPD：幽門輪温存膵頭十二指腸切除術, OHFA：水酸化脂肪酸．色字で示した参考文献は表1-3の下に記載した.

表1-2 胃切除患者，肝硬変患者，原発性胆汁性肝硬変患者，胆汁うっ滞，小腸疾患（空腸横行結腸吻合解除，小腸広範切除，短腸症候群，盲係蹄症候群），ひまし油，ラクツロース投与前後（健常者および肝硬変患者）の糞便量，糞便中脂肪，糞便中胆汁酸，糞便中短鎖脂肪酸，^{13}C-GCA 呼気試験，呼気中水素測定

A	B	C	D	E	F	G	H	I	J	K
検査項目	胃切除 B-I：Billroth I 法 B-II：Billroth II 法 R-Y：Roux-en-Y 法	肝胆道系疾患				小腸疾患		ひまし油	ラクツロース投与前後	肝硬変非代償期
		肝硬変	原発性胆汁性肝硬変 (PBC)	胆汁うっ滞	空腸横行結腸吻合解除前後 ($n=1$). (15)	小腸広範切除 ($n=1$). (22) ($n=1$). (33)	短腸症候群および盲係蹄症候群 ($n=7$). (25)		健常者 ($n=2$)	
2 糞便量 (g/日)	185.0±121.3 ($n=12$). (1) B-I, 159.3±71.8 ($n=7$). (1) B-II, 267.5±159.7 ($n=4$). (1) R-Y, 35 ($n=1$). (1)	157 ($n=11$). (17) 代償期：158.1 ($n=9$). (19) 非代償期：185.8 ($n=12$). (19)	343 ($n=3$). (17)	124 ($n=5$). (17)	210 (解除前，UDCA 投与) → 220 (解除前，UDCA 投与なし) → 370 (解除後)	750. (22) 1,580. (28)	460.0±251.9	670 g ($n=2$). (8)	投与前 137.5. (16) 投与後 302.5. (16)	投与前 ($n=5$) 262.0±222.6. (20) 投与後 ($n=5$) 419.8±281.3. (20)
3 糞便中脂肪 (g/日)	6.7±10.4 ($n=12$). (1) B-I, 3.5±3.2 ($n=7$). (1) B-II, 13.4±17.0 ($n=4$). (1) R-Y, 2.2 ($n=1$). (1)	2.7±1.6 ($n=11$). (17) 代償期：1.9 ($n=9$). (19) 非代償期：4.3 ($n=12$). (19)	9.5±7.3 ($n=3$). (17)	6.2±2.6 ($n=5$). (17)	1.3 (解除前，UDCA 投与) → 7.3 (解除前，UDCA 投与なし) → 2.5 (解除後)	39.4. (28)	17.8±16.7			投与前 ($n=5$) 5.7±3.8. (20) 投与後 ($n=5$) 3.9±2.7. (20)
4 糞便中胆汁酸 (mg/日)	680.1±757.8 ($n=12$). (1) B-I, 460.8±423.6 ($n=7$). (1) B-II, 1214.7±1064.0 ($n=4$). (1) R-Y, 77.2 ($n=1$). (1)	96.0±53.5 ($n=11$). (17) 代償期：77.9. (18) 非代償期：29.8. (18) 代償期：156.9 ($n=9$). (19) 非代償期：53.5 ($n=12$). (19)	31.1±15.0 ($n=3$). (17)	22.1±30.1 ($n=5$). (17)	448.5 (解除前，UDCA 投与) → 2,098.2 (解除前，UDCA 投与なし) → 630.7 (解除後)	2,929.3. (22) 5,742.4. (28)			投与前 438.8. (16) 投与後 459.4. (16)	
5 糞便中短鎖脂肪酸 (g/日)										投与前 ($n=8$) 19.7 mmol. (19) 投与後 ($n=8$) 70.8 mmol. (19)

g 消化吸収不良の考え方②―腸内細菌過剰症候群

6	糞便中水酸化脂肪酸 (OHFA%)	B-I, 5.8±4.7 (n=6), (2) B-II, R-Y, 12.9±10.3 (n=6), (2) B-I 陽性は 3/6 B-II, R-Y 陽性は 4/6		10.8, (22)	10.1±3.3	43.1 (n=2), (8)
7	^{13}C-GCA 呼気試験 ($\Delta^{13}CO_2$, ‰)	2.1±2.6 (1 時間, n=14), (未発表) 3.6±3.4 (2 時間, n=14), (未発表) 4.1±2.8 (3 時間, n=14), (未発表) 14 例中 10 例が陽性		trace (解除前, UDCA 投与) → 15.5 (解除前, UDCA 投与なし) → 5.6 (解除後)		
8	呼気中水素測定 (ppm)	前値とピーク値の差 B-I, 15.5±10.5 (n=6), (2) B-II, R-Y, 31.2±22.2 (n=6), (2) B-I 陽性は 3/6 B-II, R-Y 陽性は 4/6				
9	コメント	・輸入脚のある B-II, R-Y で特に腸内細菌過剰症候群を合併しやすい。 ・胃切除後の消化管再建法によって脂肪の消化吸収不良の程度（糞便中脂肪量）が異なる。	・肝疾患または胆汁うっ滞の結果、十二指腸に排泄される胆汁酸が減少すると、ミセル形成障害を起こし、脂肪の消化不良（脂肪便）になりやすい。	・胆汁酸吸収不良となり、腸肝循環が破綻しているため、糞便に排泄される胆汁酸は健常者の約 10 倍になる。 ・脂肪の吸収不良（脂肪便）を呈する。糞便量は増加し、OHFA は 5 ％を超えているため、腸内細菌過剰症候群になっていると考えられる。	・ひまし油の構造は水酸化脂肪酸 (10-ヒドロキシステアリン酸) と類似している。	・糞便量および糞便中胆汁酸を増加させる作用あり（アップルファイバーと同程度の効果）。

色字で示した参考文献は表 1-3 の下に記載した。

表 1-3 コレスチラミン(陰イオン交換樹脂)投与前後、コレスチミド(陰イオン交換樹脂)投与前後、コレスチミドからエゼチミブへの変更例、エゼチミブ(コレステロールトランスポーター阻害薬)投与前後、コレスチミドからエゼチミブへの変更例、α-グルコシダーゼ阻害薬(α-GI)投与前後、アップルファイバー投与前後、茶葉カテキン投与前後、ソマトスタチンアナログ投与前後、糞便中動物ステロール、糞便中脂肪、糞便中胆汁酸、糞便中水酸化脂肪酸、呼気中水素測定

	A	B	C	D	E	F	G	H	I
		薬物の投与前後					天然物の経口摂取前後		
	検査項目	コレスチラミン(陰イオン交換樹脂)健常者(n=2)	コレスチミド(陰イオン交換樹脂)高コレステロール血症患者(n=23) 3 g投与(朝夕1.5 g×2, 14日以上) 4.5 g投与(朝昼夕1.5 g×3, 14日以上)	エゼチミブ(コレステロールトランスポーター阻害薬)高コレステロール血症患者(n=7)	コレスチミドからエゼチミブ(コレステロールトランスポーター阻害薬)に変更高コレステロール血症患者(n=6)	α-GI(AO-128)糖尿病患者(n=8)	アップルファイバー投与前後糖尿病患者(n=7)	茶葉カテキン投与前後高コレステロール血症患者(n=6)	ソマトスタチンアナログ投与前後健常者(n=5)
1	糞便量(g/日)	投与前:137.5, (19)→投与後:312.5, (19)	投与前:151.1±56.3, (9) 3 g投与後:201.4±61.6, (9) 4.5 g投与後:221.7±24.8, (9)	投与前:144.6±93.5, (10) 5 mg投与:177.4±94.5, (10) 10 mg投与:221.0±160.1, (10) 20 mg投与:231.3±159.7, (10)	コレスチミド:200±874, (24) エゼチミブ:188±576, (24) 2 か月:143±75, (24)	投与前:125.9±28.9, (11) 2か月後:218.8±99.9, (11) 6か月後:233.8±79.1, (11)	投与前:115.6±52.7, (16) 投与後:139.7±43.3, (16)	投与前:176±56, (21) 投与後:155±44, (21)	投与前前後健常者(n=5)
2	糞便中脂肪(g/日)	投与前:1.5, (19)→投与後:8.6, (19)	投与前:1.6±0.7, (9) 3 g投与後:2.5±1.4, (9) 4.5 g投与後:3.7±1.6, (9)	投与前:0.9±0.6, (10) 5 mg投与:1.6±0.8, (10) 10 mg投与:1.5±1.0, (10) 20 mg投与:1.4±0.8, (10)	コレスチミド:2.0±0.8, (24) エゼチミブ:1.6±0.9, (24) 2 か月:1.5±1.0, (24)	投与前:1.2±0.5, (11) 2か月後:1.8±0.8, (11) 6か月後:1.3±0.7, (11)		投与前:1.0±0.5, (21) 投与後:2.3±2.1, (21)	投与前:1.6±0.8, (29) 投与後:10.8±10.4, (29)
3	糞便中胆汁酸(mg/日)	投与前:438.8, (19)→投与後:3,416.5, (19)	投与前:406.1±292.8, (9) 3 g投与後:550.3±227.1, (9) 4.5 g投与後:1,599.1±642.3, (9)	投与前:623.3±489.5, (10) 5 mg投与:615.6±317.7, (10) 10 mg投与:686.0±362.8, (10) 20 mg投与:584.8±305.4, (10)	コレスチミド:1338±282, (24) エゼチミブ:814±238, (24) 2 か月:718±145, (24)	投与前:141.9±117.6, (11) 2か月後:201.1±144.6, (11) 6か月後:190.3±112.2, (11)	投与前:221.3±128.4, (16) 投与後:318.5±160.0, (16)	投与前:926±474, (21) 投与後:687±707, (21)	投与前:233.4±50.2, (29) 投与後:54.6±11.6, (29)

5	糞便中動物ステロール(mg/日)コプロスタノールとコレステロールの和	投与前：355.1±204.5, (10) 5 mg 投与：793.7±337.9, (10) 10 mg 投与：780.7±361.8, (10) 20 mg 投与：846.5±426.0, (10)	コレスチミド：476±158, (24) エゼチミブ(2.7か月)：816±228, (24) エゼチミブ(7.4か月)：1337±890, (24)		投与前：763±610, (21) → 投与後：770±593, (21)
6	糞便中水酸化脂肪酸(OHFA%)			投与前：1.9±0.5, (11) 2か月後：6.0±4.9, (11) 6か月後：6.1±4.2, (11)	
7	呼気中水素測定(ppm)			投与前：22.4±10.9, (11) 2か月後：32.2±14.2, (11) 6か月後：42.8±27.1, (11)	
8	コメント	・内科的胆汁酸吸収不良（内科的回腸切除）から引き起こされ、糞便中胆汁酸は増加して腸肝循環が破綻する。その結果、胆汁酸のミセル形成が障害され、糞便中に含まれる脂肪の量も増加する。	・陰イオン交換樹脂コレスチラミドやコレスチミドと異なり、糞便中胆汁酸および糞便中脂肪の量は変化なし。	・炭水化物の消化が阻害されたための血糖値は減少した一方、糞便中水酸化脂肪酸量および呼気中水素濃度は有意に増加した。	・糞便中胆汁酸は増加するが、陰イオン交換樹脂（コレスチラミンやコレスチミド）よりも効果は小さい。	・血中総コレステロールおよび血中LDLコレステロール量は減少した。

(1) 三上絢子，他：胃切除患者における糞便中脂肪排泄量および胆汁酸排泄量の変化．消化と吸収 2011；**34**：446-449.
(2) 阿部洸大，他：Bacterial overgrowth syndrome 診断における糞便中水酸化脂肪酸と呼気中水素測定の検討．消化と吸収 2012；**35**：300-304.
(3) Nakamura T, et al: Fecal excretion of hydroxyl fatty acid and bile acid in diabetic diarrheal patients. J Diab Comp 1993; **7**: 8-11.
(4) Nakamura T, et al: Effect of FL-386 on faecal lipid excretion in humans. J Int Med Res 1993; **21**: 225-233.
(5) Matsumoto A, et al: Study of the reserve capacity of total pancreatectomy patients based on fecal fat excretion and the benzoyl-L-tyrosyl-[1-13C]alanine breath test. Japan Society for Medical Application of Stable Isotope and Biogas 2012; **4**: 4-17.
(6) Nogi M, et al: Quantitative determination of fecal nitrogen by ninhydrin reaction and application to protein maldigestion in patients with pancreatic excrine insufficiency. Digestion & Absorption 2006; **29**: 36-40.
(7) 中村光男，他：糖尿病患者における胆汁酸代謝異常(1) ―便中胆汁酸排泄について―．糖尿病 1983；**26**：913-919.
(8) 中村光男，他：糖尿病患者における胆汁酸代謝異常(2) ―糖尿病性下利症の糞便中胆汁酸、水酸化脂肪酸について―．糖尿病 1986；**29**：987-993.
(9) 松橋有紀，他：見直されたレジン（陰イオン交換樹脂）―その位置づけと使い方．レジンの副作用と対策（特に便秘について）．消化と吸収 2010；**7**：43-48.
(10) 長谷川範幸，他：コレスチローポーター阻害剤投与による糞便中中性ステロール排泄量の変化．フジメディカル出版．消化と吸収 2008；**31**：158-164.
(11) Nakamura T, et al: Effect of an α-glucosidase inhibitor on intestinal fermentation and faecal lipid excretion in patients with chronic pancreatitis. J Int Med Res 1993; **21**: 257-267.
(12) Nakamura T, et al: Bile acid malabsorption as a cause of hypocholesterolemia seen in patients with pancreatic insufficiency. J Pancreatol 1994; **16**: 165-169.
(13) 中村光男，他：慢性膵炎患者における糞便中胆汁酸排泄量および糞便中水酸化脂肪酸について．日消誌 1980；**77**：1770-1775.
(14) Nakamura T, et al: Short-chain carboxylic acid in the feces in patients with pancreatic insufficiency. Acta Gastroenterol Belg 1993; **56**: 326-331
(15) 中村光男，他：空腸横行結腸吻合術後，高脂血症が改善し，胆石症を合併した胆汁酸吸収不良症候群．胆と膵 1981；**2**：753-759.
(16) 中村光男，他：腸管機能に及ぼすアップルファイバーの影響―糖尿病患者について―．日消誌 1984；**81**：1955-1961.
(17) 中村光男，他：肝・胆道疾患における糞便中胆汁酸排泄量と脂肪消化吸収不良との関係について．日消誌 1984；**81**：900-906.

(18) Amuro Y, et al: Serum,fecal and urinary bile acid in patients with mild and advanced liver cirrhosis. *Gastroenterologia Jpn* 1981; **16**: 506.
(19) 中村光男, 他: 肝・胆・膵疾患による便通異常. *JIM* 1999: **9**: 226-229.
(20) 山田尚子, 他: Lactulose 投与肝硬変患者の糞便中短鎖脂肪酸及び糞便中脂肪排泄量の変化. 消化と吸収 1988: **21**: 122-124.
(21) 中鉢浩貴, 他: 茶葉カテキンの血中脂質に対する効果―糞便中脂質一斉分析も含めて―. 消化と吸収 2009: **32**: 174-179.
(22) 中村光男, 他: 脂肪吸収不良症候群患者における胆汁酸と脂質の関係について. 胆と膵 1986: **7**: 1561-1568.
(23) 中村光男, 他: 膵性脂肪消化吸収障害と栄養障害に対する HYPERZYM® の効果. 臨床と研究 1995: **72**: 236-241.
(24) 栗原真澄, 他: コレスチミド投与からエゼチミブ投与に変更した場合のコレステロール吸収不良. 消化と吸収 2008: **31**: 165-169.
(25) Nakamura T, et al: Faecal triglycerides and fatty acids in the differential diagnosis of pancreatic insufficiency and intestinal malabsorption in patients with low fat intakes. *J Int Med Res* 1995; **23**: 48-55.
(26) Nakamura T, et al: Effects of high-lipase pancreatin on fecal fat,neutral sterol,bile acid and short chain fatty acid excretion in patients with pancreatic insufficiency resulting from chronic pancreatitis. *Int J Pancreatol* 1998; **23**: 63-70.
(27) 寺田明功, 他: 呼気中水素, メタン同時測定の臨床的意義 (1) ―健常者における空腹時の検討―. 消化と吸収 1995: **18**: 62-64.
(28) 長谷川範幸, 他: 短腸症候群に対してコレスチミド, ポリカルボフィルカルシウム投与が有効であった一例. 消化と吸収 2007: **30**: 5-7.
(29) Nakamura T, et al: Octretido decreases and pancreatic exocrine function, and induces steatorrhea in healthy subjects. *Intern Med* 1994; **33**: 593-596.
(30) 渡辺 拓, 他: 非代償期, 及び代償期慢性膵炎患者の carbohydrate malabsorption について―呼気中水素濃度による検討―. 消化と吸収 1999: **22**: 50-53.

が腸内細菌の酵素によって水酸化反応を受けることを利用している．食事に含まれる中性脂肪が加水分解されると，オレイン酸をはじめとする様々な長鎖脂肪酸が生成する．腸内細菌の酵素は，脂肪の加水分解で生成した脂肪酸のうち，オレイン酸の10位の炭素原子に水酸基を付加させ，図1に示される構造をもつ10-ヒドロキシステアリン酸などの水酸化脂肪酸を生成させることが知られている[19,20]．この食事に含まれる中性脂肪に由来するオレイン酸の水酸化反応を利用し，糞便に含まれる水酸化脂肪酸をガス液体クロマトグラフィー（gas-liquid chromatography：GLC）で定量することによって，腸内細菌過剰症候群の診断ができる．本診断方法では，糞便に含まれる水酸化脂肪酸が全脂肪酸の5％を超える場合を腸内細菌過剰症候群としている．健常者の糞便に含まれる水酸化脂肪酸は，表1-1のB列7段目に示すように，全脂肪酸の2.2 ± 1.5％，1.5 ± 2.1％また1.85 ± 0.79％と報告されている．

膵外分泌不全例では，食物に含まれる3大栄養素の消化が十分に進行せず，空腸で吸収されないため，空腸より下部の消化管に未消化物を認める．未消化物は腸内細菌の培地となるため，消化管は細菌が繁殖しやすい環境になることもあると考えられる．

慢性膵炎例および膵切除例のいずれも，表1-1のC列3段目およびD列3段目に示すように，糞便中脂肪は慢性膵炎例で11.3 ± 10.3 g/日，膵切除例で25.4 ± 7.43 g/日，19.1 ± 9.28 g/日，20.1 ± 10.1 g/日と，いずれも脂肪便が認められた．しかし，膵外分泌不全を示す膵切除例（$n = 9$）の糞便中水酸化脂肪酸の割合は，表1-1のD列7段目に示すように，16.2 ± 9.9％と健常者を大きく上回り，9例中8例が腸内細菌過剰症候群を合併していた．一方，同じ膵外分泌不全例でも，慢性膵炎例（$n = 11$）

の糞便中水酸化脂肪酸の割合は，表1-1のC列7段目に示すように，3.05 ± 1.25％と健常者に近い値であった．

また，糖尿病性下痢症患者の糞便に含まれる水酸化脂肪酸も，表1-1のH列7段目に示すように，健常者を大きく上回る13.2 ± 6.6％，または13.4 ± 6.5％であった．糖尿病性下痢症患者の糞便には健常者と比べて多量の10-ヒドロキシステアリン酸が含まれるが，10-ヒドロキシステアリン酸の構造式（図1a）は下剤として使用されるヒマシ油を構成する水酸化脂肪酸であるリシノール酸の構造式（図1b）と類似している．リシノール酸には，ラットの大腸において水および電解質の吸収を抑制する効果[21]，またヒトの空腸において水分分泌を増加させ下痢を誘発する効果[22]があると報告されている．糖尿病性下痢症患者の糞便に含まれる水酸化脂肪酸は健常者を大きく上回る一方，脂肪便は認められない．これは，糖尿病性下痢症患者は，膵外分泌機能は正常であるが，腸内細菌過剰症候群を合併しやすいことを示している．

胃切除患者の糞便に含まれる水酸化脂肪酸を表1-2のB列6段目に示している．輸入脚のないBillroth I法（$n = 6$）の糞便中水酸化脂肪酸は5.8 ± 4.7％で，6例中3例が腸内細菌過剰症候群を合併していた．一方，輸入脚のあるBillroth II法およびRoux-en-Y法（$n = 6$）の糞便中水酸化脂肪酸は12.9 ± 10.3％で，6例中4例が腸内細菌過剰症候群を合併していた．また，胃切除患者の糞便に含まれる脂肪量を表1-2のB列3段目に示している．輸入脚のないBillroth I法（$n = 7$）の糞便に含まれる脂肪は3.5 ± 3.2 g/日で，7例中2例に脂肪便が認められた．一方，輸入脚のあるBillroth II法（$n = 4$）の糞便に含まれる脂肪は13.4 ± 17.0 g/日で，4例中2例に脂肪便が認められた．

腸内細菌過剰症候群の診断に用いられる糞便中水酸化脂肪酸の割合と糞便中脂肪量には必ずしも関連性が認められない．

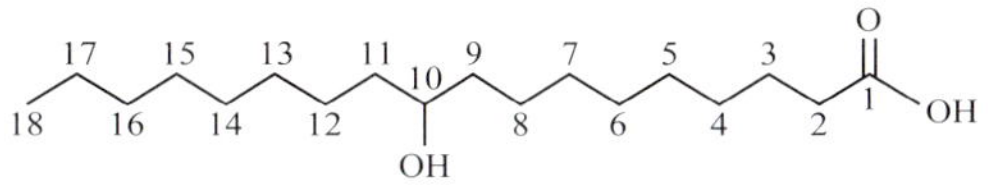

❹ 糞便中細菌の定量

胃切除患者は腸内細菌過剰症候群を合併しやすいことが知られている．胃切除後に下痢を呈し，腸内細菌過剰症候群を合併した患者の糞便に含まれる通性嫌気性菌は，健常者と比べて有意に増加しているという報告がある[11]．また，田村らの報告[12]では，胃亜全摘後，Billroth II法で消化管を再建し，腸内

図1 10-ヒドロキシステアリン酸とリシノール酸の構造式

a 10-ヒドロキシステアリン酸（$C_{18}H_{36}O_3$）

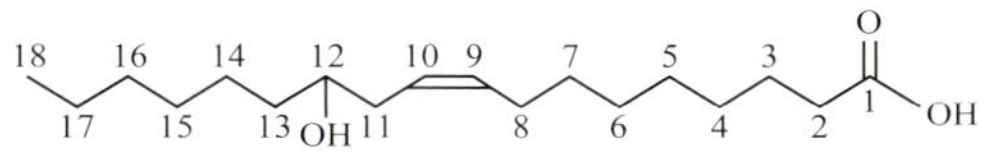

b リシノール酸（$C_{18}H_{34}O_3$）

細菌過剰症候群を合併した患者の糞便には，健常者と比べて通性嫌気性細菌の増数が認められた．中村らの報告[13]では，健常者の糞便中総菌数は 9.82 ± 0.34（自然対数値）である一方，糖尿病性下痢症患者の糞便中総菌数は 9.81 ± 0.99 で，両者に有意差はなかった．しかし，健常者の糞便に含まれる通性嫌気性菌数は 7.40 ± 0.79 であるのに対し，糖尿病性下痢症患者の糞便に含まれる通性嫌気性菌数は 8.47 ± 0.70 と有意に増加しており，腸内細菌過剰症候群を合併していると考えられる．

⑤ 腸内細菌過剰症候群の診断のまとめ

「❶ 呼気中水素濃度測定」，「❷ ^{13}C-GCA 呼気試験」および「❸ 糞便中水酸化脂肪酸の定量」の項で述べたように，胃切除患者では，呼気中水素濃度測定で 12 例中 7 例，^{13}C-GCA 呼気試験で 14 例中 10 例，そして糞便中水酸化脂肪酸定量では 12 例中 7 例と，いずれの診断法においても高い割合で腸内細菌過剰症候群が認められた．特に，輸入脚のない Billroth I 法と比べ，輸入脚のある Billroth II 法および Roux-en-Y 法では高い割合で腸内細菌過剰症候群が発生していた．

膵外分泌不全例は，^{13}C-GCA 呼気試験では，慢性膵炎患者で 5 例中 2 例，膵切除患者で 3 例中 1 例に腸内細菌過剰症候群が認められた．また，糞便中水酸化脂肪酸定量では，慢性膵炎患者で 3.05 ± 1.25 % と，健常者と比べてやや増加傾向を示す程度で正常値（5 %）の範囲であったが，膵切除患者では 16.2 ± 9.9 % と，正常値を大幅に超える値を示し，9 例中 8 例に腸内細菌過剰症候群が認められた．

同じ被験者に複数の診断方法を適用した場合，すべての診断法で腸内細菌過剰症候群陽性となるとは限らない．これは，それぞれの診断法で観察している酵素反応［未消化炭水化物の発酵反応，胆汁酸（GCA）の脱抱合反応，脂肪酸（オレイン酸）の水酸化反応］に関与する細菌種が必ずしも同じではないことが原因として考えられる．したがって，これらの診断法のうち，いずれか 1 つでも陽性となった場合，その酵素反応に関与する細菌種が過剰になっていることを意味するため，腸内細菌過剰症候群陽性と診断してよいものと，現在のところは考えている．

中性ステロール，胆汁酸，短鎖脂肪酸からみた消化吸収

❶ 中性ステロール

中性ステロールは，動物由来のコレステロールと，植物由来のフィトステロール（β-シトステロール，スティグマステロール等）に分けられる．そして，コレステロールは，肝臓で de novo 合成されたもの（内因性コレステロール）と，食事から摂取したもの（外因性コレステロール）に分けられる．

内因性コレステロールは，肝臓において炭素数が 2 個のアセチル CoA を基質として de novo 合成される（図 2）．アセチル CoA は，炭水化物，アミノ酸，そして脂肪の代謝で生成する物質で，コレステロールの de novo 合成は，炭素数が 2 個のアセチル CoA が 2 分子縮合反応し，炭素数が 4 個のアセトアセチル CoA が合成されることで開始する[23,24]．アセトアセチル CoA は，さらに 1 分子のアセチル CoA と縮合して，炭素数が 6 個の 3-ヒドロキシ 3-メチルグルタリル CoA（HMG-CoA）が合成される[25]．HMG-CoA は続いて HMG-CoA 還元酵素によって還元され，メバロン酸が合成される[26]．メバロン酸はリン酸化され，5-ホスホメバロン酸が合成されたのち，さらにリン酸化され，5-ジホスホメバロン酸が合成される．続いて，5-ジホスホメバロン酸は脱炭酸反応されて，炭素数が 1 個減少し，炭素数が 5 個のイソペンテニル二リン酸（IPP）が合成される[27]．

続いて，IPP の一部は異性化され，ジメチルアリル二リン酸（DMADP）との平衡状態（混合物）となり，炭素数が 5 個の DMADP と炭素数が 5 個の IPP が縮合して，炭素数が 10 個のゲラニルピロリン酸（GPP）が合成される[28]．GPP に，さらに炭素数 5 個の IPP が縮合して，炭素数が 15 個のファルネシルピロリン酸（FPP）が合成される[28]．続いて，2 分子の FPP が結合し，炭素数が 30 個のスクアレンが合成される[29]．

炭素数が 30 個で直鎖構造をもつスクアレンは閉環し，ステロイド構造をもつラノステロールが合成される[30]．さらに，ラノステロールは，3 個のメチル基（4 位の 2 個のメチル基および 14 位のメチル基）の脱離，Δ^8-二重結合の Δ^5-二重結合への変化，Δ^{24}-二重結合の還元（水素付加）を経て，炭素数が 27 個のコレステロールが合成される[31]．

以上のような経路で，内因性コレステロールは，

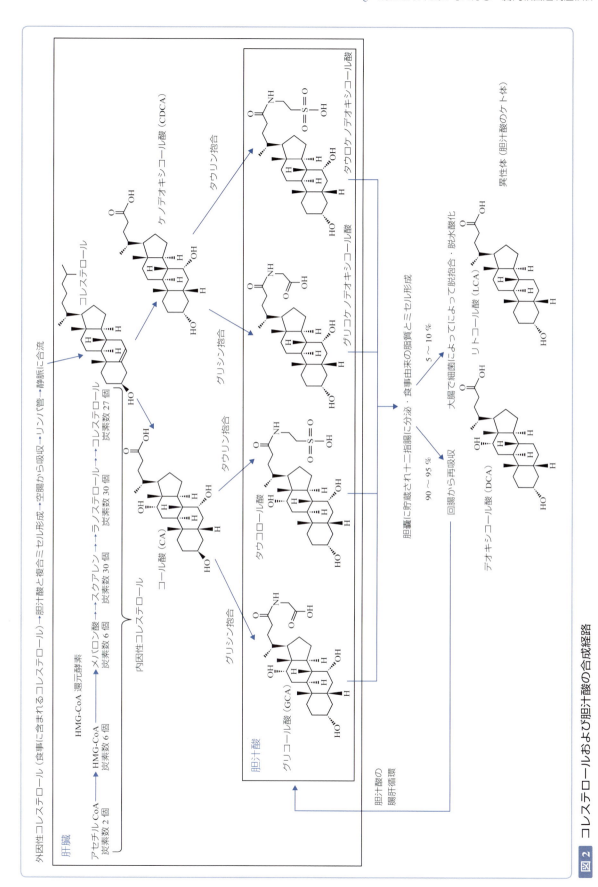

図2 コレステロールおよび胆汁酸の合成経路

肝臓において de novo 合成される．内因性コレステロール合成反応において，HMG-CoA 還元酵素は律速酵素である．HMG-CoA 還元酵素を阻害することで内因性コレステロールの合成を抑制し，血中コレステロール値を低下させる薬物がスタチン製剤である．

一方，食事から摂取された外因性コレステロール（200～400 mg/日）は，食事で摂取された中性脂肪の消化で生成したモノグリセリドや脂肪酸などの脂質とともに，十二指腸において胆汁酸と複合ミセルを形成して空腸からリンパ管に吸収されたのち，胸管を通過して左鎖骨下静脈で血液大循環系に合流する．外因性コレステロールは，その後，肝臓に到達し，肝臓で de novo 合成された内因性コレステロールとともに肝臓から毛細胆管に分泌され，胆嚢に貯蔵される．

胆嚢に貯蔵されたコレステロールは胆汁酸とともに十二指腸に分泌され，胆汁酸とミセルを形成して再び空腸から吸収されるが，一部のコレステロールは空腸からの吸収を逃れて大腸に達し，大腸内に存在する腸内細菌によっておもにコプロスタノール（coprostanol）に還元される．したがって，糞便として排泄されるおもな動物ステロールは，空腸からの吸収を逃れたコレステロールと，大腸において腸内細菌によって生成されたコプロスタノールの和である．

一方，植物性のフィトステロールは，植物で生合成される物質である．フィトステロールもまた，内因性コレステロールと同様に，アセチル CoA からメバロン酸，スクアレンを経て生合成される．直鎖構造のスクアレンはその後，オキシドスクアレンを経て閉環するが，閉環反応後，植物ではシクロアルテノールが合成される（動物ではラノステロールが合成される）．シクロアルテノールはその後，図3 に示すような β-シトステロール，カンペステロール，スティグマステロールのような，様々な植物性のフィトステロールに変化する．

食事から摂取された植物性のフィトステロールは十二指腸で胆汁酸とミセルを形成するが，ミセル形成の過程でコレステロールと競合する[32]．したがって，フィトステロール存在下では，コレステロールのミセル形成が阻害され，胆汁酸とミセルを形成できなかったコレステロールは，吸収されることなく糞便中に排泄される．したがって，フィトステロールの大量摂取はコレステロールの吸収量を減少させる効果がある．一方，胆汁酸とミセルを形成したフィトステロールの一部は，単純拡散またはステロールトランスポーターである Niemann Pick C1 like 1（NPC1L1）を介して小腸上皮細胞に吸収された[33]のち，その大部分が ATP 結合カセットトランスポーター（ATP-binding cassette transporter：ABC）G5 および G8 を介して小腸内腔へ排泄される[34]ため，吸収されることなく糞便へ排泄される．この ABCG5 および ABCG8 に異常がある場合，フィトステロールが小腸内腔に排泄されずに吸収されるため，高植物ステロール血症（sitosterolemia）となることが知られている[35]．

膵外分泌機能が低下すると，3大栄養素のなかで最初に消化吸収不良が発生するのは脂肪である．脂肪に続いて炭水化物の消化吸収不良も呈すると，未消化の炭水化物が増加する．食事に含まれるコレステロールは未消化の炭水化物に吸着して吸収を逃れ，大腸に達する．したがって，糞便中の動物ステロール（コレステロールとコプロスタノールの和）は健常者と比べて増加する．表1-1 の C 列および D 列の5段目に示すように，糞便に含まれる動物ステロールの平均値は慢性膵炎患者ではおよそ800 mg/日，膵切除患者ではおよそ1,000 mg/日で，健常者の値（約500 mg/日）と比較していずれも2倍近くに増加しているため，コレステロール吸収不良をきたしていると考えられる．

図3 に，糞便に含まれる様々な中性ステロールの名称と構造式を示す．中性ステロールは，いずれもステロイド構造をもつ物質である．ステロイド構造とは，3個の六員環（A環，B環，C環）と，1つの五員環（D環）を含む炭素骨格である．また，ステロイドを形成するすべての炭素原子には，番号が付けられている．たとえば，代表的なステロイドであるコレステロールは，化学式が $C_{27}H_{46}O$ で1分子当たり27個の炭素原子が含まれるが，各々の炭素原子には図3 に示すように1～27の番号が割り振られている．また，ステロイドの三次元的（立体的）な構造を表現するために，原子が紙面の表側へ向かう方向を β（ベータ）として実線で表記し，原子が紙面の裏側へ向かう方向を α（アルファ）として点線で表記する方法が便宜上用いられる．

コレステロールとコプロスタノールは，いずれも糞便に含まれる動物ステロールである．先述の通り，空腸からの吸収を逃れた一部のコレステロールが，大腸内で存在する腸内細菌によって還元されると，コプロスタノールに変化する．この「コレステロールの還元」は，図3 のコレステロールの構造式を用いて説明すると，5位と6位の炭素原子間に形成さ

g 消化吸収不良の考え方②—腸内細菌過剰症候群

		名称	構造式	備考
◎ステロイド構造	動物ステロール	コレステロール（化学式：$C_{27}H_{46}O$）	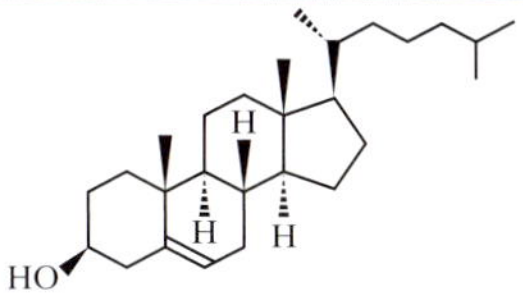	
		コプロスタノール（化学式：$C_{27}H_{48}O$）	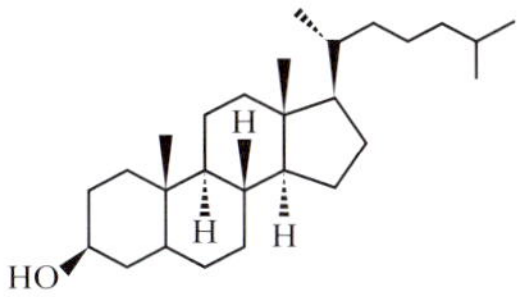	コレステロールが腸内細菌によって還元されて生じる（コレステロールの5位と6位の炭素に水素が付加する）.
ステロイド構造の4つの環構造は，上記のように「A環」，「B環」，「C環」，「D環」という	植物ステロール	β-シトステロール（化学式：$C_{29}H_{50}O$）	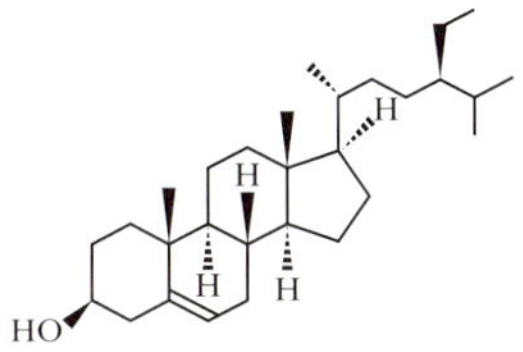	コレステロールの24位の炭素原子にエチル基（−C_2H_5）が付加した物質で，腸管でのコレステロール吸収を抑制し，血中コレステロールを低下させる作用がある.
◎代表的なステロイドであるコレステロールの構造式と炭素番号		カンペステロール（化学式：$C_{28}H_{48}O$）	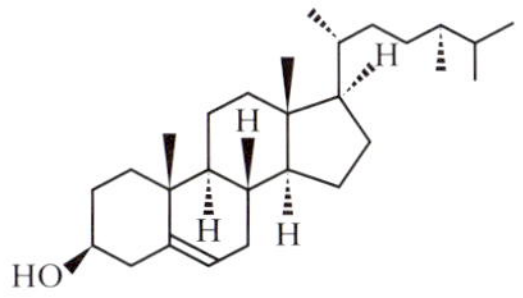	β-シトステロールの24位の炭素原子からメチル基（−CH_3）が脱離した物質.
		スティグマステロール（化学式：$C_{29}H_{48}O$）	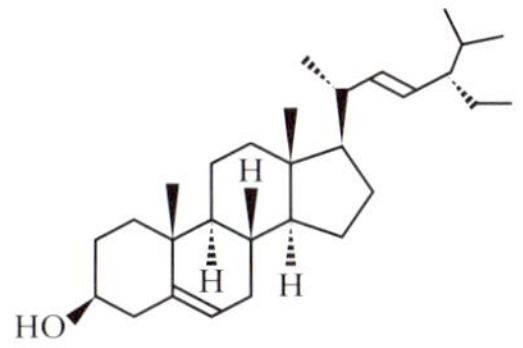	β-シトステロールの22位および23位の炭素原子が酸化され二重結合（C＝C）が形成された物質.

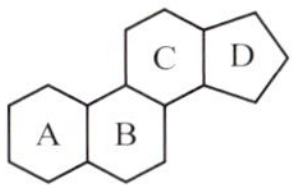

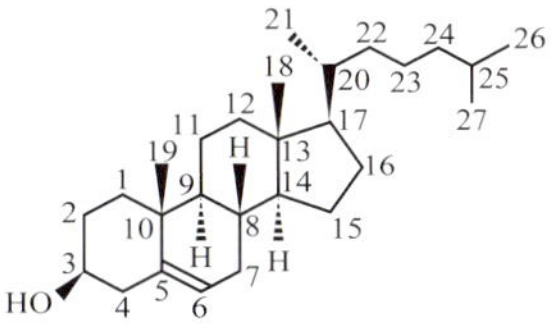

▼：紙面の表側へ向かう結合を表す（β）
┊：紙面の裏側へ向かう結合を表す（α）

図3 糞便中に含まれる中性ステロールの分類

れていた二重結合[二重線（＝）で表されている]に水素原子が付加することを意味している．したがって，コレステロールとコプロスタノールの違いは，5位と6位の炭素間の二重結合の有無である．

また，β-シトステロールは糞便に含まれる代表的な植物ステロールで，先述の通り，腸管でのコレステロール吸収を抑制し，血中コレステロールを低下させる作用をもつ．β-シトステロールは，図3に示すように，コレステロールの24位の炭素原子にエチル基（−C_2H_5）が付加した構造をもつ．エチル基（−C_2H_5）には2個の炭素原子が含まれるため，β-シトステロールの化学式（$C_{29}H_{50}O$）は，コレステロールの化学式（$C_{27}H_{46}O$）よりも炭素が2個多くなっている．

カンペステロールは，図3に示すように，β-シトステロールの24位の炭素原子からメチル基（−CH_3）が脱離した構造をもつ．メチル基（−CH_3）に

は1個の炭素原子が含まれるため，カンペステロールの化学式（$C_{28}H_{48}O$）は，β-シトステロールの化学式（$C_{29}H_{50}O$）よりも炭素が1個少ない．

スティグマステロールは，図3に示すように，β-シトステロールの22位と23位の炭素原子が酸化されて2個の水素原子を失い，二重結合（C＝C）が形成された構造をもつ．したがって，スティグマステロールの化学式（$C_{29}H_{48}O$）は，β-シトステロールの化学式（$C_{29}H_{50}O$）と比較すると，炭素原子は同数だが，水素原子が2個少なくなっている．

❷ 胆汁酸

胆汁酸は，図2に示すように，コレステロールを基質として肝臓で合成される物質である．胆汁酸のうち，肝臓でコレステロールから合成される胆汁酸を「一次胆汁酸」という．ヒトの一次胆汁酸はコール

酸(CA)とケノデオキシコール酸(CDCA)である．これらの一次胆汁酸にグリシンやタウリンが抱合したものを「抱合胆汁酸」といい，抱合によって胆汁酸の水溶性は増加する．抱合胆汁酸の代表的な例として，CAにグリシンが抱合したGCAや，CAにタウリンが抱合したタウコロール酸(TCA)があげられる．抱合胆汁酸は胆囊に貯蔵される．食事を摂取し，食事に含まれる脂肪の刺激を受けると小腸上部からコレシストキニン(CCK)が分泌され，胆囊が収縮する．胆囊が収縮すると，胆囊に貯蔵されていた抱合胆汁酸は十二指腸に分泌される．十二指腸に分泌された抱合胆汁酸は，食事から摂取された中性脂肪の加水分解で生成したモノグリセリドおよび脂肪酸と複合ミセルを形成する．モノグリセリドと脂肪酸は空腸から吸収される一方で，ミセル形成の役割を果たし終えた胆汁酸は回腸でほぼ完全(90～95%)に再吸収され，門脈を通過して肝臓に達し，再度胆囊に貯蔵される．これを「胆汁酸の腸肝循環」という．回腸での吸収を逃れた一部(5～10%)の抱合胆汁酸は大腸の細菌によって脱抱合され，CAとCDCAに変換される．図2に示すように，CAとCDCAがさらに大腸の細菌によって脱水酸化された場合，CAはデオキシコール酸(DCA)に，CDCAはリトコール酸(LCA)に変換される．このように，大腸の細菌によって変換された胆汁酸を「二次胆汁酸」という．二次胆汁酸は，これらのほかにも様々な異性体やケト胆汁酸などが存在する．前述したDCA，LCAは代表的な二次胆汁酸であるが，これら以外に微量に存在する二次胆汁酸として，CDCAの異性体であるウルソデオキシコール酸(UDCA)が知られている．

糞便に含まれる胆汁酸の量は，健常者の場合，表1-1のB列4段目に示すように，およそ200～500mgと報告されている．糞便中に排泄される胆汁酸とほぼ同じ量の胆汁酸が，肝臓でコレステロールから合成されるため，体内の胆汁酸の量(胆汁酸プール)は一定(約3,000mg)に保たれている[36]．

小腸広範切除例では，ミセル形成を終えた胆汁酸は回腸が切除されているために再吸収されず，糞便中に大量に排泄される．これを「胆汁酸の腸肝循環破綻」という．表1-2のG列4段目に示すように，小腸広範切除例の糞便中に含まれる胆汁酸は2,929.3mg/日または5,742.4mg/日で，健常者の糞便に含まれる胆汁酸量(200～500mg)の10倍以上にも達する．

コレスチラミンやコレスチミドのような陰イオン交換樹脂を被検者に投与した結果を表1-3のB列およびC列4段目に示す．経口投与された陰イオン交換樹脂は，肝臓から十二指腸に分泌された胆汁酸を吸着させる．その結果，本来ならば回腸でほぼ完全に吸収される胆汁酸は陰イオン交換樹脂に吸着したまま消化管を通過して糞便に排泄されるため，陰イオン交換樹脂を投与した被検者の糞便に含まれる胆汁酸量は投与前と比べて増加する．

健常者2例に陰イオン交換樹脂であるコレスチラミンを投与した結果，表1-3のB列4段目に示すように，糞便中の胆汁酸は438.8mg/日から3,416.5mg/日へと約8倍に増加した．これは，小腸広範切除例で，胆汁酸の腸肝循環が破綻した症例の糞便中胆汁酸量(2,929.3mg/日)に匹敵する値であるため，「内科的回腸切除」といわれている．

また，高コレステロール血症患者23例にコレスチミドを投与した結果を表1-3のC列4段目に示している．コレスチミド投与前の糞便中胆汁酸は406.1±292.8mg/日であったが，コレスチミド3g/日(1.5g×2回)投与後は550.3±227.1mg/日に，コレスチミド4.5g/日(1.5g×3回)投与後は1,599.1±642.3mg/日と変化しており，糞便中の胆汁酸量はコレスチミドの投与量に依存して増加していた．しかし，コレスチミド4.5g/日投与時の糞便中胆汁酸(1,599.1±642.3mg/日)は，健常者の糞便に含まれる胆汁酸量(200～500mg)を大幅に超える値で，胆汁酸の腸肝循環が破綻していると考えられる．したがって，コレスチミド投与量は3g/日程度が適正であると考えられる．さらに，コレスチミド3g/日投与では脂肪便が引き起こされないが，4.5g/日投与では脂肪便になることもあるので注意を要する．

ラクツロースやアップルファイバーの経口投与が，糞便中の胆汁酸量に及ぼす効果も報告されている．健常者2例に難消化性二糖類のラクツロースを投与した結果，表1-2のJ列4段目に示されるように，糞便中胆汁酸量は，ラクツロース投与前は438.8mg/日であったが，ラクツロース投与後は459.4mg/日と大きな変化は認められなかった．一方，糖尿病患者7例にアップルファイバーを投与した結果，表1-3のG列4段目に示されるように，糞便中の胆汁酸量は221.3±128.4mgから318.5±160.0mgと約1.4倍に増加しており，CDCAが有意に増加していた．

アップルファイバーは脂質とのミセル形成を終えた胆汁酸を吸着し，回腸からの吸収を阻害するため，

糞便中の胆汁酸量を増加させる効果を有すると考えられる．しかし，いずれもコレスチラミンやコレスチミドのような陰イオン交換樹脂と比べると，糞便中の胆汁酸量を増加させる効果は小さい．

膵外分泌機能が低下すると，未消化の炭水化物が増加する．未消化の炭水化物は，胆囊から十二指腸に分泌された胆汁酸を吸着する性質を有し，未消化の炭水化物に吸着した胆汁酸は糞便中に排泄される．したがって，未消化の炭水化物の増加に伴い，糞便中の胆汁酸も増加する．膵外分泌機能が低下した膵疾患患者の糞便に含まれる胆汁酸の量は健常者の値（200～500 mg）よりも多く，**表 1-1** の C，D 列の 4 段目に示すように，慢性膵炎患者ではおよそ 450～950 mg，膵切除患者ではおよそ 400～1,600 mg と報告されている．すなわち，膵外分泌不全では軽度から中程度の胆汁酸吸収不良が認められ，血液中コレステロール低下の一因になっていると考えられる．

❸ 短鎖脂肪酸

膵酵素分泌量が低下する膵外分泌不全では，未消化の炭水化物が増加する．未消化の炭水化物は小腸から吸収されず，大腸に到達する．大腸に到達した炭水化物は，**図 4** に示すように腸内細菌の発酵反応によって短鎖脂肪酸とガスに分解される．未消化の炭水化物が腸内細菌によって発酵され生成する短鎖脂肪酸は，不揮発性の乳酸やコハク酸，および，揮発性のギ酸，酢酸，プロピオン酸，n-酪酸，i-酪酸，n-吉草酸，i-吉草酸などである．腸内細菌による発酵で，大腸で生成したこれらの短鎖脂肪酸の大部分は大腸から吸収される．吸収後，酢酸は肝臓と末梢組織においてエネルギー源として利用され，プロピオン酸は一部が大腸上皮細胞でエネルギー源として利用されるが，大部分は肝臓において糖新生やエネルギー源として利用される．また，大腸から吸収された酪酸は，大腸上皮細胞においてほとんどがエネルギー源として利用される[37]．一方，大腸からの吸収を逃れた一部の短鎖脂肪酸は糞便として排泄される．したがって，糞便に含まれる短鎖脂肪酸量は炭水化物吸収不良の指標となるが，i-酪酸，n-吉草酸，i-吉草酸の割合が高い場合は，たんぱく質吸収不良の可能性も考慮するべきである．

健常者の糞便に含まれる短鎖脂肪酸は，**表 1-1** の B 列 6 段目に示すように，15.7±9.9 mmol/日または 1.0 g/日程度と報告されている．一方，膵外分泌機能が低下し，炭水化物の消化能低下に伴って，炭水化物の吸収量が減少した慢性膵炎患者の糞便には，**表 1-1** の C 列 6 段目に示すように，47.6±22.8 mmol/日の短鎖脂肪酸が含まれているが，これは健常者の糞便に含まれる短鎖脂肪酸（15.7±9.9 mmol/日）のおよそ 3 倍量に相当する．このように，膵外分泌機能が低下し，炭水化物の吸収不良が認められる場合，脂肪の吸収不良例（脂肪便）と同様に，高力価の膵酵素製剤の投与が有効である．**表 1-1** の E 列 6 段目に示すように，膵外分泌不全を呈する慢性膵炎患者 15 例に 9 g/日（3 g×3 回/日）の高力価パンクレアチン（8AP）（天野エンザイム社）を 28.5±5.3 日間投与した結果，糞便中短鎖脂肪酸は 52.6±20.5 mmol/日から 18.5±8.5 mmol/日に減少した．この値は，健常者の糞便に含まれる短鎖脂肪酸量（15.7±9.9 mmol/日）と同程度にまで回復したことを示している．一方，同じ対象で，高力価パンクレアチン投与前後の糞便中脂肪排泄量を比較した結果，**表 1-1** の E 列 3 段目に示すように，投与前は 12.3±10.5 g/日であったが，投与後の糞便中脂肪排泄量は対象全員において減少が認められ，3.9±1.7 g/日となった．しかし，対象の一部の糞便中脂肪排泄量は，高力価膵酵素製剤投与後もなお 5 g/日を上回り，脂肪便を完全に改善するには至らなかった．

糞便中短鎖脂肪酸排泄量は炭水化物の吸収不良の指標であるため，膵外分泌不全を呈する慢性膵炎患者に高力価膵酵素製剤を投与した結果，炭水化物の吸収不良は健常者と同程度にまで回復させること（complete abolition）ができた．しかしその一方で，脂肪の吸収不良は健常者と同程度までには回復させることができなかったことを示唆していた．

一方，未消化の炭水化物が大腸の細菌によって発酵され発生するおもなガス成分は，水素（H_2），メタン（CH_4），二酸化炭素（CO_2）などである．これらの気体は大腸から吸収されて血管に入ったのち，血流に乗って肺に到達し，呼気として排出される（**図 4**）．本項「腸内細菌過剰症候群の定義と診断法」の「❶呼気中水素濃度測定」で述べたように，発酵によって腸内で発生し，呼気として排出される水素の濃度を測定することによって，腸内細菌過剰症候群を診断することが可能である．また，発酵によって発生するガスが増加すると放屁量も増加するが，放屁量を減少させるためには抗菌薬の投与が有効であるとの報告もある[38]．

糞便に含まれる様々な短鎖脂肪酸を**表 2** に示す．脂肪酸とは，カルボキシ基（-COOH）をもつ有機

化合物で，炭素原子数が少ないものが短鎖脂肪酸に分類される．炭素原子数が何個以下のものを短鎖脂肪酸と分類するかは諸説あるが，本項では6個以下の脂肪酸を短鎖脂肪酸とする説を用いる．

表2の化学式(示性式)に示すように，炭素数が1個のギ酸は，水素原子(H)にカルボキシ基が結合した物質，炭素数が2個の酢酸は，メチル基(CH_3-：炭素数1)にカルボキシ基が結合した物質，そして，炭素数が3個のプロピオン酸は，エチル基(CH_3CH_2-：炭素数2)にカルボキシ基が結合した物質である．

また，炭素数が4個の酪酸は，プロピル基(C_3H_7-：炭素数3)にカルボキシ基が結合した物質であるが，プロピル基には，枝分かれのない直鎖構造のn-プロピル基($CH_3(CH_2)_2-$)と，枝分かれのあるi-プロピル基(($CH_3)_2-CH-$)の，異なる2種類の構造が存在する．n-酪酸は，n-プロピル基にカルボキシ基が結合した物質で，i-酪酸は，i-プロピル基にカルボキシ基が結合した物質である．したがって，n-酪酸とi-酪酸は，分子式は同じ$C_4H_8O_2$であるが，構造が異なる物質(構造異性体)である．

続いて，炭素数が5個の吉草酸は，ブチル基(C_4H_9-：炭素数4)にカルボキシ基が結合した物質であるが，ブチル基には，異なる4種類の構造が存在する．n-吉草酸は，枝分かれのない直鎖構造のn-ブチル基($CH_3(CH_2)_3-$)にカルボキシ基が結合した物質で，i-吉草酸は，枝分かれのあるi-ブチル基(($CH_3)_2-CHCH_2$)にカルボキシ基が結合した物質である．したがって，n-吉草酸とi-吉草酸も，n-酪酸とi-酪酸と同様，分子式は同じ$C_5H_{10}O_2$で，構造異性体の関係にある．

以上の短鎖脂肪酸(ギ酸，酢酸，プロピオン酸，酪酸，吉草酸)は，いずれもメチル基やエチル基，またプロピル基やブチル基のような炭化水素基(C_nH_m-)に，1つのカルボキシ基が結合した物質で，**表2**に示すように炭素数が増加するに従い沸点は高くなるが，いずれも揮発性の物質に分類される．

一方，不揮発性の乳酸は，カルボキシ基に加えヒ

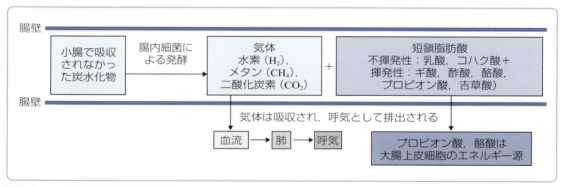

図4 腸内細菌による未消化炭水化物(小腸で吸収されなかった炭水化物)の発酵メカニズム

表2 糞便に含まれる短鎖脂肪酸の分類

名称	化学式(示性式)	炭素数	沸点(℃)	備考
ギ酸	HCOOH	1	100.75	揮発性
酢酸	CH_3COOH	2	118	揮発性
プロピオン酸	CH_3CH_2COOH	3	141	揮発性
n-酪酸	$CH_3(CH_2)_2COOH$	4	164	揮発性
i-酪酸	$(CH_3)_2CHCOOH$	4	154	揮発性
n-吉草酸	$CH_3(CH_2)_3COOH$	5	186〜187	揮発性
i-吉草酸	$(CH_3)_2CHCH_2COOH$	5	175〜177	揮発性
乳酸	$CH_3CH(OH)COOH$	3	258(1,000 hPa)	不揮発性
コハク酸	$HOOC(CH_2)_2COOH$	4	235	不揮発性

ドロキシ基(-OH)をもち，同じく不揮発性のコハク酸はカルボキシ基を2つもつ．有機化合物の一般的な傾向として，炭素数が同じ物質で比べた場合，カルボキシ基やヒドロキシ基のような極性のある官能基を多くもつ物質のほうが，沸点が高く気体になりにくい．表2に示すように，炭素数が同じプロピオン酸と乳酸(いずれも炭素数3)では，乳酸の沸点が高いが，これはプロピオン酸のもつ官能基はカルボキシ基1つであるが，乳酸のもつ官能基はカルボキシ基とヒドロキシ基の2つであるためと考えられる．同様に，酪酸とコハク酸(いずれも炭素数4)では，コハク酸の沸点方が高いが，これは両分子の持つカルボキシ基の数が異なることに起因すると考えられる(酪酸のカルボキシ基は1つ，コハク酸のカルボキシ基は2つ)．

糞便中脂質(中性ステロール，胆汁酸，脂肪酸)の定量法

1 GLCを用いた糞便中脂質の一斉分析

脂肪酸，中性ステロール，および胆汁酸はいずれも脂溶性物質で，定量にはGLCの利用が適している．筆者らが報告している糞便中の脂肪酸，中性ステロールおよび胆汁酸の定量法はGLCを用いた脂質一斉分析法[39,40]である．本分析法では，3日間の蓄便に水を加えて均質化したものの一部(約10 g)を凍結乾燥し，さらにその一部(約100 mg)に1 Mの水酸化ナトリウム水溶液を加え，120℃で3時間オートクレーブのもとで加水分解する．続いて，これに脂肪酸および中性ステロールの内部標準としてヘプタデカン酸[heptadecanoic acid，(17:0)]を，胆汁酸の内部標準としてNDCAを添加し，6 Mの濃塩酸を加えて酸性にしたのちに，エーテルを用いて脂質(胆汁酸，中性ステロール，脂肪酸)を抽出する．続いて，6%硫酸(溶媒はn-ブタノール)を加え，脂肪酸と胆汁酸のカルボキシ基をブチル化し，さらに，無水酢酸と触媒としての過塩素酸($HClO_4$)を加えて，水酸化脂肪酸，胆汁酸，および中性ステロールのヒドロキシ基をアセチル化する．このブチルエステル化，アセチル化された脂肪酸，中性ステロール，および胆汁酸の誘導体を，n-ヘキサンで抽出し，キャピラリーカラム OV-1701を用いてGLC分析する．カラム温度は200～280℃まで毎分3℃で昇温させ，カラムから脂肪酸と中性ステロールを溶出させる．カラム温度が280℃に達したあとは280℃に保って分析を継続し，胆汁酸を溶出させる．本分析法(糞便中脂質一斉分析)のGLCチャートを図5に示す．

図5に示されるように，糞便に含まれる脂質(中性ステロール，胆汁酸，脂肪酸)は，最初に脂肪酸がカラムを通過して溶出される．脂肪酸は，(14:0)→(16:0)→(18:0)のように，炭素数の小さいものから溶出される．(17:0)のような炭素数が奇数の脂肪酸は生体内にほとんど存在しないため，内部標準として使用している．脂肪酸に続き，動物性ステロール(コプロスタノール，コレステロール)，植物性ステロール(β-シトステロール)に代表される中性ステロールが溶出される．中性ステロールに続いて，二次胆汁酸のLCAやDCAが溶出し，続いて一次胆汁酸(CDCA，CA)が溶出される．糞便中に含まれるコプロスタノールや二次胆汁酸は，コレステロールや一次胆汁酸を基質として腸内細菌が生成した物質である．したがって，消化管通過時間(transit

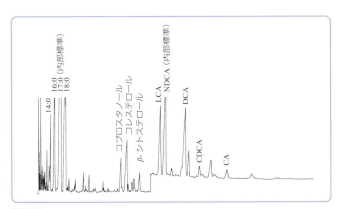

図5 糞便中脂質一斉分析法によるGLCチャート

(中村光男，他：臨床医のための膵性脂肪便の知識．医学図書出版，1998)

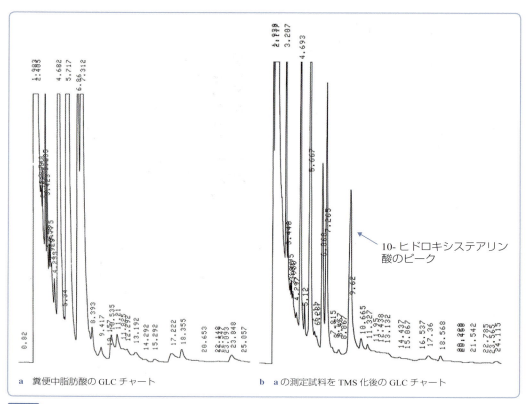

図6 GLCを用いた糞便中脂肪酸および糞便中水酸化脂肪酸の分析

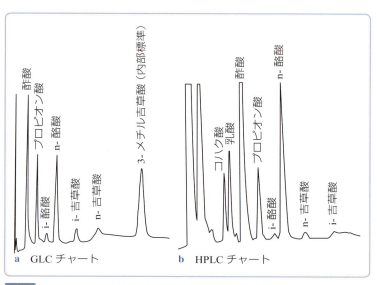

図7 GLC, HPLCを用いた糞便中短鎖脂肪酸の分析

time)が早い症例や，抗菌薬が使用されている症例では，腸内細菌がコプロスタノールや二次胆汁酸を生成する反応が抑制されるため，糞便中のコプロスタノールや二次胆汁酸の排泄量は減少する．

❷ GLCを用いた糞便中脂肪酸および糞便中水酸化脂肪酸の分析

クロロホルム：メタノール＝2：1の混合液に，内部標準として一定量のヘンイコシル酸［系統名：ヘンイコサノン酸(heneicosanoic acid)，(21:0)］を溶かしたものを便に加える．続いて，クロロホルム層を蒸発させたのちに鹸化し，酸性条件下でヘキサン：エーテル＝8：2の混合液で抽出する．さらに，溶媒を蒸発させたあと，ジアゾメタンと反応させてメチル化させ，15％EGSPカラムを用いてGLC分析し，糞便に含まれる脂肪酸を定量する．本分析法のチャートを図6aに示す．

また，本分析法で作製した測定用試料をさらにトリメチルシラン(TMS)化させてGLC分析したとき，新たに現れたピークを水酸化脂肪酸と同定・定量した．TMS化後，新たに水酸化脂肪酸のピークが現れたチャートを図6bに示す．本チャートで新たに現れたピークは，10-ヒドロキシステアリン酸(構造式は図1a)と考えられる．糞便に含まれる脂肪酸のなかで最も多いものはオレイン酸であるが，オレイン酸の10位の炭素原子に，水酸基が付加する反応によって生成される物質が10-ヒドロキシステアリン酸であり，糞便に含まれる代表的な水酸化脂肪酸である．脂肪酸の水酸化反応は腸内細菌のもつ酵素によって引き起こされる反応であるため，本分析法を用いて糞便に含まれる水酸化脂肪酸を定量し，腸内細菌過剰症候群を診断することができる．

❸ 糞便中短鎖脂肪酸の定量

本項「中性ステロール，胆汁酸，短鎖脂肪酸からみた消化吸収」の「❸ 短鎖脂肪酸」で述べたように，糞便中に含まれる短鎖脂肪酸の定量は炭水化物吸収不良の指標となる．糞便に含まれる短鎖脂肪酸は，表2に示すような不揮発性の乳酸やコハク酸，および揮発性のギ酸，酢酸，プロピオン酸，酪酸，吉草酸などである．糞便に含まれる短鎖脂肪酸を定量する方法は，GLCを用いるものと，高速液体クロマトグラフィー(high performance liquid chromatography；HPLC)を用いるものが知られている．

前者では，糞便の一部に内部標準として3-メチル吉草酸を添加後，メタリン酸で除たんぱくし，3,000 rpmで30分間遠心分離したものの上清1〜4 μLを，10％AP-1,200，リン酸カラム(カラム温度110℃)でGLC分析する[41]．本分析法のGLCチャートを図7aに示す．

後者では，3日間の蓄便の重量を測定し，便の約2倍の水を加えて均質化し，その一部(約2 g)に0.2 N塩酸を5 mL加えたのち，4℃で30分間遠心分離する(3,000 rpm)．遠心分離後，上澄み液をポアサイズ(孔径)0.45 μmの濾紙で濾過し，濾液に含まれる短鎖脂肪酸をHPLCで定量する[42]．HPLCのカラムはShodex Ionpak Ke-811(昭和電工社)を用い(カラム温度60℃)，移動相は3 mMのHClO$_4$で，流速は毎分1.0 mLとする．カラムから溶出した短鎖脂肪酸を0.2 mMのブロモチモールブルー(bromothymol blue；BTB)液で着色させ，445 nmの波長で定量する．本分析法のHPLCチャートを図7bに示す．

図7aおよび図7bに示されるように，不揮発性の乳酸やコハク酸は気化しにくいため，GLCを用いた定量法では検出できないが，HPLCを用いた定量法では検出できる．

■文　献■

1) Kerlin P, et al: Breath hydrogen testing in bacterial overgrowth of the small intestine. Gastroenterology 1988; **95**: 982-988.

2) Corazza GR, et al: The diagnosis of small bowel bacterial overgrowth. Reliability of jejunal culture and inadequacy of breath hydrogen testing. Gastroenterology 1990; **98**: 302-309.

3) Bauer TM, et al: Diagnosis of small intestinal bacterial overgrowth in patients with cirrhosis of the liver: poor performance of the glucose breath hydrogen test. J Hepatolol 2000; **33**: 382-386.

4) Urita Y, et al: Seventy-five gram glucose tolerance test to assess carbohydrate malabsorption and small bowel bacterial overgrowth. World J Gastroenterol 2006; **21**: 3092-3095.

5) Ghoshal UC, et al: Utility of hydrogen breath tests in diagnosis of small intestinal bacterial overgrowth in malabsorption syndrome and its relationship with oro-cecal transit time. Indian J Gastroenterol, 2006; **25**: 6-10.

6) Riordan SM, et al: The lactulose breath hydrogen test and small intestinal bacterial overgrowth. Am J Gastroenterol 1996; **191**: 1795-1803.

7) Rhodes JM, et al: The lactulose hydrogen breath test as a diagnostic test for small-bowel bacterial overgrowth.Scand. J Gastroenterol 1979; **14**: 333-336.

8) Solomons NW, et al: Application of a stable isotope (^{13}C)-labeled glycocholate breath test to diagnosis of bacterial overgrowth and ileal dysfunction. J Lab Clin Med 1977; **90**: 431-439.

9) Yanagimachi S, et al: Development and clinical application of a ^{13}C-Glycocholic acid breath test to diagnose bacterial overgrowth syndrome. Jpn Soc Med Appl Stable Isotope Biogas 2012; **4**: 18-30.

10) Nakamura T, et al: Fecal excretion of hydroxyl fatty acid and bile acid in diabetic diarrheal patients. J Diab Comp 1993; **7**: 8-11.

11) Simoyama T, et al: Microflora of patients with stool abnormality. Bifido-

bacteria *Microflora* 1984; **3**: 35-42.

12) 田村和民, 他：胃切除患者の細菌叢. 最新医学 1983；**38**：2380-2387.

13) 中村光男, 他：糖尿病性下痢患者の糞便中細菌叢の変化. 臨床と研究 1990；**67**：3893-3898.

14) 阿部洸大, 他：Bacterial overgrowth syndrome 診断における糞便中水酸化脂肪酸と呼気中水素測定の検討. 消化と吸収 2012；**35**：300-304.

15) James OFW, *et al*: Assessment of the 14C-glycocholic Acid breath test. *Br Med J* 1973; **28**: 191-195.

16) Sherr HP, *et al*: Detection of bacterial deconjugation of bile acid salts by a convenient breath-analysis technic. *N Engl J Med* 1971; **285**: 656-661.

17) Mitome H, *et al*: An efficient laboratory-scale preparative method for[1-(13)C] glycocholic acid. *J Labelled Comp Radiopharm* 2013; **56**: 587-588.

18) 柳町悟司, 他：^{13}C- グリココール酸呼気試験による高齢者と非高齢者の大腸内細菌数の比較に関する研究. 消化と吸収 2012；**35**：296-299.

19) Wiggins HS, *et al*: Incidence and significance of faecal hydroxystearic acid in alimentary disease. *Gut* 1974; **15**: 614-621.

20) Kim YS, *et al*: Metabolism of hydroxyl fatty acid in dogs with steatorrhea secondary to experimentally produced intestinal blind loop. *J Lipid Res* 1968; **9**: 487-491.

21) Bright-Asare P, *et al*: Stimulation of colonic secretion of water and electrolytes by hydroxyl fatty acid. *Gastroenterology* 1973; **64**: 81-88.

22) Ammon HV, *et al*: Effects of oleic and ricinoleic acid on net jejunal water and electrolyte movement. *J Clin Invest* 1974; **53**: 374-379.

23) Gehring U, *et al*: Purification and crystallization of thiolase; study of its action mechanism. *Eur J Biochem* 1968; **6**: 264-280.

24) Gehring U, *et al*: Dissociation and reconstitution of thiolase. *Eur J Biochem* 1968; **6**: 281-292.

25) Cornforth JW, *et al*: Substrate stereochemistry of 3-hydroxy-3-methylglutaryl-coenzyme A synthase. *Eur J Biochem* 1974; **42**: 591-604.

26) Dempsey ME, *et al*: Regulation of steroid biosynthesis. *Ann Rev Biochem* 1974; **43**: 967-990.

27) Lindberg M, *et al*: On the mechanism of formation of isopentenylpyrophosphate. *Biochem* 1962; **1**: 182-188.

28) Nishino T, *et al*: Comparative specificity of prenyltransferase of pig liver and pumpkin with respect to artificial substrates. *Biochim Biophys Acta* 1973; **302**: 33-37.

29) 古山種俊：スクアレン生合成とその周辺. 油化学 1980；**29**：389-396.

30) 奥田重信：最近のステロイドの合成（Biogenetic-like Syntheses を中心に）. 油化学 1974；**23**：617-623.

31) Mulherin LJ : The Biosynthesis of Sterol. *Chem Soc Rev* 1972; **1**: 280.

32) Ikeda I, *et al*: Some aspects of mechanism of inhibition of cholesterol absorption by beta-sitosterol. *Biochim Biophys Acta* 1983; **732**: 651-658.

33) Altmann SW, *et al*: Niemann-Pick C1 Like 1 protein is critical for intestinal cholesterol absorption.*Science* 2004; **303**: 1201-1204.

34) Yu L, *et al*: Disruption of Abcg5 and Abcg8 in mice reveals their crucial role in biliary cholesterol secretion. *Proc Natl Acad Sci USA* 2002; **99**: 16237-16242.

35) Berge KE, *et al*: Accumulation of dietary cholesterol in sitosterolemia caused by mutations in adjacent ABC transporters. *Science* 2000; **290**: 1771-1775.

36) Duane WC, *et al*: Determination of bile acid pool size in man: a simplified method with advantages of increased precision, shortened analysis time, and increased isotope exposure. *J Lipid Res* 1975; **16**: 155-158.

37) 野口　忠, 他：最新栄養学. 朝倉図書, 2000：198.

38) 三川　清：放屁・便臭を訴える患者への抗菌薬投与の経験（特に便中ガス発生菌の有無の点から）. 市立三沢病院医誌 2016；**23**：5-7.

39) Nakamura T, *et al*: Faecal lipid excretion levels in normal Japanese females on an unstricted diet and a fat-restricted diet measured by simultaneous analysis of faecal lipids. *J Int Med Res* 1992; **20**: 461-466.

40) Child P, *et al*: Separation and quantitation of fatty acids,sterols,and bile acids in feces by gas chromatography as butyl ester-acetate derivatives. *J Chromatogr* 1987; **415**: 13-26.

41) 中村光男, 他：糖尿病性胃麻痺患者の胃内揮発性カルボン酸濃度. 医学のあゆみ 1987；**141**：339-340.

42) Nakamura T, *et al*: Effects of FL-386 on faecal lipid excretion in humans. *J Int Med Res* 1993; **21**: 225-233.

3 膵外分泌不全の治療

h 膵酵素補充療法と栄養評価 —栄養指標の考え方

田中 光　青森市民病院糖尿病内分泌内科
松本敦史　弘前市立病院内分泌代謝科
三上恵理　弘前大学医学部附属病院栄養管理部
中村光男　弘前市医師会健診センター所長/弘前大学名誉教授/東邦大学医学部客員教授
柳町 幸　弘前大学医学部附属病院内分泌内科・糖尿病代謝内科

非代償期慢性膵炎および膵切除術後では，膵内外分泌不全によって，脂肪をはじめとした消化吸収障害およびインスリン分泌低下による膵性糖尿病（pancreatic diabetes）をきたす．これらは，非代償期慢性膵炎および膵切除術後の患者に低栄養状態をきたす原因となっている．

膵外分泌不全患者の診療にあたっては，食事摂取量の評価はもちろんのこと，尿中および糞便中からのエネルギー喪失量を評価する検査を施行することが望ましい（表1）．

健常者では，尿糖排泄量 0 g/日，糞便中脂肪排泄量 5 g/日以下（ほとんどが約 2 g/日程度），糞便中窒素排泄量 1.7 g/日（たんぱく質として 10.6 g/日）以下である．一方，未治療の非代償期慢性膵炎患者および膵内外分泌不全を呈する膵切除術後患者では，尿糖および糞便中脂肪から多くのエネルギーが体外に喪失され，さらに糞便からのたんぱく喪失も加わる[1]．なお，3大栄養素のうち最も障害されやすいのは，複雑な消化吸収過程を必要とする脂肪である[2]．これらに対する治療として，必要十分なエネルギーおよび栄養素の摂取，消化酵素製剤およびインスリンの補充療法が確立され，良好な栄養状態の維持が可能となっている[1]．

さらに，尿中窒素排泄量から算出される窒素バランスも入院患者の栄養評価に用いられる（表1）[3,4]．窒素バランスはたんぱく質摂取量と尿中窒素排泄量をもとに算出されるが，たんぱく質摂取量が充足している場合は正の，不足している場合は負の窒素バランスを示す．たんぱく質摂取量が適正であるかどうかを評価する方法として，身体計測や血液生化学検査のほかに，窒素バランスを用いた評価が有用であるといわれている．実際に入院患者の窒素バランスを調べると，経口で十分なたんぱく質を摂取している例ではほとんどが正の窒素バランスを示すが，たんぱく質摂取量が不十分な例，経管栄養，経静脈栄養の例では負の窒素バランスを示す例を認める（図1）．現在，膵疾患における窒素バランスを用いた栄養評価の有用性を，筆者らも検討中である．

このように，膵外分泌不全患者の栄養評価にあたっては，消化吸収能，尿糖のみではなく，食事摂取量および窒素バランスも考慮する．

膵外分泌不全と栄養指標

栄養評価には，身体計測および血中栄養指標の測定が用いられる．様々な方法があるなかで，実際の臨床現場では，多施設で施行可能な基本的なスクリーニング検査（体重，BMI，血清アルブミン，血

	表1 膵外分泌不全と糞便中および尿中からのエネルギー喪失，窒素バランス
糞便中脂肪	・脂肪摂取量 40〜60 g/日のもとで，健常者では 5 g/日未満，膵外分泌不全では 5 g/日以上．糞便中脂肪 1 g × 9 kcal のエネルギー喪失．
糞便中窒素	・健常者では 1.7 g/日（たんぱく質として 10.6 g/日）未満．糞便中窒素 1 g × 6.25 × 4 kcal のエネルギー喪失．
尿糖	・健常者では 0 g/日，膵内分泌不全（膵性糖尿病）では尿糖 1 g × 4 kcal のエネルギー喪失．
尿中尿素窒素	・窒素バランス：(たんぱく質摂取量/6.25)−(尿中尿素窒素＋4)で算出． ・たんぱく質摂取量が足りていれば正の窒素バランスを，不足していれば負の窒素バランスを示す． ・そのほか，摂取たんぱく食品の消化吸収率という側面を考慮する．

清総コレステロール等)が結果の迅速性や経時的な観察に優れており，おもに用いられている．さらに，上腕周囲長および上腕三頭筋皮下脂肪厚から，筋肉量の指標とされている上腕筋囲および上腕筋面積が求められる．一方，治療後の短期間での栄養評価を行う際には，rapid turnover protein（RTP）など他の検査も用いられる．

非代償期慢性膵炎 16 例，代償期慢性膵炎 10 例，健常者 56 例の栄養指標を比較した筆者らの 1990 年代の検討では，未治療の非代償期慢性膵炎患者では，BMI，血清アルブミン，プレアルブミン，血清総コレステロールが健常者および代償期慢性膵炎に比べて低下を認めた[5]．さらに，非代償期慢性膵炎の血中脂溶性ビタミンおよび微量金属を検討したところ，8.3 ～ 45.4 ％の例で潜在性欠乏を認めた（図 2，図 3）[6-8]．

海外（ドイツ）では，これら脂溶性ビタミンおよび微量金属の低下を認める例に対しては積極的な摂取や補充が推奨されている[9]．一方，わが国では，脂溶性ビタミンや微量金属の低下によって明らかな臨床症状を呈する例は稀であり，ほとんどの例で補充は要さない[10]．

これらの栄養障害は，ほとんどが前述した必要十分なエネルギーおよび栄養素の摂取，消化酵素製剤およびインスリンの補充療法で改善を認めている[11-13]．

非代償期慢性膵炎 16 例に対して消化酵素補充療法を施行し，補充前および補充 1 か月後の各検査項目を比較した柳町ら[11]の検討では，糞便中脂肪排泄量は 23.3 ± 18.2 g/ 日から 10.1 ± 8.5 g/ 日へ減少した（図 4）．さらに，体重（47.4 ± 6.7 → 48.7 ± 7.2 kg），BMI（18 ± 2.2 → 18.5 ± 2.5 kg/m^2），血清アルブミン（3.1 ± 0.9 → 4.1 ± 0.4 g/dL），血色素量（11.9 ± 2.1 → 13.2 ± 1.2 g/dL），血清総コレステロール（124.8 ± 32.7 → 159.5 ± 45.2 mg/dL），プレアルブミン（16.7 ± 3.8 → 20.7 ± 4.5 mg/dL）は増加した（図 4）．一方，インスリン投与を施行している膵性糖尿病患者でのインスリン投与量は若干増加したが，補充前後での有意差は認めなかった（図 4）．

2009 年の日本消化器病学会「慢性膵炎診療ガイドライン」では，非代償期慢性膵炎においても，栄養指標の正常化を目標としている．ただし，筆者らの検討では非代償期慢性膵炎患者において治療後に栄養指標の改善を認めているが，必ずしも全例の栄養指標が正常化するわけではなく，BMI，血清アルブミン，血清総コレステロールなどの指標において低栄養状態が継続している症例も認める[12, 13]．しかしながら，BMI や血清総コレステロールなどの栄養指標が正常域に達していなくても，特に問題なく経過する症例も多い．したがって，治療前後で経時的

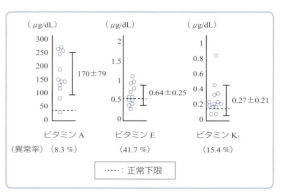

図 2 非代償期慢性膵炎患者の脂溶性ビタミン

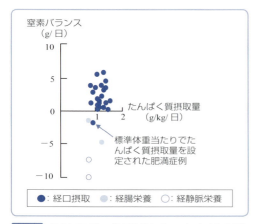

図 1 入院患者の体重当たりのたんぱく質摂取量と窒素バランス

窒素バランス（g/ 日）＝たんぱく摂取量（g）/ 6.25 －［尿中窒素排泄量（g/ 日）＋ 4］．

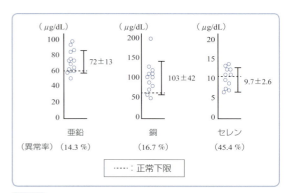

図 3 代償期慢性膵炎患者の微量金属

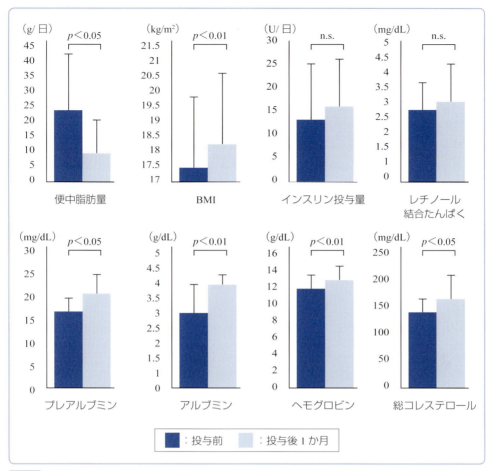

図4 非代償期慢性膵炎患者の消化酵素補充前後の各検査項目の比較
(柳町 幸, 他:消化と吸収 2002;**25**:45-49)

に栄養指標や消化吸収障害の改善の程度をモニタリングし,食事摂取量および糖尿病の血糖コントロールも考慮しながら診療を進めることが必要である.

一方,膵全摘術や膵頭十二指腸切除術(pancreatoduodenectomy;PD)などの膵切除術後患者も膵外分泌不全をきたすことが多い.最近は,人口の高齢化や,診断および手術手技,周術期管理の進歩によって,膵癌や胆管癌をはじめとして膵切除術症例が増加し,手術が安全に施行されるようになった.したがって,膵切除術後患者の栄養状態を良好に保つことは今後ますます重要となるものと考えられる.

膵外分泌不全を呈する膵切除術後患者6例(男性4例,女性2例,平均年齢70.5 ± 6.7歳,膵癌5例,慢性膵炎1例)に対して,平均6.8か月間の膵酵素補充療法を施行し,補充前後の栄養指標を比較した筆者らの検討では,非代償期慢性膵炎患者と同様に糞便中脂肪排泄量は 25.0 ± 9.4 g/日から 17.6 ± 6.4 g/日へと減少し,血清アルブミンは 3.4 ± 0.4 g/dLから 3.9 ± 0.1 g/dLへ,血清総コレステロールは 150.3 ± 39.2 mg/dL から 168.5 ± 39.6 mg/dL へと上昇した(図5).血清アルブミンに関しては,補充前は6例中5例に低アルブミン血症(血清アルブミン 3.8 g/dL未満)を認めたが,補充後は6例中4例がアルブミン正常となっていた.さらに,糞便量は 606.0 ± 508.2 g/日から 472.2 ± 409.4 g/日へと低下を認めた.

膵切除術後の膵外分泌不全患者も,膵内外分泌機能に関しては基本的に非代償期慢性膵炎患者と同様の病態を示すため,栄養指標の目標および経過観察の方法も,基本的に非代償期慢性膵炎と同様の考え方で行う.

一方,膵切除術後患者と非代償期慢性膵炎患者の異なる点として,膵切除術後患者には原疾患として悪性腫瘍が多く,栄養指標や糖尿病コントロール以外にも,原疾患の経過観察も重要であることがあげ

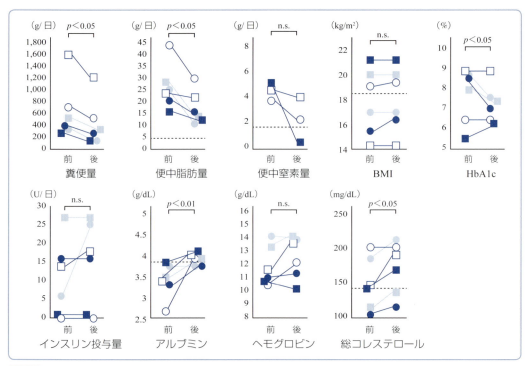

図5 膵切除術後患者の消化酵素補充前後の各検査項目の比較

られる．ほかにも，消化管再建の有無による違いもあげられる．すなわち，膵切除術における胃合併切除は食事摂取量や血糖コントロールに影響を及ぼし，食物の急速な通過および食物・膵液・胆汁の混和不全から脂肪の消化吸収障害をもたらすことがある[14,15]．さらに，胃合併切除によって胃酸分泌低下および消化管再建術後の胃内容物のうっ滞から，腸内細菌過剰症候群（bacterial overgrowth syndrome）をきたすことがあることにも留意しなければならない[16]．腸内細菌過剰症候群の症状として，体重減少，慢性下痢，腹痛，悪心，腹部膨満感などが認められる．筆者らは，腸内細菌過剰症候群の診断および治療後の評価として，^{13}C-グリココール酸（GCA）呼気試験[17]を行い，その有用性を明らかにしている[18,19]．膵切除術後の膵外分泌不全患者の栄養評価にあたっては，これら非代償期慢性膵炎との相違点も検討する余地がある．

以下，栄養評価に用いられる指標について項目別に述べる．

体重，BMI

体重とBMIは，一般臨床における栄養指標として広く用いられている．非代償期慢性膵炎患者は体重減少をきたし，BMIは低下している[5]．その原因として，合併する膵性糖尿病，食事摂取量の低下，膵性脂肪便，アルコール摂取の継続などがあげられる[15]．BMIの正常値は18.5〜25.0 kg/m^{2}であり，ガイドライン[20]ではBMI 20 kg/m^{2}以上が目標とされている．一方，一般臨床ではBMIが正常もしくは高値であっても，食事摂取量の低下（特にたんぱく質，脂質）や偏り（炭水化物中心の食事等）などにより，低アルブミン血症を呈するケースも認められる[21]．したがって，BMIが正常であっても，血中栄養指標も合わせて評価する必要がある．さらに，合併する膵性糖尿病のコントロールが不十分であれば，尿糖からのエネルギー喪失によって体重の増加を認めないことも考えられる．したがって，体重およびBMIの変化には，糖尿病のコントロールおよび尿糖排泄量も考慮する必要がある．

血清アルブミン

非代償期慢性膵炎患者では，血清アルブミン（半減期21日）の低下を認める[10,11]．その原因として，たんぱく摂取量の低下，消化吸収率の良好なたんぱく食品の摂取量低下という質的低下，たんぱく吸収不良があげられる．

野木ら[22]は，健常者40例と未治療の膵外分泌不全患者6例を対象として，たんぱく質の消化吸収に関する検討を行った．その結果，糞便中窒素排泄量は，膵外分泌不全患者では 3.12 ± 0186 g/日であり，健常者の 1.02 ± 0.68 g/日に比べて有意に増加しており，たんぱく質消化吸収能の低下を示していた[22]．この膵外分泌不全患者の消化酵素補充療法後の糞便中窒素排泄量は 1.61 ± 1.25 g/日と，治療前に比べて有意に低下していた．

したがって，膵外分泌不全患者に対しては，食品の消化吸収率も考慮した十分なたんぱく質摂取（体重当たり 1.0～1.2 g/日）および消化酵素補充療法による治療が行われる．

従来，血清アルブミン 3.5 g/dL 未満を低アルブミン血症と定義する考えが広く用いられてきたが，近年では血清アルブミン 3.8 g/dL 未満でも感染症をはじめとした合併症のリスクとなるなど，予後や生活の質（QOL）の悪化が認められている[23,24]．このことから，わが国では血清アルブミン 3.8 g/dL は介護予防プログラムのなかの二次予防事業対象者施策に用いられており，従来よりも早期から低アルブミン血症に対する介入を開始する必要があると考えられている．すなわち，血清アルブミン 3.8 g/dL 以上を目標と考え，臨床に応用している．

血清総コレステロール

非代償期慢性膵炎患者では，血清総コレステロールの低下を認める[4,11,12,25]．その原因として，コレステロール摂取量の低下（健常者に比べて約 100 mg/日の摂取量低下），コレステロール吸収不良のほかに，コレステロールから生成される胆汁酸の吸収不良もあげられる[7,25,26]．これらは，十分な脂肪摂取（40～60 g/日）および消化酵素補充療法などで治療を行う．血清総コレステロールに関しては，ガイドラインでは正常範囲内の 140 mg/dL 以上を目標としている．一方，実際の非代償期慢性膵炎患者では，治療後も低コレステロール血症を示す例も認められる[11,12]．したがって，治療前後での総コレステロール値の推移を比較し，消化吸収能および食事摂取量の変化も評価しながら診療を進める必要がある[1]．ただし，低コレステロール血症を認めても，生命予後が悪くならない例も存在する．

脂肪酸

非代償期慢性膵炎患者では，血中脂肪酸のうち，必須脂肪酸であるリノール酸（おもに植物油）や，リノール酸から合成されるアラキドン酸が著明に低下している[27]．血中脂肪酸組成は，食事の種類（動物脂肪，魚油，植物油等）の量的質的変化に依存するとともに，脂肪消化吸収能にも依存する．すなわち，リノール酸を大量摂取すると血中リノール酸の割合は増加するが，エイコサペンタエン酸（EPA）（おもに魚油）を大量に摂取すると血中 EPA やドコサヘキサエン酸（DHA）の割合が増加し，血中リノール酸の割合は低下する．リノール酸の割合は栄養指標の1つであり，膵外分泌不全が存在するとリノール酸の割合は低下する[27]．

わが国の非代償期慢性膵炎患者の脂肪酸プロファイルでは血中リノール酸の割合は低下しているが，これはわが国の高齢者の脂肪酸プロファイルとほぼ同様の傾向を示していた[28]．すなわち，わが国では高齢になるにしたがって fish（魚介類）由来の食事摂取量が増加する傾向があるため，血中魚油由来の脂肪酸が増加したものと考えられた[28]．この両者の類似した脂肪酸プロファイルは，高齢者ではあくまで食事摂取量のみが影響しているのに対して，非代償期慢性膵炎患者では食事摂取量のみならず膵外分泌不全の要因も影響している点が異なる．さらに，ほかの吸収不良症候群における脂肪酸プロフィルでも血中リノール酸の割合が低下しており，非代償期慢性膵炎患者とほぼ同様の傾向を示すことが報告されている[29]．

rapid turnover protein（RTP）

レチノール結合たんぱく（半減期 16 時間），プレアルブミン（半減期 2 日），トランスフェリン（半減期 7～10 日）などの RTP も，膵外分泌不全患者の栄養指標として用いられる．非代償期慢性膵炎患者では，健常者に比べてこれら RTP も低下を認める[2,8]．非代償期慢性膵炎患者の治療効果判定では，長期的な効果判定には一般的に前述の BMI，血清アルブミン，血清総コレステロールが用いられるが，週単位の短期の効果判定には半減期の短い RTP が有用である．

おわりに

　膵外分泌不全では，体重減少，低アルブミン血症，血清総コレステロール低下などの栄養指標の低下および膵性糖尿病を認めるが，食事療法，消化酵素補充療法，インスリン療法などの適切な治療を行うことで，良好な栄養状態を維持することができる．

　膵外分泌不全患者の栄養評価にあたっては，栄養指標のほかに消化吸収能および食事摂取量を合わせて総合的に評価することが重要である．特に，膵切除術後などに食事摂取量を評価せず，術後すぐに酵素補充療法を行うようなことは慎まなければならない．膵外分泌不全患者の栄養評価において，栄養指標，食事摂取量，消化吸収能は密接に関わっており，この三者を栄養評価の三位一体として考えることが合理的であると思われる[1]．

文献

1) 中村光男：膵機能検査法への挑戦―膵内外分泌補充療法のために―．膵臓 2012；**27**：1-8.
2) Yamada-Kusumi N, et al: Fat digestion in patients with pancreatic insufficiency. *Fat Digestion and Absorption*. AOCS Press, 2000: 325-340.
3) Shemlan HC：Protein requirement of maintenance in man and the nutritive efficiency of bread protein. *J Biol Chem* 1920；**41**：97.
4) Scrimshaw NS, et al：Protein requirements of man：variations in obligatory urinary and fecal nitrogen losses in young men. *J Nutr* 1972；**102**：1595-1604.
5) 丹藤雄介，他：慢性膵炎患者の栄養アセスメント．消化と吸収 1997；**20**：136-139.
6) Nakamura T, et al: Fat-soluble vitamins in patients with chronic pancreatitis (pancreatic insufficiency). *Acta Gastroenterol Belg* 1996；**59**：10-14.
7) Nakamura T, et al: Dietary analysis of Japanese patients with chronic pancreatitis in stable conditions. *J Gastroenterol* 1994；**29**：756-762.
8) 柳町　幸，他：非代償期慢性膵炎における栄養障害の問題点―特に血中抗酸化物質について．消化と吸収 2004；**27**：62-65.
9) Meier R：Nutrition in chronic pancreatitis. In: Buchler MW, et al(eds)：Chronic pancreatitis：Novel concepts in biology and therapy. Blackwell Wissenschafts-Verlag, 2001：420-427.
10) 中村光男，他：慢性膵炎における脂肪便の病態解析．日消誌 2000；**97**：1347-1354.
11) 柳町　幸，他：非代償期慢性膵炎に対する消化酵素補充療法．消化と吸収 2002；**25**：45-49.
12) 今　昭人，他：膵機能不全患者における膵酵素補充療法による栄養指標および血糖コントロールの変化．栄評治 2009；**26**：486-490.
13) 柳町　幸，他：非代償期慢性膵炎患者の長期補充療法後の安静時エネルギー代謝の変動．胆膵の病態生理 2012；**28**：7-10.
14) 石岡拓得，他：胃切除後患者の食事摂取量と栄養状態の関連について．消化と吸収 2012；**34**：450-457.
15) 中村光男：臨床医のための膵性脂肪便の知識．竹内　正(監)，加嶋　敬(編)，医学図書出版，1998.
16) 阿部洸大，他：Bacterial overgrowth syndrome 診断における糞便中水酸化脂肪酸と呼気中水素測定の検討．消化と吸収 2012；**35**：300-304．．
17) Mitome H, et al: An efficient laboratory-scale preparative method for [1-(13)C] glycocholic acid. *J Labelled Comp Radiopharm* 2013；**56**：587-588.
18) Yanagimachi S, et al: Development and Clinical Application of a 13C-Glycocholic Acid Breath Test to Diagnose Bacterial Overgrowth Syndrome. *J Soc Med Applic Stabble Isotope Biogas* 2012；**4**：18-30.
19) 柳町悟司，他：呼気分析による腸内細菌数定量の可能性に関する検討．消化と吸収 2014；**37**：97-103.
20) 日本消化器病学会：慢性膵炎診療ガイドライン．南江堂，2009.
21) 田中　光，他：高齢者の栄養障害―低アルブミン血症を中心に．*Medicina* 2011；**48**：446-451.
22) 野木正之，他：Ninhydrin を用いた窒素定量法の開発と膵外分泌機能不全患者における蛋白消化吸収能への応用．消化と吸収 2006；**29**：36-40.
23) Corti MC, et al: Serum albumin level and physical disability as predictors of mortality in older persons. *JAMA* 1995；**273**：1036-1042.
24) 田中　光，他：高齢者の低アルブミン血症（前編）．日本医事新報 2011；**4558**：75-81.
25) Nakamura T, et al: Effects of high-lipase pancreatin on fecal fat, neutral sterol, bile acid, and short-chain fatty acid excretion in patients with pancreatic insufficiency due to chronic pancreatitis. *Int J Pancreatol* 1998；**23**：63-70.
26) Nakamura T, et al: Bile acid malabsorption as a cause of hypocholesterolemia seen in patients with chronic pancreatitis. *Int J Panceratol* 1994；**16**：165-169.
27) Nakamura T, et al: Changes in plasma fatty acid profile in Japanese patients with chronic pancreatitis. *J Int Med Res* 1995；**23**：27-36.
28) Nakamura T, et al: Serum fatty acid composition in normal Japanese and its relationship with dietary fish and vegetable oil contents and blood lipid levels. *Ann Nutr Metab* 1995；**39**：261-270.
29) Shimoyama T et al: Fatty acid composition of plasma lipoprotein in control subjects and in patients with malabsorption. *Gut* 1973；**14**：716-722.

3 膵外分泌不全の治療

i 食事ができないときの補助療法

丹藤雄介　弘前大学大学院保健学研究科生体検査科学領域／
　　　　　地域保健医療教育研究センター

　食事ができないときの補助療法は，膵外分泌不全患者の栄養状態の維持にとって重要な治療である．悪性疾患，良性疾患問わず，腸が使用できる場合はできるだけ腸を使った栄養管理が望ましい[1]．どのような状態で食事ができないかによって，どういった栄養をどのルートから投与するかは異なるが，できるだけ腸を使った栄養管理を選択することは膵外分泌不全患者にとっても非常に重要である．

　膵外分泌不全の状態では，原則的に，①未消化の栄養物＋消化酵素，もしくは②消化ずみの栄養物による栄養療法が行われる．①の未消化の栄養物＋消化酵素という栄養のあり方は，栄養物と消化酵素の混和と消化反応の場が必要であり，通常の食事ができる状態でなければ行われない．したがって，本項では，「食事ができないとき」の補助療法として，②の消化ずみの栄養物による栄養療法を使用した栄養管理を中心に述べる．

中心静脈栄養から経腸栄養へ

　膵外分泌不全患者が何らかの状態により経口摂取できない場合，以前は中心静脈栄養が用いられることが多かった．中心静脈栄養とすることで生きていくうえで必要なエネルギーを確保し，必要であれば絶食することで膵臓や消化管を安静にすることも可能となる．しかし，のちに絶食は消化管粘膜の脱落と腸内細菌およびそれが産生する毒素の体内への移行，すなわちbacterial translocation/endotoxin translocationを生じさせることが示され[2]，消化管を利用することの重要性が提唱された．石灰化慢性膵炎に合併した壊死性膵炎の患者に対して空腸への成分栄養を選択した場合，中心静脈栄養を選択した場合より治癒率が改善し入院期間が短くなることも報告されている[3]．ただし，この報告例では膵外分泌機能評価や栄養評価は示されていない．しかし実際は，本報告のように，膵外分泌不全患者が壊死性膵炎など膵炎自体で絶食が余儀なくされることは，その膵機能不全のため比較的少ないと思われ，むしろ感染症などを含む他の疾患による経口摂取困難や膵機能不全が放置され，過度の栄養状態不良になったため，最終的に食事ができなくなった状態などを診療することが多いように思われる．

経腸栄養選択のスタンダード

　経腸栄養の開始時には，患者の全身状態はもちろんのこと，腸管機能の評価が必要である．全身状態が安定しており，腸管機能に問題がなければ，栄養状態の悪化が進行する前に早期の経腸栄養を開始する必要がある．さらに，経腸栄養の開始後は嘔吐，腹痛，下痢などの合併症が生じうるため，原因を考慮し対策を立てなければならない．

　開始時には，腸が使用できる場合はできるだけ腸を使った栄養管理が望ましいという原則に基づき，腸が使用できるか否かを判断する．臨床的な発想としては，腸が使用できないような問題があるかどうかを検討することが多い（表1）．腸管機能の評価としては，以前は腸の蠕動音や排ガス，排便を基準に考えられていたが，これらの指標はあまりあてにならないことが報告されている[4]．一般的には，少量から開始し，認容性を観察しながら徐々に増量する．腹部膨満感が強い場合はクエン酸モサプリドや六君子湯などが経験的に用いられている．

　経腸栄養剤で問題となるものとして，下痢のコン

表1　経腸栄養を施行できない疾患，病態

・腸閉塞	・ショック状態
・腸管壊死	・重篤な下痢・嘔吐の状態
・消化管出血	・その他
・炎症性腸疾患の活動期	

トロールがある．経腸栄養剤の投与で下痢が生じる原因としては，浸透圧性下痢か腸管運動異常であることが多い．浸透圧性下痢が疑われる場合は，経腸栄養剤を希釈する．半消化態栄養剤と膵酵素製剤の混合投与や食物繊維を含むものへ変更する．服用回数や速度を変更するなど，試行錯誤しながら治療を続けていく．通常の止痢剤や乳酸菌投与が有効な場合もある．経腸栄養剤の投与は直接関係しないが，炎症や感染に伴う滲出性，分泌性の下痢を併発している場合もある．その場合は経腸栄養剤を一時中止し，原因疾患の治療を優先する．

膵外分泌不全と成分栄養剤

腹痛や腹痛発作を繰り返す症例では，脂肪の摂取は膵臓を刺激し，症状を悪化させる可能性がある．そのような症例では，脂肪をほとんど含有しない成分栄養剤が，膵臓を刺激せずに栄養状態を維持するのに有用である．成分栄養剤の窒素源はアミノ酸の形で配合されており，膵酵素による消化を必要とせず吸収が容易である．アミノ酸なので，経口的に服用すると金属味がして飲みにくいが，最近では数種類のフレーバーの添加によって飲みやすいように工夫されている．わが国では，成分栄養剤に分類されるものは，肝不全の治療に使用される分岐鎖アミノ酸製剤と，様々な病態の栄養障害に使用できるデキストリン・アミノ酸製剤の2種類である．

Kataokaら[5]は594例の慢性膵炎症例の全国多施設共同調査をまとめ，1日当たり160 g（80 g×1日2回：80 gで300 kcal）のデキストリン・アミノ酸製剤（エレンタール®配合内用剤）の摂取が，腹痛の軽減と再燃防止，さらにBMIの改善をもたらすことを示している．この成分栄養剤は膵疾患の栄養管理に対して保険適用があり，実臨床での使用も可能である．経口的にかろうじて食事ができる場合においても，低アルブミン血症などの栄養障害があり，十分な摂取といえない場合は1日1回80 gの補助栄養治療としても使用される．さらに，全く経口摂取ができない状態で，在宅において経管栄養や胃瘻で本剤を使用する場合は，在宅経管栄養法用栄養管の算定に加えて，在宅成分栄養経管栄養法指導管理料が算定できる（2017年9月現在）．

成分栄養剤は腸が使用できる場合はできるだけ腸を使用するという原則に沿った栄養療法といえるが，脂肪成分はダイズ油として509 mgしか含まれておらず，膵臓を刺激しない反面，必須脂肪酸の欠乏が生じるおそれがある．α-リノレン酸やリノール酸が代表

表2 必須脂肪酸欠乏症の症状

- 高コレステロール血症
- 皮膚弾力性低下，湿疹，脱毛，魚鱗癬様変化
- ミトコンドリアの膨潤，NADHの酸化能遅延
- 易感染性，毛細血管の脆弱化，爪の脆弱化
- 不感蒸泄増加，水分摂取量増加
- 発育遅延　など

NADH：ニコチンアミドアデニンジヌクレオチド．

的な必須脂肪酸であり，不足すると皮膚の乾燥，脱毛，脂肪肝など（表2）や免疫能低下を生じる．発症予防のために食事ができない状態が長く続く場合は，血中脂肪酸分画濃度を検査するか，予防的に経静脈的脂肪酸投与を行う．具体的には，イントラリピッド®やイントラリポス®を0.3〜0.5 g/体重kg/日で投与するが，これらの脂肪酸製剤はω-6系脂肪酸が多いため，過剰投与では逆に肝障害が生じるので注意する．

おわりに

栄養障害は膵外分泌不全患者の臨床で重要な問題である．効率がよく副作用のない方法での栄養補充は患者の生活の質（QOL）や予後を改善するとされている．この治療法はある種の栄養成分を日常摂取する量以上に投与するのではなく，あくまで欠乏・不足している栄養素の補充である．現在までのデータでは，確かにこれらの栄養素の補充が多くの膵外分泌不全患者にとって有益であると考えてよさそうであるが，膵外分泌不全患者は多彩な病態をもち，継時的変化も大きい．特に栄養状態の変化は原疾患によるところも大きいため，様々な合併症や併発症をもつ多くの患者からの報告を考慮に入れた検討が必要であり，栄養療法は原則的にテーラーメイドで行うものだということを忘れてはならない．

■文　献■

1) ASPEN Board of Directors: Guidelines for the use of parenteral and enteral nutrition in adult and pediatric patients. *J Parenter Enteral Nutr* 1993; **17**: 1SA-52SA.
2) Deitch EA, *et al*: The gut as a portal of entry for bacteremia. Role of protein malnutrition. *Ann Surg* 1987; **205**: 681-692.
3) Hamvas J, *et al*: Jejunal feeding in chronic pancreatitis with severe necrosis. *JOP* 2001; **2**: 112-116.
4) Marik PE: Enteral Nutrition in the Critically Ill: Myths and Misconceptions. *Crit Care Med* 2014; **42**: 962-969.
5) Kataoka K, *et al*: Effects of oral ingestion of the elemental diet in patients with painful chronic pancreatitis in the real life setting in Japan. *Pancreas* 2014; **43**: 451-457.

第2章

各論―膵酵素補充療法の実際

1 慢性膵炎

a 膵酵素補充療法が有効であった慢性膵炎・膵性糖尿病症例

丹藤雄介　弘前大学大学院保健学研究科生体検査科学領域／地域保健医療教育研究センター

　膵酵素補充療法を有効に行うには，患者側の要因（服薬アドヒアランス）と医療者側の要因（正確な診断と適切な治療選択）がともに成立することが必要である．これらが成立しなければ，医師が膵酵素製剤を処方し続けても，患者の排便異常や栄養障害などの症状は改善せず，予後不良となる．

　理想的には，顕性の栄養障害が生じる前のできるだけ早期に膵外分泌不全を診断し，膵酵素補充療法を開始することが必要であるが，実際には栄養障害が生じたのちに他院より紹介されて膵酵素補充療法が開始されることも多い．また，患者が食事脂肪制限を行っており，そのために脂肪便が生じていない場合もある．

　膵酵素補充療法を有効に実施するためには，食事摂取量（特に脂肪摂取量），酵素活性，酵素量，投与タイミングを考慮すると同時に，胃酸での酵素活性の失活に注意する必要がある．朝食，昼食，夕食のほか，間食，補食時にもその摂取量に応じた膵酵素製剤を補充する．

　消化酵素は摂取する食事との十分な混和が必要であることから，食直前，食事中，食直後に分散して服用することが望ましい．胃酸での失活を防ぐために，食事中，食直後に多めに服用するとよいとされている．一方，膵酵素補充療法の導入後に血糖値の変動が起こる場合がある．また，低血糖が少なくなる一方で，消化吸収の改善による血糖コントロールの悪化が生じることも多い．

　定期的に栄養状態の評価と治療方針の確認および検討を行うことが重要である．臨床的な治療効果の指標としては糞便性状と体重増加が最も重要であるが，血清Albやrapid turnover protein（RTP）などの血中栄養指標も参考とする．

　本項では，以上のようなことを踏まえて，膵酵素補充療法が有効であった症例を紹介する．

症例提示

① 膵頭十二指腸切除術（PD）後に低栄養をきたした石灰化慢性膵炎症例

[症　例]　75歳男性，無職．
[主　訴]　歩行困難．
[既往歴]　65歳頃に慢性膵炎の指摘．
[家族歴]　特記事項なし．
[生活歴]　喫煙歴：20本／日，飲酒歴：術後は断酒している．
[身体所見]　身長164 cm，体重45.7 kg（BMI 17.0 kg/m^2），血圧122/70 mmHg．
[現病歴]　70歳時に腹痛・背部痛が改善せず，幽門輪温存膵頭十二指腸切除術（pylorus-preserving pancreatoduodenectomy；PPPD）を受けるが，術後に転居．転居先の近医に通院するも膵酵素製剤の処方は受けていなかった．術後に腹痛・背部痛は生じていなかった．今年に入ってから階段を上るのがつらくなり，さらに一度かがむと立ち上がるのに苦労するようになったため，当科を受診した．精査加療目的の入院となった．
[現　症]　皮下脂肪をほとんど認めない．膝蓋腱反射減弱，アキレス腱反射減弱，上肢の腱反射正常．感覚障害なし．皮膚色素沈着なし．前胸部や上腕，脛部に掻把したと思われる擦過創多数あり．腹部に手術痕，ドレナージ痕あり．舌乳頭の萎縮・光沢あり．
[血液生化学検査]　末梢血：WBC 6,000 /μL，RBC 432×10^4 /μL，Hb 9.8 g/dL，Ht 34.4 %，Plt 55.3×10^4 /μL．生化学：Na 136 mEq/L，K 3.7 mEq/L，Cl 101 mEq/L，TP 5.2 g/dL，Alb 2.2 g/dL，BUN 10 mg/dL，Cr 0.5 mg/dL，AST 20 IU/L，ALT 32 IU/L，CRP 3.0 mg/dL，TC 98 mg/dL，TG 100 mg/dL，HDL-C 38 mg/dL，AMY 14 IU/L，アミラーゼアイソザイムP型/S型 6/94 U/L，LIP 4 IU/L，FPG 198 mg/dL，

HbA1c 7.8 %．特殊検査：Zn 40 μg/dL，Mg 1.7 mg/dL，ビタミン E 0.65 mg/dL，ビタミン B_1 30 ng/mL．

［入院後の経過］　反射以外の明らかな神経学的異常は認めなかった．食事に関しては，「手術の前は少し油っぽいものを食べると腹痛が出現した．それで油っぽいものをなるべく控え，食事量は少なくなっていた．便の性状では消化不良のような感じはなかった．3 日間での排便回数は 2 回．固形で，臭いも普通」とのことであった．管理栄養士による食事調査では，食事摂取量は約 1,200 kcal/日，脂肪摂取量は 20 g/日であった．PFD 試験を施行したところ，2 回の排便の脂肪吸収率はそれぞれ 24 %，28 %であった．蓄尿中の C-ペプチドは 3 日間の平均で 40 μg/日であった．腹部超音波検査および腹部造影 CT では悪性所見を認めなかった．

［治　療］　慢性膵炎に対する PPPD 後に生じた栄養障害と下肢筋力の低下と診断し，食事に加えて成分栄養剤エレンタール® 40 g/日（1 週間）と膵酵素補充療法を開始した．当初はベリチーム® 15 g/日で開始したが，「舌にしみる感じがする」とのことで減量し，最終的にベリチーム® 9 g/日（分 3），タフマック®E 3 カプセル/日（分 3），ウルソ® 300 mg/日（分 3）で退院した．血糖コントロールを目的にインスリンも導入し，超速効型インスリンを 6-5-5（単位），持効型インスリンを 0-0-0-4（単位）で処方したところ，血糖コントロールは良好となった．

［退院後の経過］　退院数か月後には栄養状態は改善し，歩行も正常となり，流釣りが楽しめるほどになった．6 か月後の体重は 52 kg，血液検査の結果は，Alb 4.2 g/dL，Hb 13.5 g/dL，TC 157 mg/dL，HbA1c 7.1 %であった．

❷ von Hippel Lindou（VHL）病の膵島腫瘍のために膵全摘となった膵性糖尿病症例

［症　例］　27 歳女性，医療事務．
［主　訴］　低血糖の頻発．
［家族歴］　父が VHL．
［生活歴］　喫煙歴：なし，飲酒歴：なし．
［身体所見］　身長 158.0 cm，体重 49.5 kg（BMI 19.8 kg/m²），血圧 118/71 mmHg．
［現病歴］　18 歳時に腹痛で受診した近医に膵腫瘍を指摘される．当院に紹介され，術中病理で悪性と診断されたため，膵全摘および胃亜全摘（Billroth II 法）が施行される．強化インスリン療法（1 日総インスリン量 36 単位）が導入され，加えて通常量［パンクレアチン末 3 g/日（分 3）］の膵酵素製剤を服用していたが，意識障害を伴う重症低血糖発作が頻発していた．

［治療経過］　外来で施行した蓄便検査で糞便中脂肪排泄量 63.3 g/日（脂肪摂取量 66.5 g/日）であったため，高力価パンクレアチンの導入となった．朝食，昼食，夕食の各食直後のほか，間食，補食時にも膵酵素製剤を服用するよう指導したところ，蓄便検査では糞便中脂肪排泄量 12.2 g/日（脂肪摂取量 65.1 g/日）まで改善し，意識障害を伴う重症低血糖発作は起こらなくなった．

❸ 特発性石灰化慢性膵炎症例

［症　例］　48 歳女性，農業．
［主　訴］　異常排便（大量便）．
［既往症］　子宮筋腫．
［生活歴］　喫煙歴：なし，飲酒歴：なし．
［現病歴］　43 歳時の健康診断で尿糖を指摘され，近医である成人病センターに糖尿病教育のための入院となった．このとき腹部単純 X 線写真で膵石を指摘され，膵酵素製剤ベリチーム® 9 g/日，中間型インスリン 7-0-0（単位）で治療されていたが，「糞便量が大量で，排便するのに疲れてしまう」との訴えにより当科紹介となった．腹痛や背部痛などはない．自由摂食下の糞便中脂肪排泄量は 51.2 g/日であったため，食事調査と 3 日間の蓄便検査を施行した．管理栄養士による食事調査では，総エネルギー摂取量は 1,993 kcal/日，脂肪摂取量は 60.8 g/日であった．糞便回数は 3 日間で 4 回，蓄便総重量は 765 g（3 日間），糞便中脂肪排泄量は 27.4 g/日であった（脂肪吸収率 55.1 %）．

［治療経過］　腹痛・背部痛歴のない特発性石灰化慢性膵炎症例で，自宅での脂肪摂取量が多いため，糞便量，糞便中脂肪排泄量が多いものと考えられた．また，膵酵素製剤を食後 30 分に飲んでいたということであったため，高力価の膵酵素製剤の食直後投与とした．管理栄養士による食事調査では，総エネルギー摂取量 2,000 kcal/日，脂肪摂取量 60.9 g/日であった．糞便回数は 3 日間で 4 回，蓄便総重量は 586 g（3 日間），糞便中脂肪排泄量 15.8 g/日となった（脂肪吸収率 74.1 %）．

おわりに

膵酵素補充療法の適応となる膵外分泌不全とは，

1 慢性膵炎

摂取した栄養素を消化するための膵酵素が十分に分泌されない状態である．臨床症状として，腹部不快感や排便異常，体重減少，栄養障害を認める．さらに，脂肪，たんぱく質，炭水化物に加えて，脂溶性ビタミンや微量金属の消化吸収障害が生じるほか，膵性糖尿病(pancreatic diabetes)を合併することがある．これらの症例においては，膵酵素補充療法およびインスリン療法(膵性糖尿病を合併する場合)が標準治療となる．食事摂取量(特に脂肪摂取量)，酵素活性，酵素量，投与タイミングを考慮し，栄養状態の改善や排便異常の改善，血糖コントロール(HbA1c等)を指標として治療効果の判定を行う．

診断が正しければ，膵酵素補充療法は基本的にどの症例にも有効と考えられるが，そのほかにも食事摂取量や食事内容に問題はないか，服薬アドヒアランスが良好か，増悪因子や合併症が管理されているかなどを適宜考察する必要がある．特に，患者の疾患および治療に対する理解，意志決定の尊重(患者ニーズへの対応)，生活時間に合わせた指導，経済的問題点への配慮，治療協力に基づく内服とその効果の確認，服薬しない場合のデメリットの理解，(高齢者に対しては)周囲の協力などによる服薬アドヒアランスの維持などが治療成功への鍵となる．

1 慢性膵炎

b 膵内外分泌不全例で，膵酵素補充療法が有効だと血糖は上昇する

松本敦史　弘前市立病院内分泌代謝科
中村光男　弘前市医師会健診センター所長/弘前大学名誉教授/東邦大学医学部客員教授

症例提示

[症　例]　67歳男性．

[既往歴]　47歳時に急性膵炎様発作，49歳時にアルコール性慢性膵炎および膵性糖尿病（pancreatic diabetes）の診断，同年に頻発する腹背部痛のため膵体尾部切除術．65歳，67歳時に癒着性イレウス（保存的加療）．

[家族歴]　糖尿病なし．

[生活歴]　喫煙歴：20～65歳は20～40本/日．Brinkman指数：30（本）×45（年）＝1,350．現在は禁煙．飲酒歴：25～30歳は付き合い程度．30～49歳は焼酎（25度）4合＋ウイスキー水割り5～6杯（40度のウイスキーを150 mL程度）/日（純エタノール換算で0.25×4×180＋0.4×150＝約240 g/日）．49歳（膵体尾部切除術）以降は禁酒．

[身体所見]　身長168.5 cm，体重51.4 kg（BMI 18.1 kg/m^2）．最高体重は25歳時の74 kg．

[現病歴]　47歳時に初発の腹背部痛があり，以降は年3～4回ほど同様の症状が出現し，その度に急性膵炎発作（慢性膵炎の急性増悪）の診断で入院となっていた．49歳時に腹背部痛で入院した際，腹部CTで膵石灰化を認め，アルコール性慢性膵炎と診断された．同時に膵性糖尿病を初めて指摘され，食事療法が行われた．また，頻発する腹背部痛のため，同年に膵体尾部切除術が施行され，それ以降，腹背部痛は消失した．63歳時には持効型インスリン（ランタス®注ソロスター®6単位/日）による治療が始まった．HbA1cが9.5％と高値であり，低栄養（低体重，低Alb血症）でもあったため，67歳時（2012年11月）に当院紹介となった．

[画像所見（腹部CT）]　膵体尾部切除術後，膵は全体的に萎縮し，残存膵に石灰化が多発．

[糖尿病合併症]　糖尿病網膜症なし．顕性蛋白尿なし．自覚的な神経障害なし．心電図：CVRR 1.60％．

[血液生化学検査]　末梢血異常なし．Alb 3.7 g/dL，TC 183 mg/dL，AST 15 IU/L，ALT 13 IU/L，γ-GTP 8 IU/L，T-bil 1.0 mg/dL，BUN 12 mg/dL，Cr 0.7 mg/dL，eGFR 85.7 mL/分/1.73m^2，Na 139 mEq/L，K 4.7 mEq/L，Cl 93 mEq/L，HbA1c 9.5％，随時血糖 273 mg/dL，抗GAD抗体＜1.3 U/mL（1.4以下），尿中C-ペプチド 6.6 μg/日（3日間の平均）（20 μg/日以下でインスリン分泌不全）．

[膵外分泌機能検査]（図1の①の時期に施行）
① ^{13}C-BTA呼気試験：Cmax（⊿^{13}CO$_2$ ピーク値）30.5‰（41.2‰以下で膵外分泌不全）．
② PFD試験：6時間蓄尿中PABA排泄率35.3％（eGFR 85.7 mL/分/1.73 m^2，尿量550 mL，残尿なし）（70％未満で膵外分泌障害）．
③ 3日間の食事調査・蓄便による消化吸収能検査：食事摂取量1,845 kcal/日，脂肪摂取量42.8 g/日，糞便中脂肪排泄量23.8 g/日（5 g/日以上で膵外分泌不全）．

[経　過]　アルコール性石灰化慢性膵炎，膵性糖尿病に対して，67歳（2012年11月）の時点でインスリン療法が導入されていたが，膵酵素補充療法は行われていなかった．外来食事調査では食事を十分にとっているにもかかわらず，低Alb血症（3.7 g/dL），低体重（51.4 kg，BMI 18.1 kg/m^2）を認め，低栄養状態であった（TCは正常範囲内）．そこで膵外分泌不全を疑い，^{13}C-BTA呼気試験，PFD試験および消化吸収の出納試験（balance study）（3日間の食事調査・蓄便）を施行し，膵外分泌機能の評価を行った．また，3日間の蓄尿で尿中C-ペプチドを測定し，膵内分泌機能を評価した．

膵外分泌機能に関して，^{13}C-BTA呼気試験ではCmaxが低値であり，また消化吸収試験では42.8 g/日の脂肪摂取（適切な脂肪摂取量は40～60 g/日）に対して糞便中脂肪排泄量23.8 g/日と脂肪便（糞便中脂肪排泄量5 g/日以上）が認められ，いずれの検

査とも膵外分泌不全を呈していた．PFD 試験の尿中 PABA 排泄率も低下しており，残尿がなく，推定糸球体濾過量(eGFR)も正常範囲(85.7 mL/ 分 /$1.73m^2$)であったため，膵外分泌障害と診断した(本検査法のみで膵外分泌不全までは診断できない)．食事を十分に摂取できていたので，膵外分泌不全に対して，(2012 年 12 月から)ベリチーム® 6 g/日による膵酵素補充療法を開始した(図1)．

膵内分泌機能に関しては，尿中 C- ペプチドは 6.6 μg/日と低下を認め，膵内分泌(インスリン分泌)不全と診断された．インスリン分泌不全があり，高血糖が認められたため，インスリン療法(ランタス®注ソロスター® 6 単位 / 日)を継続して経過をみることとした．

その後，月 1 回の外来で，栄養指標(BMI，Alb，TC)および血糖コントロール(HbA1c，インスリン投与量・投与回数)を 1 か月間隔で評価した(図1)．

ベリチーム® 6 g/日の開始から 1 か月間(2012 年 12 月〜 2013 年 1 月)で，体重 51.5 kg，Alb 3.6 g/dL と栄養状態は大きく変化しなかったため，ベリチーム® を 6 g/日から 9 g/日に増量した(図1)．

一方，HbA1c は 8.8 ％から 9.3 ％に上昇し，食後血糖も 223 mg/dL から 337 mg/dL へと上昇し，血糖コントロールの悪化を認めた(図1)．そこで，血糖コントロール悪化の原因を膵酵素補充療法に伴う炭水化物吸収不良の改善による影響と考え，超速効型インスリン(ヒューマログ®)の 1 日 3 回注射を追加し，インスリン総投与量を 6 単位 / 日から 18 単位 / 日に増量した(図1)．

ベリチーム® およびインスリンを増量してから 1 か月後(2013 年 2 月)の Alb，TC は大きな変化がなかったが，体重は 3 kg(51.5 kg から 54.5 kg)増加した．この体重増加は膵酵素補充療法による消化吸収の改善だけでなく，インスリン増量による血糖コントロール改善の影響もあると考えられる．

その後も安定して食事を摂取できており，膵酵素補充療法の開始から 6 か月後(2013 年 5 月)のインスリン総投与量は 25 単位 / 日まで増え，血糖コントロールは HbA1c 7 ％前後と安定し，この間に明らかな低血糖発作は認められなかった(図1)．この 6 か月間で体重は 7.1 kg 増加(51.5 kg から 58.6 kg．BMI は 18.1 kg/m^2 から 20.6 kg/m^2)，Alb も 4.0 g/dL

	2012 年(67 歳)		2013 年(68 歳)							
	11月	12月	1月	2月	3月	4月	5月	6月	7月	8月
体重(kg)	51.4	51.5	51.5	54.5	55.0	56.7	58.4	58.6	58.0	57.4
BMI(kg/m^2)	18.1	18.1	18.1	19.2	19.4	20.0	20.6	20.6	20.4	20.2
Alb(g/dL)	3.7	3.8	3.6	3.6	3.6	3.7	4.0	3.9	3.8	3.9
TC(mg/dL)	197	183	209	217	198	186	169	191	159	152
HbA1c(%)	9.5	8.8	9.3	9.4	8.4	7.6	7.4	7.3	7.2	6.8
食後血糖(mg/dL)	273	223	337	151	167	166	211	100	120	142
糖尿病治療	ランタス(6-0-0)		ランタス(6-0-0) ヒューマログ(4-4-4)		(18 単位 / 日)	ランタス(7-0-0) ヒューマログ(6-6-6)			(25 単位 / 日)	
膵酵素補充療法		ベリチーム 6 g/日(分 3)	ベリチーム 9 g/日(分 3)							

消化吸収試験①
(食事調査・蓄便)
・食事：1,845 kcal(脂肪 42.8 g)
・便中脂肪排泄量：23.8 g/日

・尿中 C- ペプチド：6.6 μg/日
 (20 μg/日以下でインスリン分泌不全)
・^{13}C-BTA 呼気試験：Cmax 30.5 ‰
 (41.2 ‰以下で膵外分泌不全)
・PFD 試験：尿中 PABA 排泄率 35.3 ％
 (70 ％以下で膵外分泌障害)

消化吸収試験②
(食事調査・蓄便)
・食事：1,742 kcal(脂肪 45.6 g)
・便中脂肪排泄量：14.0 g/日

図1 本症例における膵酵素補充療法後の栄養状態，血糖コントロールの変化

と正常範囲まで改善し(図1),それ以降も良好な栄養状態が維持された.TCはもともと基準値内であり,膵酵素補充療法後も大きな変化はなかった.

❶ 膵酵素補充療法による消化吸収能の変化

膵酵素補充療法中(ベリチーム®9 g/日),膵酵素投与を継続したまま,3日間の食事調査・蓄便による消化吸収試験を行い,膵酵素投与による糞便の変化,消化吸収能の変化に関して検討した.

膵酵素投与前の糞便は有形,淡黄色で3 cmと太く,また糞便量は266 g/日(200 g/日以上)と多く,肉眼的にも明らかな脂肪便であった[1].一方,ベリチーム®9 g/日服用下では,投与前と比較して糞便量は著明に減少し(266 g/日から144 g/日),より細くなり(3.0 cmから1.3 cm),肉眼的にも正常に近づいた(図2).糞便中脂肪排泄量は23.8 g/日から14.0 g/日へと減少した.一方,脂肪吸収量は12.6 gの増加を認めた(19.0 g/日から31.6 g/日).エネルギー量に換算すると12.6 × 9 = 113.4 kcalの増加であり,脂肪吸収率も44.5 %から69.4 %に改善した.

❷ 各治療期間での血糖値の変動に関する検討

患者は各食前および就寝前に血糖自己測定(self-monitoring of blood glucose;SMBG)を行っていたので,それぞれの時間帯の血糖値をプロットし,各治療期間における血糖コントロールの変化を検討した(図3).

ランタス®注ソロスター®のみを投与していた膵酵素補充療法前の期間A(図3)と比較すると,ベリチーム®6 g/日を追加した期間B(図3)では昼食前,夕食前,就寝前の血糖値が有意に上昇していた.この血糖上昇は,ベリチーム®によって炭水化物消化吸収不良が改善され,各食後の高血糖を反映したものと考えられた.また,朝食前の血糖値に明らかな差がなかったのは,夕食から翌日の朝食までの時間が他の食事間隔よりも長いため(本症例では12時間)と推察された.

食後血糖の上昇が予想されたため,期間C(図3)では超速効型インスリン(ヒューマログ®)を各食直前に追加した(超速効型インスリンは一般的に皮下注射後15分未満で効果が発現し,1時間前後で効果が最大となるため,食後の血糖上昇を抑えるには食直前の皮下注射が最も効果的である[2]).これに

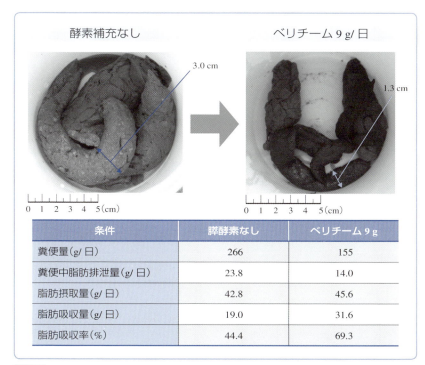

図2 本症例における膵酵素補充療法と便性状および脂肪消化吸収能の変化
［巻頭カラー口絵①］

条件	膵酵素なし	ベリチーム9 g
糞便量(g/日)	266	155
糞便中脂肪排泄量(g/日)	23.8	14.0
脂肪摂取量(g/日)	42.8	45.6
脂肪吸収量(g/日)	19.0	31.6
脂肪吸収率(%)	44.4	69.3

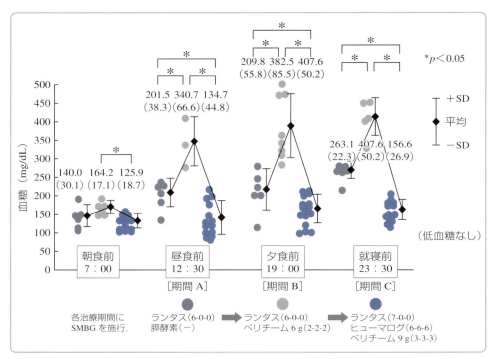

図3 本症例における各治療期間での血糖値の変化
（松本敦史：日本膵臓病研究財団研究報告書 2015；**22**：145-150）

よって食事による血糖値の上昇が抑えられたことで，朝食前，昼食前，夕食前，就寝前のすべての時間帯で血糖値が有意に低下し，低血糖をきたすことなく，血糖コントロールが安定した．

解説

1 慢性膵炎の臨床経過

慢性膵炎の一般的な臨床経過を図4に示す．慢性膵炎は，腹背部痛を繰り返す「代償期」，徐々に膵内外分泌機能が荒廃していく「移行期」，腹背部痛が軽減し膵内外分泌不全を伴う「非代償期」に分けられる[3]．

本症例を図4に当てはめると，頻発する腹背部痛のために膵体尾部切除術が施行された49歳の時点では，術後に腹背部痛が消失した．一方，食事療法のみで経過観察可能な糖尿病があり，代償期から移行期の慢性膵炎と考えられた．しかし，インスリン療法が導入された63歳時にはすでに非代償期に移行していた可能性がある．当科を受診した67歳時点では，尿中C-ペプチドが6.6μg/日と低値であった．尿中C-ペプチドは一定期間のインスリン分泌総量の評価をみるものであり，正常では40〜100μg/日であるが[2]，膵β細胞の特異的破壊性病変によってインスリンの欠乏が生じる1型糖尿病では20μg/日未満に低下する[2]．本症例は67歳時点で，膵外分泌不全だけでなく，インスリン分泌能も荒廃し，膵性糖尿病に特徴的な1型糖尿病類似[4]の膵内分泌不全を呈していた（インスリン分泌不全のみで膵性糖尿病と1型糖尿病を区別するのは困難な場合もある）．

2 慢性膵炎とこれに合併する糖尿病（膵性糖尿病）の関係性

慢性膵炎とこれに合併する糖尿病（膵性糖尿病）の関係を糖尿病の発症時期からみて理解するには，表1[5]のように分類するとわかりやすい．すなわち，①糖尿病が先行し，のちに慢性膵炎が診断されたものをⅠ群（糖尿病発見時に膵に関する画像検査がなされていない），②糖尿病と慢性膵炎がほぼ同時（1年以内）に発見されたものをⅡ群，③慢性膵炎と診断され（この時点で糖尿病はなく），その後の経過中に糖尿病が発見されたものをⅢ群とする．Ⅲ群が狭義の膵性糖尿病であるが，実際には血液検査の結果のみで診断可能な糖尿病と比較して，画像検査（CT，腹部超音波検査等）を必要とする慢性膵炎の発見は遅れることが多い．そのため，便宜上，Ⅰ〜

b 膵内外分泌不全例で，膵酵素補充療法が有効だと血糖は上昇する

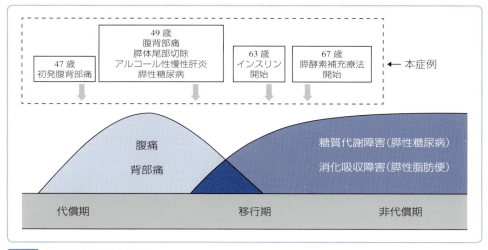

図4 慢性膵炎の臨床経過

表1 糖尿病と慢性膵炎の発見時期からみた分類

1 糖尿病に合併した慢性膵炎（糖尿病と診断された時点で慢性膵炎がない）
2 膵性糖尿病
 I 群：糖尿病先行
 II 群：糖尿病と慢性膵炎の同時診断
 III 群：慢性膵炎発症後に糖尿病を合併（狭義の膵性糖尿病）

（中村光男：Diabetes Frontier 1993；4：555-560）

III 群の3群に分類し，これらを合わせて広義の膵性糖尿病と定義している[5,6]．また，糖尿病が初めて診断された時点で，画像診断などにより慢性膵炎を否定されていた患者が，数年ないし十数年後に慢性膵炎になった場合は「糖尿病に合併した慢性膵炎」であり，純粋な膵性糖尿病とは異なる病態である．

本症例は，47歳時に慢性膵炎の急性増悪と初めて診断された時点で糖尿病がなく，49歳時に糖尿病が指摘されているため，膵性糖尿病のIII群（狭義の膵性糖尿病）に分類される．

③ 本症例のポイント

膵内外分泌不全の治療は，十分な食事摂取のもとで膵酵素補充療法，インスリン療法を適切に行うことが重要である（血糖を下げるために食事摂取量を減少させるのは誤りである）．

また，渡辺ら[7]は膵外分泌不全例の約6割に炭水化物吸収不良が存在すると報告している．膵酵素補充療法の開始時には，一時的に血糖値が上昇し，血糖コントロールが悪化することがあるが，これは膵酵素補充療法によって炭水化物吸収不良が改善されたことによるものであり，インスリンを適切に増量し，血糖コントロールを安定させることが重要である[8,9]．

謝　辞

本症例の血糖値の変動に関する検討は，平成26年度日本膵臓病研究財団膵臓病研究奨励賞をいただき，研究助成を受けて行われたものです．日本膵臓病研究財団にあらためて深謝申し上げます．

■文　献■

1) 中村光男：脂肪摂取と消化吸収不良・軟便・下痢．日本医事新報 2012；**4608**：67-70．
2) 日本糖尿病学会：糖尿病専門医研修ガイドブック．診断と治療社，2012：165-168．
3) 中村光男：臨床医のための膵性脂肪便の知識─栄養障害・消化吸収不良改善のために．医学図書出版，1998：7-9．
4) Nakamura T, et al: Correlation between pancreatic endocrine and exocrine function and characteristics of pancreatic endocrine function in patients with diabetes mellitus owing to chronic pancreatitis. Int J Pancreatol 1996; **20**: 169-175.
5) 中村光男，他：糖尿病と慢性膵炎．Diabetes Frontier 1993；**4**：555-560．
6) 今村憲市，他：石灰化膵炎の糖尿病合併症の病態〜膵石灰化と糖尿病の発見時期を考慮しての検討〜．胆と膵 1982；**3**：251-256．
7) 渡辺　拓，他：膵外分泌不全患者における carbohydrate malabsorption 診断のための呼気中水素濃度の測定．消化と吸収 1998；**21**：45-48．
8) 中村光男，他：膵内外分泌不全に対する膵消化酵素及びインスリン補充療法．膵臓 2007；**22**：454-461．
9) 松本敦史：膵外分泌不全例の膵酵素補充療法における血糖コントロールの問題．日本膵臓病研究財団研究報告書 2015；**22**：145-150．

1 慢性膵炎

c ¹³C-BTA呼気試験と出納試験の結果が解離していた場合の解釈―慢性膵炎を伴う糖尿病例での検討

松本敦史　弘前市立病院内分泌代謝科
野田　浩　のだ眼科・血管内科クリニック

中村光男　弘前市医師会健診センター所長/弘前大学名誉教授/東邦大学医学部客員教授

症例提示

[症　例]　55歳男性.
[主　訴]　高血糖.
[既往歴]　32歳（1990年）時に健診で高血糖の指摘，糖尿病の診断．腹背部痛の発作なし．
[家族歴]　糖尿病なし．
[生活歴]　喫煙歴：20〜44歳まで20〜40本/日．Brinkman指数：30（本）× 24（年）= 720[1]．現在は禁煙．飲酒歴：20〜40歳頃までは機会飲酒（ビール700 mLを週2回程度）．40歳頃〜53歳はビール500 mL/日および焼酎水割り（10〜14日間でアルコール度数20%の焼酎4 Lを摂取）［摂取アルコール量：焼酎を1日400 mLとすると，500 × 0.05 + 400 × 0.2 = 105 g/日（× 7 kcal = 735 kcal/日）］．53〜55歳（約2年半）はビール500 mL/日および焼酎水割り（3〜4日間でアルコール度数20%の焼酎4 Lを摂取）［摂取アルコール量：焼酎を1日1,000 mLとすると，500 × 0.05 + 1,000 × 0.2 = 225 g/日（× 7 kcal = 1,575 kcal/日）］．
[身体所見]　身長168.4 cm，体重49.2 kg（BMI 17.4 kg/m², 標準体重62.4 kg），最高体重は32歳時の80 kg（BMI 28.2 kg/m²）．血圧132/80 mmHg，脈拍78 bpm．下腿浮腫なし．
[現病歴]　32歳時，健診で高血糖および肥満（体重80 kg，BMI 28.2 kg/m²）を指摘され，近医で糖尿病と診断されたが放置していた．20代からタクシー運転手をしていたが，40歳頃から（運転に支障のない時間帯に）毎日飲酒をするようになった．さらに53歳時，仕事を辞めてから飲酒量が増え，1日の摂取アルコール量は200 g以上になっていた．55歳時（2013年10月），飲酒中に自宅で転倒して右胸部を打撲し，近医に救急搬送された．右胸部打撲に関しては経過観察となったが，HbA1c 12.0%，随時血糖300 mg/dLと高値であり，再び糖尿病と診断された．また，AST 601 IU/L，ALT 401 IU/L，γ-GTP 1,544 IU/Lと肝障害を認めたため，禁酒が指示された．禁酒1週間後の採血でAST 247 IU/L，ALT 154 IU/L，γ-GTP 1,393 IU/Lと肝障害は改善傾向であった．一方，CEA 8.9 ng/mL，CA19-9 133.4 U/mLと腫瘍マーカーが高値であったが，腹部造影CTでは，明らかな悪性腫瘍は指摘されなかった．禁酒から1か月経過した2013年11月に，糖尿病の精査・加療目的で当科紹介・入院となった．

[当科受診時の検査所見]（2013年11月）　尿蛋白（−），尿糖（＋＋＋），尿ケトン体（＋＋），WBC 4,600 /μL，RBC 403 × 10⁴ /μL，Hb 13.5 g/dL，Plt 16.6 × 10⁴ /μL，TP 6.6 g/dL，Alb 3.3 g/dL，Na 140 mEq/L，K 3.1 mEq/L，Cl 90 mEq/L，BUN 7.9 mg/dL，Cr 0.45 mg/dL，eGFR 146.4 mL/分/1.72 m²，UA 5.5 mg/dL，LDH 204 IU/L，AST 40 IU/L，ALT 46 IU/L，γ-GTP 631 IU/L，ALP 546 IU/L，T-bil 0.5 mg/dL，CK 49 IU/L，TC 191 mg/dL，LDL 114 mg/dL，HDL 89 mg/dL，TG 118 mg/dL，S-AMY 51 IU/L，HbA1c 12.6 %，随時血糖 426 mg/dL，抗GAD抗体＜ 1.3 U/mL（1.4以下）．

[糖尿病合併症]　末梢神経障害と自律神経障害あり（アキレス腱反射：左右とも消失．振動覚：右0秒，左0秒．心電図：CVRR 0.70〜0.90%）．網膜症あり（糖尿病増殖網膜症）．腎症なし（尿中Alb 6〜14 mg/日）．

[腹部超音波検査]　脂肪肝．

[膵内分泌機能検査]　空腹時血糖 301 mg/dL，血中C-ペプチド 0.4 ng/mL（0.5 ng/mL以下でインスリン分泌不全[2]），GAD−抗GAD抗体≦1.4 U/mL，尿中C-ペプチド 5.4〜5.1（平均5.3）μg/日（基準値は40〜100 μg/日[2]，20 μg/日以下でインスリン分泌不全[2,3]）．

[膵外分泌機能検査]（2014年7月）　腹部CT：膵頭部の微細な石灰化，膵萎縮（図1）．¹³C-BTA呼気試験：

Cmax（$\Delta^{13}CO_2$ ピーク値）31.8 ‰（41.2 ‰ 以下で膵外分泌不全）．出納試験（balance study）（3 日間の食事調査・蓄便）（図2）：食事調査　1,749 kcal/日，（たんぱく質 47.3 g/日，脂質 47.2 g/日，炭水化物 278 g/日）．糞便量 96 g/日（普通便，肉眼的脂肪便なし）．

[経　過]　入院前の大量飲酒時の食事調査について入院後に聞き取りで行ったところ，アルコールを除いた食事摂取量が 1,001 kcal/日（たんぱく質 36 g/日，脂質 56 g/日，炭水化物 89 g/日）であり，飲酒量のカロリーを含めると（1,001 ＋ 1,575 ＝）2,576 kcal/日であった．

入院中の食事は，糖尿病食 1,840 kcal/日（たんぱく質 80 g/日，脂質 50 g/日，炭水化物 270 g），29.5 kcal/kg 標準体重で，食事療法および食事指導を行った．各食前血糖は 300 ～ 400 mg/dL 台と高値であり，また入院中の 2 日間の蓄尿検査で，尿中 C-ペプチドは 5.3 μg/日と低く，インスリン分泌不全を呈していた．そこで，超速効型インスリンおよび持効型インスリンによる 4 回注射（強化インスリン療法）を開始，インスリン量を調整した．最終的に，超速効型インスリン（ヒューマログ®）を各食直前に皮下注射で 12-12-12（単位），持効型インスリン（ランタス®）を就寝前に 8（単位）で，血糖日内変動（各食前／食後 120 分，就寝前）は 97/100，150/74，162/133，

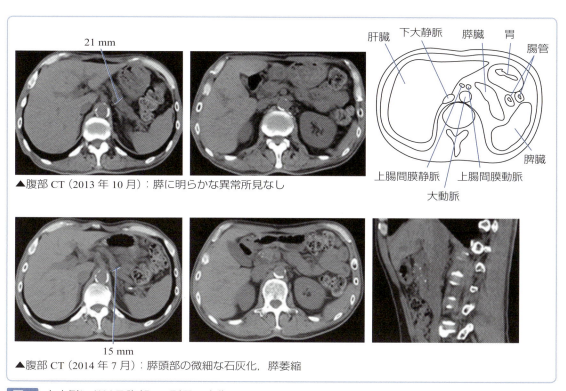

▲腹部 CT（2013 年 10 月）：膵に明らかな異常所見なし

▲腹部 CT（2014 年 7 月）：膵頭部の微細な石灰化，膵萎縮

図1　本症例における腹部 CT 所見の変化

慢性膵炎を伴う糖尿病例．

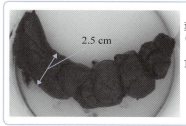

糞便量 96 g/日
（普通便，肉眼的脂肪便なし）

食事摂取量 1,749 kcal/日
　たんぱく質 47.3 g
　脂質 47.2 g
　炭水化物 278 g

図2　本症例における出納試験

慢性膵炎を伴う糖尿病例．2014 年 7 月．
［巻頭カラー口絵②］

149（mg/dL）と安定し，低血糖もなく約4週間で退院となった．入院中の4週間で，Albは3.3 g/dLから3.8 g/dLに上昇，体重も49.2 kgから53.9 kg（BMIで17.3 kg/m^{2}から19.0 kg/m^2）に上昇し（TCは191 mg/dLから170 mg/dLで大きな変化なし），栄養状態も改善した．

退院後も飲酒を一切せず，十分な食事摂取および血糖コントロールの改善によって栄養状態は改善し，γ-GTPも禁酒から約2か月で正常となった（図3）．一方，大量飲酒歴があり，一時的に低栄養でもあったため，膵性糖尿病（pancreatic diabetes）を否定できず，^{13}C-BTA呼気試験，出納試験（3日間の食事調査・蓄便），腹部CTを施行し，膵外分泌機能を評価した．

2014年7月に施行した腹部CT（前回2013年10月から9か月後）では，前回のCTでみられなかった膵頭部の微細な石灰化および膵萎縮が確認され，慢性膵炎による変化と考えられた．また^{13}C-BTA呼気試験でCmaxは31.8 ‰と低下し，膵外分泌不全が疑われた．しかし，出納試験では十分な食事摂取（脂肪摂取40 g/日以上）にもかかわらず糞便量は少なく（むしろ便秘気味であり），肉眼的脂肪便を認めなかった（図2）．一方，^{13}C-BTA呼気試験では膵外分泌不全が疑われたが，出納試験で脂肪便は認められず，膵外分泌不全はないと考え，膵酵素補充療法を行わなかった．その後も飲酒を行わず，十分な食事摂取量が維持され，良好な栄養状態が保たれた．

解説

1 本症例の病態

膵内分泌能に関して，尿中C-ペプチドは，蓄尿によって1日当たりのインスリン分泌総量をみるものである．正常は40〜100 μg/日であり[2]，膵β細胞の破壊性病変によってインスリンの欠乏が生じる1型糖尿病では20 μg/日未満に低下する[2,3]．本症例では，インスリン分泌能は荒廃し，膵性糖尿病に特徴的な，1型糖尿病類似[3]の膵内分泌不全を呈していたため，超速効型および持効型インスリンによる強化インスリン療法は有効であったと考えられる．

一方，2013年10月のCTでは確認されなかった膵頭部の石灰化，および頭部から尾部にかけての膵萎縮（膵体部の最も厚い部位で21 mmから15 mmに減少）が9か月後（2014年7月）のCTでは確認され，この時点で画像上，明らかに慢性膵炎と診断できた．ただし，十分な脂肪摂取下で脂肪便を認めず，栄養指標（体重，Alb，TC）も改善し，維持されているため，現時点では膵外分泌不全には至っていないと考えられる．

	2013年（55歳）	2014年（56歳）					2015年（57歳）		2016年（58歳）	
	10月	11月	12月	1月	5月	8月	2月	7月	3月	8月
体重（kg）	50.0	49.2	53.9	53.5	56.0	56.0	58.0	57.0	58.0	59.0
BMI（kg/m^2）	17.6	17.3	19.0	18.9	19.7	19.7	20.5	20.1	20.5	20.8
Alb（g/dL）	3.6	3.3	3.8	4.2	4.0	4.2	4.4	4.1	4.4	4.3
TC（mg/dL）	237	191	170	155	149	154	177	151	172	192
TG（mg/dL）	118	47	53	39	57	69	87	56	120	92
AST（IU/L）	601	51	19	16	19	20	14	17	18	20
ALT（IU/L）	401	41	14	9	12	13	12	10	14	13
γ-GTP（IU/L）	1,544	319	55	21	17	18	18	13	17	15
HbA1c（%）	12.0	12.6	-	6.2	5.4	5.5	6.0	6.1	6.4	6.5
WBC（/μL）	5,500	4,030	4,620	5,940	6,870	6,210	6,530	7,640	5,220	7,900
CRP（mg/dL）	2.8	<0.3	<0.3	<0.3	<0.3	<0.3	<0.3	<0.3	<0.3	<0.3
インスリン総投与量	0	0	44	38	38	38	28	26	24	24

前医受診
糖尿病
アルコール性肝障害の診断
（腹部CTでは脂肪肝）

糖尿病教育入院（約4週間）
食事療法（1,840 kcal）
インスリン導入

2014年7月
・食事調査：1,749 kcal（たんぱく質47.3 g，脂肪47.2 g，炭水化物278 g）
・蓄便検査：糞便量96 g/日（普通便，肉眼的脂肪便なし）
・^{13}C-BTA呼気試験：Cmax 31.8 ‰（41.2 ‰以下で膵外分泌不全）
・腹部CT：膵頭部の微細な石灰化，膵萎縮
　→アルコール性慢性膵炎の診断

図3 本症例における栄養状態，血糖コントロールの変化
慢性膵炎を伴う糖尿病例．

❷ 本症例の糖尿病の分類

　本症例は，32歳時に糖尿病を発症し，罹病期間が20年以上であり，神経障害など糖尿病合併症も出現している．肥満の既応もあることから，当初の病態は2型糖尿病と考えられる．55歳時点ではインスリン分泌不全を呈しているが，長期間無治療のまま高血糖が持続し，2型糖尿病の経過のなかでインスリン分泌不全に至った可能性がある．CTでも55歳（2013年10月）時点では膵石灰化，膵萎縮は認められていないため，「糖尿病と慢性膵炎の発見時期からみた分類」（本書 p.105の表1[4]）に照らすと，本症例は「糖尿病に合併した慢性膵炎」に当てはまる．

　しかし，56歳（2014年7月）時点では，CTで膵石灰化，膵萎縮が認められ，「エタノール換算で80 g/日以上を10年以上継続飲酒」というアルコール性慢性膵炎の定義[5]にも合致する．このため，本症例は膵性糖尿病ではないが，今後，慢性膵炎の因子も加わって膵性糖尿病に近い病態となる可能性もある．

❸ ¹³C-BTA呼気試験と出納試験の結果が解離していた場合の解釈

　臨床的には，膵外分泌障害が進行し膵酵素分泌（膵外分泌）能が健常者の10～20％まで低下すると，消化吸収障害を反映して脂肪便を認めるようになる[6]．わが国では，食事による脂肪摂取量が40～60 g/日で，糞便中脂肪排泄量が5 g/日以上の場合を脂肪便と診断し，膵外分泌障害に伴って脂肪便をきたす場合を膵外分泌不全と定義している[7]．膵外分泌不全を放置すると低栄養をきたすが，十分量の膵酵素製剤の補充を行えば栄養状態は改善し，予後を改善させることができるため，膵外分泌不全の診断は非常に重要である．

　¹³C-BTA呼気試験は膵外分泌不全診断のための検査法である．40～60 g/日の脂肪摂取下で糞便中脂肪排泄量5 g/日以上を膵外分泌不全と診断する場合，¹³C-BTA呼気試験による膵外分泌不全診断の感度，特異度はいずれも90％以上[8]であった．しかし逆に，¹³C-BTA呼気試験と出納試験の結果が一致しない場合も10％未満の頻度で起こりうる．

　¹³C-BTA呼気試験は糞便中脂肪排泄量との比較で基準値を定めたものなので，もし両者の結果が一致しない場合は，出納試験の結果を優先して評価すべきである．ただし，膵性脂肪便を認める，すなわち膵外分泌不全を呈するようになるのは，膵外分泌機能が健常者の10～20％未満になった場合である．56歳（2014年7月）時点で，画像上で石灰化慢性膵炎が認められ，¹³C-BTA呼気試験で C_{max} が低下していたことを考えると，本症例では膵外分泌不全に至らないまでも，膵外分泌機能が低下していると考えられ，膵外分泌不全への移行期（慢性膵炎代償期と非代償期の間）である可能性がある．今後も膵外分泌不全に進行していないか，食事摂取や栄養指標の推移，便性状（量，回数，臭い等）を注意深く観察する必要がある．さらに，本症例では大量飲酒が慢性膵炎の一因となっていたため，膵外分泌障害が進行しないよう禁酒を継続することも重要である．

❹ 腫瘍マーカーに関して

　本症例では，55歳時の前医での腫瘍マーカーがCEA 8.9 ng/mL，CA19-9 133.4 U/mLとそれぞれ高値であったが，58歳時（2016年8月）の検査ではCEA 2.8 ng/mL，CA19-9 17.0 U/mLと基準範囲になっていた（図表では省略）．消化器系悪性腫瘍の検索のために評価されるCEAやCA19-9であるが，高血糖状態では上昇することが報告されている[9,10]．このため，糖尿病がある場合は注意が必要である．また，CEAに関しては喫煙でも上昇する[11]ため，CEA高値の場合は喫煙の有無も確認する必要がある（本症例では，CEAを測定した時点で喫煙の習慣はなかった）．

■文　献■

1) Brinkman GL, et al: The effect of bronchitis, smoking, and occupation on ventilation. *Am Rev Respir Dis* 1963; **87**: 684-693.
2) 日本糖尿病学会：糖尿病専門医研修ガイドブック. 診断と治療社, 2012：165-168.
3) Nakamura T, et al: Correlation between pancreatic endocrine and exocrine function and characteristics of pancreatic endocrine function in patients with diabetes mellitus owing to chronic pancreatitis. *Int J Pancreatol*; 1996; **20**: 169-175.
4) 中村光男，他：糖尿病と慢性膵炎．*Diabetes Frontier* 1993；**4**：555-560.
5) 厚生労働省難治性膵疾患に関する調査研究班，他：慢性膵炎臨床診断基準 2009. 膵臓 2009；**24**：645-646.
6) Nakamura T, et al: Steatorrhea in Japanese patients with chronic pancreatitis. *J Gastroenterol* 1995; **30**: 79-83.
7) 中村光男：脂肪便の診断法．臨床医のための膵性脂肪便の知識．医学図書出版, 1988：20-36.
8) 松本敦史，他：Benzoyl-L-Tyrosyl-[1-¹³C]Alanine による膵性消化吸収不良診断呼気検査法の臨床応用の可能性．消化と吸収 2007；**30**：31-34.
9) 野村武則，他：糖尿病における腫瘍マーカーの意義―とくに CEA および CA19-9 について―．綜合臨牀 1993；**42**：3037-3041.
10) 丸山昭治：糖尿病マーカーと腫瘍マーカーの関係について（第1報）．臨床病理 1985；**11**：1306-1312.
11) 末広　寛：癌胎児性抗原（CEA）．臨床検査ガイド 2015年改訂版．文光堂, 2015：968-970.

1 慢性膵炎

d 有痛性末梢神経障害，自律神経障害を伴った膵性糖尿病（アルコール性石灰化慢性膵炎）例

松本敦史　弘前市立病院内分泌代謝科
中村光男　弘前市医師会健診センター所長／弘前大学名誉教授／東邦大学医学部客員教授

今村憲市　今村クリニック

症例提示

［症　例］ 47歳（2006年）男性．

［既往歴］ 32歳時（1991年）に初発腹背部痛．34歳時にアルコール性慢性膵炎急性増悪の診断，膵壊死でドレナージ術を施行．35歳時に膵頭部仮性膵嚢胞に対して（疼痛除去目的で）幽門輪温存膵頭十二指腸切除術（pylorus-preserving pancreatoduodenectomy；PPPD）．36歳時に残存膵の膵仮性嚢胞に対してドレナージ術．38歳（1997年）時に膵嚢胞空腸吻合術，膵性糖尿病（pancreatic diabetes）の診断．

［家族歴］ 母方叔父と母方叔母が糖尿病．

［生活歴］ 喫煙歴：30〜40本／日（20歳頃から継続）．Brinkman指数：35（本）×27（年）＝945[1]．飲酒歴：20代前半は毎日飲酒．ビール700 mL／日．アルコール（700 mL×0.05＝）35 g／日を5年間．20代後半〜32歳（初発腹背部痛発生まで）は飲酒量が最も多い時期で，ウイスキー（アルコール度数40％）700 mLが1日でなくなっていた．アルコール（700×0.4＝）280 g／日を7年間．32歳以降は焼酎（アルコール度数20％）約2合／日．アルコール（180 mL×2×0.2＝）72 g／日を15年間．

［身体所見］ 身長160 cm，体重41.2 kg（BMI 16.1 kg/m^2，標準体重56.3 kg）．最高体重は34歳時の65 kg．

［現病歴］ 32歳時（1991年）に飲酒後の初発腹背部痛があり，その後は月1回程度腹背部痛が出現していたが，医療機関を受診しなかった．34歳時（1993年），食事中に腹背部痛があり受診．CTで膵頭部に結石を有する腫瘤形成病変を認め，慢性膵炎急性増悪の診断で入院し保存的に治療されて退院した．しかし，退院した夜にカレーライス（脂肪30〜40 g程度）を食べ再び腹背部痛が出現して来院．CTで膵体尾部壊死が疑われ，慢性膵炎急性増悪の診断で入院となった．膵全摘が検討されたが，若年であることから開腹ドレナージのみが施行され退院となった．しかし退院後は禁酒を守れず，膵頭部の仮性膵嚢胞の増大を認め，腹背部痛が出現したため，疼痛除去目的でPPPDが施行された（35歳時）．退院後1年は飲酒を控えたが，その後再び飲酒をするようになり，36歳時に再び腹背部痛が出現した．CTで残存膵にも膵仮性嚢胞が出現していたため，腹部超音波ガイド下で嚢胞ドレナージが施行された．38歳時には膵嚢胞空腸吻合術が施行され，また入院中に高血糖を認め，膵性糖尿病の診断でインスリン導入となった（インスリン療法は超速効型，中間型インスリンによる4回注射で治療された）．

しかしHbA1cは常に10〜14％台と高値であり，一方で週に2〜3回，朝夕食前あるいは夜間に動悸，発汗，めまいなどの症状を伴う低血糖を認めていた．44歳頃（2003年）頃には低栄養のため膵外分泌不全が疑われ，外来で膵酵素補充療法（ベリチーム®9 g／日）が始まった．その後，自覚的な低血糖の頻度は減少したが，HbA1c 10〜14％と血糖コントロール不良の状態が続いた．

47歳時（2006年）にはHbA1c 14.2％と上昇し，血糖自己測定（self-monitoring of blood glucose；SMBG）では50〜650 mg/dLと変動が大きく，いわゆるブリットル型糖尿病（brittle diabetes）であった．両側足関節よりも遠位の疼痛を認めるようになり，また低血糖時に以前のような動悸，発汗，めまいなどの交感神経症状がなくなり（無自覚低血糖），血糖コントロールを含めた精査・加療のために紹介入院となった．

［入院時の検査所見］（47歳，2006年5月．糖尿病罹病期間9年）　血圧：115/80 mmHg．両下腿に浮腫あり．アキレス腱反射：左右とも消失．振動覚：右0秒，左0秒．心電図：CVRR 1.44％（安静時）．HbA1c 14.2％，空腹時血糖202 mg/dL，抗GAD抗体＜1.3 U/mL（1.4以下）．単純網膜症あり，糖尿病

d 有痛性末梢神経障害，自律神経障害を伴った膵性糖尿病（アルコール性石灰化慢性膵炎）例

性腎症なし（尿中 Alb 6 mg/ 日），尿蛋白（−），尿糖（＋＋＋），尿ケトン体（−），尿潜血（−），WBC 5,450 /μL，RBC 357 × 10^4 /μL，Ht 36.5 %，Hb 12.4 g/dL，Plt 24.3 × 10^4 /μL，TP 6.0 g/dL，Alb 3.8 g/dL，Na 141 mEq/L，K 3.9 mEq/L，Cl 98 mEq/L，BUN 9 mg/dL，Cr 0.6 mg/dL，eGFR 112.4 mL/ 分 /1.72 m^2，UA 5.5 mg/dL，LDH 212 IU/L，AST 67 IU/L，ALT 23 IU/L，γ-GTP 524 IU/L，ALP 440 IU/L，T-bil 0.3 mg/dL，CK 94 IU/L，AMY 59 IU/L，TC 149 mg/dL，HDL 86.3 mg/dL，TG 75 mg/dL．

[腹部超音波]　膵萎縮，膵石灰化，胃残渣あり（食後 14 時間）．

[腹部 CT]　PPPD 後，pneumobilia あり．体尾部の残存膵は菲薄化し，石灰化が目立つ（図1）．

[膵内分泌機能検査]

① 空腹時血中 C- ペプチド：0.4 ng/mL（0.5 /mL 以下でインスリン分泌不全[2]）．

② 尿中 C- ペプチド：4.9 μg/ 日（3 日間平均）（基準値は 40 〜 100 g/ 日[2]，20 g/ 日以下でインスリン分泌不全[2,3]）．

[膵外分泌機能検査]

① ^{13}C-BTA 呼気試験：Cmax（$\Delta^{13}CO_2$ ピーク値）22.9 ‰（41.2 ‰ 以下で膵外分泌不全）．

② PFD 試験：6 時間蓄尿中 PABA 排泄率 53.4 %（70 % 未満で膵外分泌障害[4]），eGFR 112.4 mL/ 分 /1.72 m^2，尿量 500 mL，残尿なし．

③ 出納試験（balance study）：膵酵素補充療法による変化（食事摂取量を含めての検討）（表1）．

④ ^{13}C- アセテートによる呼気胃排出能試験[^{13}C- アセテート 100 mg を含む流動食（オクノス A 300 mL）を摂取後 10 分毎に 180 分まで呼気を採取]：20 分後と 90 分後に最大値．明らかなピークを示さなかったため，胃排出機能低下（いわゆる糖尿病性胃麻痺）と診断[5]．

[経　過]　入院の目的は，血糖コントロールの安定化と両足の疼痛軽減であった．3 年前から膵酵素補充療法［ベリチーム® 9 g/ 日（分 3，毎食直後）］が行われていたが，41.2 kg（BMI 16.1 kg/m^2）と低体重で，Alb 3.8 g/dL，TC 149 mg/dL と低値であった．食欲があったため，当初 1,600 kcal（28.4 kcal/kg 標準体

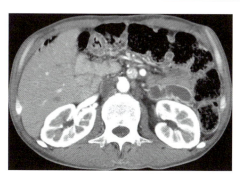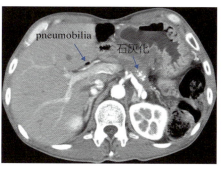

図1 本症例の腹部造影 CT

アルコール性石灰化慢性膵炎例．

表1 本症例における膵酵素補充療法と消化吸収能の変化

膵酵素	3 日間の蓄便検査			3 日間の食事調査				脂肪吸収量 (g/ 日)	脂肪吸収率 (%)	たんぱく吸収量 (g/ 日)	たんぱく吸収率 (%)
	糞便量 (g/ 日)	糞便中脂肪排泄量 (g/ 日)	糞便中たんぱく排泄量 (g/ 日)	総カロリー (kcal/ 日)	たんぱく摂取量 (g/ 日)	脂肪摂取量 (g/ 日)	炭水化物摂取量 (g/ 日)				
（基準）	< 200	< 5	< 10.5			40〜60			92 %<		
膵酵素なし	676	39.8	32.8	2,000	90	60	280	20.2	30.0	57.2	63.6
ベリチーム 9 g/ 日	337	10.8	27.6	2,000	90	60	280	49.2	82.0	62.4	69.3

アルコール性石灰化慢性膵炎例．

重)であった食事を増量し，2,000 kcal 食(35.5 kcal/kg 標準体重)とした．

血糖コントロールに関して，外来では超速効型インスリン(ノボラピッド® 食直前 8 単位ずつ)，中間型インスリン(ノボリン®N 就寝前 6 単位)による治療が行われていたが，SMBG で各食前に低血糖が認められたため，中間型インスリンを中止した．しかしその後，空腹時(朝食前)血糖の上昇を認め，また尿中 C- ペプチド 4.9 μg/ 日，血中 C- ペプチド 0.4 ng/mL とインスリン分泌が枯渇していたため，最終的には超速効型インスリン 8-8-0(単位)(食直前皮下注射)および混合インスリン製剤[ノボラピッド®50 ミックスを 0-0-8(単位)で各食直前に皮下注射]による治療とした．

入院中の各食前の SMBG の結果をサマライズしプロットしたものが図2である．インスリンを調整したものの，いずれのインスリン療法でも各食前に低血糖(SMBG で 50 〜 70 mg/dL 以下)を認め，低血糖時に明らかな自覚症状は認められなかった(いわゆる無自覚性低血糖[6])．70 mg/dL 未満の低血糖時には 1 単位(80 kcal)の補食を行った[補食は，仮に角砂糖だと 1 個(4 g)が 16 kcal であるので，5 個で約 80 kcal(1 単位)に相当する]．

入院中の腹部 CT(図1)では，残存膵の実質内に多数の小結石を認め(膵石症)，菲薄化していた．膵石症を伴う例の大部分は慢性膵炎非代償期と考えられており[7]，中でも小結石型膵石症はアルコール常飲者で現れることが多いと報告されている[7]．そこで膵外分泌機能の評価を行うために膵酵素[ベリチーム® 9 g(分 3，毎食直後)]を 3 日間以上中止し，^{13}C-BTA 呼気試験，出納試験(脂肪摂取量を一定にして 3 日間の蓄便)，PFD 試験を施行した．^{13}C-BTA 呼気試験では Cmax 22.9 ‰(41.2 ‰ 未満で膵外分泌不全)と低値であった．出納試験では 60 g/ 日の脂肪摂取(適切な脂肪摂取量は 40 〜 60 g/ 日)に対して，光沢のある淡黄色の軟便を大量に認め(糞便量 676 g/ 日)，糞便中脂肪排泄量 39.8 g/ 日と高度の脂肪便(糞便中脂肪排泄量 5 g/ 日以上)を認め，両検査とも膵外分泌不全の診断であった．PFD 試験では尿中 PABA 排泄率 53.4 ％ と低下し，残尿はなく，eGFR も正常範囲(112.4 mL/ 分 /1.72 m^2)であった(表 1)．

その後，膵酵素補充療法を再開し，ベリチーム® 9 g(分 3，毎食直後)服用下で，膵酵素投与量が十分かどうかを検討するため，再び出納試験を施行した(表 1)．膵酵素を服用しない状態と比較すると，糞便量は 676 g/ 日から 337 g/ 日に減少，60 g/ 日の脂肪摂取下で，糞便中脂肪排泄量も 39.8 g/ 日から 10.8 g/ 日に減少した(29 g/ 日の減少)．脂肪吸収率

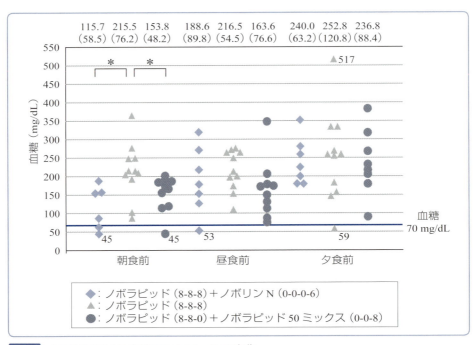

図2 本症例における血糖コントロールの変化

アルコール性石灰化慢性膵炎例(膵性糖尿病＋膵外分泌不全)．$* p < 0.05$．

は 30.0 % から 82.0 % に上昇，脂肪吸収量も 20.2 g/日から 49.2 g/日に増加した（29.0 g/日の増加．カロリーとしては 29 g/日 × 9 kcal/g ＝ 261 kcal/日の脂肪吸収改善がみられた）．消化吸収能は改善したものの，糞便量は 200 g/日を大きく上回り，糞便中脂肪排泄量 10.8 g/日と脂肪便の complete abolition（完全消失）には至らなかった．一方，膵酵素補充療法によって，90 g/日のたんぱく質摂取下で糞便中たんぱく排泄量は 32.8 g/日から 27.6 g/日に減少，たんぱく吸収率は 57.2 % から 63.6 % と増加し，吸収量も 57.2 g/日から 62.4 g/日とわずかに改善したが，たんぱく質の消化吸収能も正常範囲までの改善（糞便中たんぱく排泄量 10.5 g/日以下）には至らなかった．

糖尿病 3 大合併症（糖尿病性神経障害，糖尿病網膜症，糖尿病性腎症）では，腎症がなく（尿中 Alb 30 mg/日未満[2]），網膜症は軽度（単純網膜症）であったのと比較し，神経障害が顕著であった．アキレス腱反射は陰性で，足関節より遠位の振動覚消失，疼痛を認めた．心電図 CVRR は 1.44 % と低下し，自律神経障害も認めた．また腹部超音波で胃残渣を認め，[13]C- アセテートによる呼気胃排出能試験（**表 1**）から，（糖尿病自律神経障害の 1 つである）糖尿病性胃麻痺（gastroparesis diabeticorum）[8-11]を合併しているものと考えられた．糖尿病合併症のうち，神経障害だけが著明に進行していた理由として，アルコール性神経障害の影響もあるが，特に有痛性の神経障害に関しては，頻回の低血糖，血糖の変動幅が大きいこと（38 ～ 47 歳の 10 年間，血糖の幅は 40 ～ 650 mg/dL）による post treatment neuropathy[12] の影響が大きいと考えられた．

糖尿病性神経障害に対して，これまでキネダック® 50 mg 3 錠/日（分 3，毎食直前）およびメチコバール® 500 μg 3 錠/日（分 3，毎食直前）による内服治療を行っていたが，両足の疼痛があったため，ノイロトロピン® 4 単位 4 錠/日（分 2），テグレトール® 200 mg 2 錠/日（分 2）を追加し，疼痛の緩和が認められた．

約 4 週間で退院となり，その後は他院に通院し，インスリン療法および膵酵素補充療法を継続したが，再び飲酒をするようになっていた．この間，外来採血では Cr 0.4 ～ 0.6 mg/dL であり，腎機能の悪化はみられなかった．退院から 1 年後（48 歳時），食欲低下と嘔吐のためインスリンを中断した．2 日間以上嘔吐が継続し，食事摂取もできなかったため，夜間に救急外来を受診した．そのときの所見を以下に示す．

体温 35.0 ℃，血圧 75/62 mmHg，脈拍 100 bpm，意識清明．WBC 4,700/μL，RBC 289 × 10^4/μL，Ht 28.2 %，Hb 10.0 g/dL，Plt 11.7 × 10^4/μL，CRP 13.5 mg/dL，TP 5.3 g/dL，Alb 3.3 g/dL，Na 111 mEq/L，K 6.3 mEq/L，Cl 53 mEq/L，BUN 129.6 mg/dL，Cr 5.4 mg/dL，LDH 780 IU/L，ALT 51 IU/L，AST 16 IU/L，ALP 349 IU/L，T-bil 0.1 mg/dL，CK 459 IU/L，AMY 335 IU/L，血糖 1,530 mg/dL．

血漿浸透圧（近似値）：2(Na ＋ K) ＋ 血糖/18 ＋ BUN/2.8

　＝ 2(111 ＋ 6.3) ＋ 1,530/18 ＋ 129.6/2.8

　＝ 234.6 ＋ 85 ＋ 46.3 ＝ 365.9 mOsmL（基準値 285 ～ 295 mOsmL）

動脈血ガス分析（酸素 3 L/分 経鼻的投与）：pH 7.13，PaCO$_2$ 15.6 mmHg，PaO$_2$ 77.2 mmHg，SaO$_2$ 91.4 %，HCO$_3^-$ 5.0 mmol/L．アニオンギャップ ＝ Na －(Cl ＋ HCO$_3^-$) ＝ 111 －(53 ＋ 5.0) ＝ 53 mmol/L．

呼吸困難を認め，頻呼吸・過換気（それを反映し動脈血ガス分析で PaCO$_2$ 15.6 mmHg と低下）の状態であったため，酸素投与（経鼻カニューレで 3 L/分）を行った（Kussmaul 呼吸は呈していなかった）．また血圧が低下していたため，大腿静脈にルートを確保し，生理食塩水の急速輸液を行った．低体温，低血圧であり，動脈血ガス分析では pH 7.13 と acidemia（酸血症）を認め，365.9 mOsmL と著しい高浸透圧血症を呈していた．その後入院となり，脱水に対しては輸液，高血糖に対してはヒューマリン®の持続静注を行ったが，8 時間後に心肺停止，死亡が確認された．

CRP 13.5 mg/dL と高値であり，何らかの感染症が併発して食欲不振や悪心・嘔吐をきたしたと考えられる．またインスリン分泌不全状態であるにもかかわらずインスリンを中断したため，高血糖をきたしていた．一般に，感染・発熱・疼痛・外傷等の急性ストレスなどで，インスリン需要の増大，インスリン抵抗性亢進に伴って血糖上昇をもたらす糖尿病の病態を「シックデイ（sick day）」[2]と呼ぶ．シックデイのときに食事がとれないからといって，安易にインスリンを中断すると重症高血糖を引き起こし，高血糖に伴う浸透圧利尿から脱水状態となる．本症例ではさらに，悪心・嘔吐のため，それを補うだけの飲水ができず，さらに高度の脱水をきたしたと考えられる．また高度の脱水による腎血流量の低下から（腎前性および腎性）腎不全を呈していた．糖尿病の急性合併症の観点からは，高浸透圧性高血糖症候群と診断される．

一般に，膵内外分泌不全を伴う膵性糖尿病では，膵からのグルカゴン分泌低下のため，糖尿病性ケトアシドーシス(diabetic ketoacidosis；DKA)をきたしにくい[12]．本症例では尿ケトンおよび血中ケトン体分画が測定されていないためDKAを完全には否定できないが，急性腎不全に伴うacidemia[14,15]と考えるのが妥当である［成人の急性腎障害では一般に腎の排泄障害によって約半数で高アニオンギャップ性の代謝性acidemiaをきたすとされており，腎の排泄障害による酸(硫酸塩，尿酸，水酸化プロピオン酸，馬尿酸等)の蓄積が原因である[14,15]］．

解説

❶ 本症例の分類および病態

慢性膵炎臨床診断基準2009[16]では，慢性膵炎は，成因からアルコール性慢性膵炎，非アルコール性慢性膵炎に分類される．アルコール性慢性膵炎の定義は「エタノール換算で80 g/日以上を10年以上継続飲酒」とされており，本症例はアルコール性慢性膵炎に分類される．

「糖尿病と慢性膵炎の発見時期からみた分類」[13] (本書p.105の表1)では，2-III群(慢性膵炎先行例)の膵性糖尿病に相当する．32歳時に初発の腹背部痛があり，34歳時にCTで膵石灰化が認められて慢性膵炎と診断され，膵性糖尿病と診断されたのはその4年後の38歳時であった．

本症例では有痛性の末梢神経障害が認められた．今村ら[17]によると，石灰化慢性膵炎を伴う膵性糖尿病39例中13例で糖尿病に起因すると思われる末梢神経障害を認め，13例中4例(約3割)では有痛性の末梢神経障害を伴い，膵性糖尿病でも糖尿病性末梢神経障害は少なからず発生すると報告している．本症例では，糖尿病性神経障害，アルコール性神経障害のほか，急激な血糖変動に伴うpost treatment neuropathy[12]の影響が大きかったと考えられる．

また1回目の入院中，食前血糖値60 mg/dL未満が4回認められたが，いずれも明らかな自覚症状を認めなかった．石灰化を伴う膵性糖尿病では，低血糖に対し拮抗的作用をもつホルモン(counter-regulatory hormone)の1つであるグルカゴンの分泌が一次性糖尿病や健常者と比較して優位に低下している[3,18]．さらに自律神経を伴う場合には，同じくcounter-regulatory hormoneの1つであるアドレナリンの分泌も有意に低下する[6]ため，自覚的な低血糖症状を認めにくい(無自覚低血糖)．このような病態では，空腹感，震え，発汗，動悸など，アドレナリン反応に伴う低血糖症状(末梢神経症状)がみられず，異常行動，言語障害，傾眠などの中枢神経障害が初めに出現することも少なくない．

❷ 慢性膵炎の代償期および非代償期の食事療法

現病歴のなかに，「退院した夜にカレーライスを食べ再び腹背部痛が出現し，慢性膵炎急性増悪の診断で入院」となったエピソードがある(34歳時)．この時期は腹背部痛が主体であり，膵性糖尿病をまだ発症していないことから，代償期の慢性膵炎と考えられる(本書p.105の図4を参照)．

代償期の慢性膵炎では，膵外分泌機能は保たれているが，腹背部痛や高アミラーゼ血症を認めることがある．そのため，慢性膵炎の急性増悪を避けるために，安定期であっても膵外分泌刺激を避けること，すなわち膵の安静化を図ることが大切であり，食事療法で大事なのは脂肪制限食である．丹藤ら[19]の検討では，1回の食事の脂肪摂取量が0〜10 gの場合，胆嚢収縮促進，膵酵素分泌促進作用のあるコレシストキニン(CCK)の血中濃度はほとんど上昇しないが，脂肪摂取量が20 gを超えると著明に上昇した．すなわち，CCKの上部小腸からの分泌を抑制させるためには，1回の食事摂取脂肪量を10 g程度に制限するのが望ましいとされる．本症例で慢性膵炎急性増悪の要因となったレトルトカレーライスは1食分でも20〜40 gの脂肪が含まれており[20]，代償期慢性膵炎では注意しなくてはならない食品の1つである．

一方，非代償期の慢性膵炎では，腹背部痛は消失していることが多いが，反対に膵内外分泌不全(インスリンおよび膵酵素の分泌不全)が顕著となる．そこで栄養状態を良好に維持するために，食事で摂取脂肪量を40 g/日以上(脂肪制限するのではない)とし，標準体重×30 kcal/日以上のエネルギー摂取が推奨される．本症例の47歳の入院時には，非代償期慢性膵炎と考えられるため，最終的な食事療法を2,000 kcal/日(標準体重1 kg当たり35.5 kcal)，脂肪摂取量を60 g/日とした．

❸ 膵石灰化を伴う膵性糖尿病の血糖コントロール

頻回の高血糖・低血糖を繰り返し，日常生活に支障をきたすような糖尿病を「ブリットル型糖尿病(brittle diabetes)」[21,22]という．本症例はブリットル

型の膵性糖尿病例であり[22]（図1），血糖コントロールに難渋した．血糖コントロール不安定の要因としては，①インスリン分泌の枯渇（1型糖尿病類似），②炭水化物の消化吸収不良，③糖尿病性胃麻痺[8-11]の存在，④大量飲酒（通院中）などが考えられた．糖尿病性胃麻痺を有する患者では胃運動の低下により摂取した食物が胃からスムーズに排出されないため，血糖は短時間では上昇しにくい[9]．したがって，インスリン療法中の糖尿病患者に胃麻痺を合併すると血糖コントロールは不安定になりやすい．そのため，本症例では胃運動改善薬（モサプリド，ドンペリドン等）の併用[9, 10]を検討する必要があった．

DKAをきたしにくい[13, 23]ことも膵性糖尿病の特徴である．膵内外分泌不全を伴う膵性糖尿病では，グルカゴン分泌低下のため，インスリンが絶対的に不足すると，血糖値は上昇しても，低グルカゴン血症のため脂肪酸のβ酸化が障害され，不完全燃焼物であるケトン体は大量に生成されない[23]．本症例における外来での随時血糖と尿中ケトン体の関連を図3に示した．血糖値が400 mg/dL以上あるいは500 mg/dL以上でも50％以上で尿ケトン体は（−）または（＋/−）であり，本症例がDKAをきたしにくい病態であることがわかる．

48歳の入院時には，随時血糖1,530 mg/dL，血症浸透圧365.9 mOsmLと高値であることから，高浸透圧性高血糖症候群と考えられるが，DKAを否定するためにも，尿中ケトン体あるいは血中ケトン体の測定をする必要があった．また高浸透圧性高血糖症候群だけでなく，急性腎不全（BUN 129.6 mg/dL，Cr 5.4 mg/dL），およびacidemia（pH 7.13）も併発していた．救命のためには，まずacidemiaの改善目的で透析を行う必要があった．

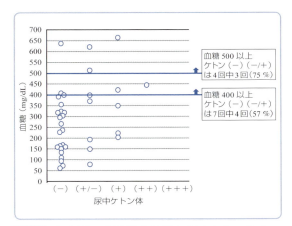

図3 本症例における血糖値と尿中ケトン体の関連

47歳男性．アルコール性慢性膵炎例（膵性糖尿病＋膵切除）．

■ 文　献 ■

1) Brinkman GL, et al: The effect of bronchitis, smoking, and occupation on ventilation. Am Rev Respir Dis 1963; **87**: 684-693.
2) 日本糖尿病学会：尿病専門医研修ガイドブック．診断と治療社，2012．
3) Nakamura T, et al: Correlation between pancreatic endocrine and exocrine function and characteristics of pancreatic endocrine function in patients with diabetes mellitus owing to chronic pancreatitis. Int J Pancreatol 1996; **20**: 169-175.
4) 松本敦史，他：PFDテスト（Bentiromide試験）．臨床検査ガイド2015年改訂版．文光堂，2015：232-234．
5) 渡辺 拓，他：Gastrokinetics投与前後における糖尿病性胃麻痺患者の[13]C-acetateを用いた胃排出能の変化と血糖値の関連に関する研究．消化と吸収 2001；**24**：99-104．
6) Nakamura T, et al: Decreased counterregulatory hormone responses to insulin-induced hypoglycemia in patients with pancreatic diabetes having autonomic neuropathy. Tohoku J Exp Med 1994; **174**: 305-315.

7) 建部高明，他：膵石症．最新医学 1972；**27**：1757-1763．
8) Nakamura T, et al: Study of gastric emptying in patients with pancreatic diabetes(chronic pancreatitis) using acetaminophen and isotope. Acta Gastroenterol Belg 1996; **59**: 173-177.
9) 中村光男，他：糖尿病 gastroparesis の臨床像―特に自覚症状及び食後血糖の変化について―．臨牀と研究 1995；**72**：2640-2645．
10) 笠井富貴夫：糖尿病患者の胃排出機能に関する研究 アセトアミノフェン（APAP）とアイソトープ併用による液食―固形食同時測定法．弘前医学 1990；**42**：1-13．
11) Ishii M, et al: Erythromycin derivative improves gastric emptying and insulin requirement in diabetic patients with gastroparesis. Diabetes Care 1997; **20**: 1134-1137.
12) 中村光男，他：膵内分泌機能の変動．胆と膵 1990；**11**：153-159．
13) 中村光男，他：糖尿病と慢性膵炎．Diabetes Frontier 1993；**4**：555-560．
14) 柴田麻理：急性腎不全．薬局 2014；**65**：1966-1970．
15) Rocktaeschel J, et al: Acid-base status of critically ill patients with acute renal failure: analysis based on Stewart-Figge methodology. Crit Care 2003; **7**: 60-66.
16) 厚生労働省難治性膵疾患に関する調査研究班，他：慢性膵炎臨床診断基準 2009．膵臓 2009；**24**：645-646．
17) 今村憲市，他：糖尿病性末梢神経障害を併発した石灰化慢性膵炎の臨床像について．糖尿病 1981；**24**：663-668．
18) 今村憲市，他：慢性膵炎における低血糖刺激時の各種ホルモン分泌動態―特にグルカゴン，コーチゾール，成長ホルモン分泌能を中心にして―．糖尿病 1983；**26**：703-711．
19) 丹藤雄介，他：膵炎患者および健常者において経口脂肪負荷による血中CCK分泌動態の臨床的検討．消化管ホルモン XV．医学図書出版，1997：52-55．
20) 香川芳子：新 毎日の食事のカロリーガイドブック 外食編／ファストフード・コンビニ編／市販食品編／家庭のおかず編．女子栄養大学出版部，2002．
21) 河盛隆造，他：ブリットル型糖尿病．日本臨牀別冊 領域別症候群 2 内分泌症候群 糖代謝．日本臨牀，1993：254-256．
22) Berger M，他（著），中村光男（訳），後藤由夫（監訳）：糖尿病患者のためのインスリン療法の実際．シュプリンガー・フェアラーク東京，2004：249-251．
23) Накамура Тэруо (Nakamura T), et al: Содержание 3-гидроксимасляты, свободного инсулина и глюкагона у больных панкреатиуеским диабетом. Probl Endocrinol 1995; **41**: 7-10.

2 膵切除術後

a 脂肪便を改善するために必要な膵酵素量

松本敦史　弘前市立病院内分泌代謝科
中村光男　弘前市医師会健診センター所長／弘前大学名誉教授／東邦大学医学部客員教授
今村憲市　今村クリニック
町田光司　まちだ内科クリニック

症例提示

[症　例] 81歳女性．
[主　訴] 膵頭十二指腸切除術（pancreatoduodenectomy：PD）後の高血糖．
[既往歴] 特記事項なし．
[身体所見] 身長154.4 cm，体重37.2 kg（BMI 15.6 kg/m²）．血圧112/64 mmHg，脈拍68 bpm．
[現病歴] 80歳時（2009年6月）に背部痛があり，その後3か月間で3 kgの体重減少があり，黄疸も出現したため当院を受診．腹部CTで膵頭部に2 cm大の腫瘍があり，膵癌と診断され，同年6月にPDが施行された［T3（DU）N0M0：stage III, adenocarcinoma］．術後から外科でパンクレアチン®3 g/日が投与されていた．一方，術前には糖尿病を指摘されたことがなかったが，術後6か月（同年12月）にはHbA1c 6.9 %と上昇し，糖尿病と診断された．さらに術後10か月（2010年4月）にはHbA1c 8.8 %とさらに上昇したため，血糖コントロール目的で内科に紹介，入院となった．
[入院時の検査所見] 尿蛋白（−），尿糖（4＋），尿ケトン体（−），尿潜血（−）．WBC 3,200 /μL，RBC 370×10⁴/μL，Ht 33.9 %，Hb 11.2 g/dL，Plt 18.8×10⁴/μL，CRP 0.05 mg/dL，Alb 3.3 g/dL，AST 28 IU/L，ALT 35 IU/L，γ-GTP 20 IU/L，T-bil 0.5 mg/dL，BUN 11 mg/dL，Cr 0.5 mg/dL，eGFR 86.1 mL/分/1.72 m²，HbA1c 8.8 %，随時血糖330 mg/dL，抗GAD抗体＜1.3 U/mL（1.4以下）．
[膵内分泌機能検査] 血中C-ペプチド0.6 ng/mL（0.5 ng/mL以下でインスリン分泌不全[1]），尿中C-ペプチド41.6 μg/日（基準値40～100 μg/日[1]，20 μg/日以下でインスリン分泌不全[1,2]）．
[経　過] PD後の膵性糖尿病（pancreatic diabetes）に対し，2010年4月（術後10か月）に血糖コントロール目的で2週間入院した．入院前の時点でAlb 3.3 g/dL，体重37.2 kg（BMI 15.6 kg/m²）と低栄養の状態であった．標準体重は52.4 kgであり，食事を1,600 kcal食［30.5 kcal/kg 標準体重，たんぱく質70 g（1.34 g/kg 標準体重），脂肪45 g，炭水化物220 g］とした．尿中C-ペプチドは41.6 μg/日と基準値下限であったが，各食前血糖は200〜300 mg/dL台であり高血糖が改善されないため，インスリン療法を開始した［イノレット®R（8-4-4）（単位），各食前］．また1,600 kcal食を全量摂取しているにもかかわらず，低栄養（低体重，低Alb血症）であったため，膵外分泌不全を疑い，PD直後から投与されていたパンクレアチン3 g/日にベリチーム®6 g/日（分3，毎食直後）を追加し（図1）退院となった（本来は退院前に治療を変更しないほうが望ましい）．

ベリチーム®6 gの追加から3か月後（2010年7月）には，体重は4.8 kg上昇（3か月で5 kg），Albも3.3 g/dLから3.9 g/dLと正常範囲（3.8 g/dL以上）になり，栄養状態は改善してきた．しかし手術から2年半後の2011年12月に右肺下葉への癌転移を認め，82歳時（2012年1月）に右下葉部分切除術が施行された（組織はadenocarcinoma，化学療法は施行されなかった）．

経過が比較的安定し，食事が十分に摂取できていた2013年2月と3月に膵外分泌機能評価および消化吸収能評価を行った．すなわち，膵酵素を3日間以上中止し，¹³C-BTA呼気試験，PFD試験，および出納試験（balance study）（3日間の食事調査・蓄便）を行った．食事調査では，3日間の食事摂取量（kcal/日），脂肪摂取量（g/日），たんぱく質摂取量（g/日）を求めた．またガス液体クロマトグラフィー（gas-liquid chromatography；GLC）法[3]で糞便中脂肪排泄量を，ニンヒドリン法[4]で糞便中窒素を測定した．脂肪，たんぱく質に関しては，食事による摂取量と糞便中排泄量から生体内への吸収量，吸収率を算出した．

また膵酵素補充療法の効果判定を行う目的で，膵酵素服用下でも出納試験を施行した（**図 2**，**表 1**）．

[膵外分泌機能検査]

① ^{13}C-BTA 呼気試験：Cmax（$\Delta^{13}CO_2$ ピーク値）26.5 ‰（41.2 ‰以下で膵外分泌不全）．

② PFD 試験：6 時間蓄尿中 PABA 排泄率 49.5 %，eGFR 86.1 mL/ 分 /1.72 m^2，尿量 440 mL，残尿なし（70 % 未満で膵外分泌障害）．

^{13}C-BTA 呼気試験では，Cmax 26.5 ‰（41.2 ‰未満で膵外分泌不全）と低値であった．また，膵酵素を 3 日間以上中止しての出納試験では，検査期間中の脂肪摂取量が 29.8 g/ 日と少ないにもかかわらず（消化吸収能評価のために適切な脂肪摂取量は 40 ～ 60 g/ 日とされている），糞便中脂肪排泄量 21.9 g/ 日と脂肪便（糞便中脂肪排泄量 5 g/ 日以上）を認めた．^{13}C-BTA 呼気試験および出納試験の結果から，

	2009 年（80 歳）		2010 年（81 歳）			2011 年（82 歳）		2012 年（83 歳）		2013 年（84 歳）			2014 年（85 歳）	2016 年（87 歳）
	6 月	7 月	4 月（入院時）	7 月	11 月	5 月	12 月	4 月	12 月	2 月	9 月	11 月	4 月	6 月
体重（kg）	49.0	41.0	37.2	42.0	42.0	42.0	42.0	42.7	41.0	41.7	39.0	38.4	38.0	38.8
BMI（kg/m^2）	20.6	17.2	15.6	17.6	17.6	17.6	17.6	17.9	17.2	17.5	16.4	16.1	15.9	16.3
Alb（g/dL）	4.1	2.5	3.3	3.9	3.8	3.7	3.8	3.8	4.0	3.9	3.9	3.9	3.8	3.9
TC（mg/dL）	287	-	-	-	-	-	-	-	-	118	125	120	111	142
HbA1c（%）	6.1	6.8	8.8	7.0	7.4	7.4	7.0	7.8	8.4	8.2	8.3	8.9	7.4	8.8
インスリン総投与量（糖尿病治療）	糖尿病なし		2010 年 4 月～ イノレットR（8-4-4）		2010 年 11 月～ イノレットR（4-4-4）									
膵酵素補充療法		術後～ パンクレアチン 3 g/ 日	2010 年 4 月～ ベリチーム 6 g/ 日 パンクレアチン 3 g/ 日								2013 年 9 月～ ベリチーム 12 g/ 日に増量 パンクレアチン 3 g/ 日			

2009 年
2 月～背部痛
5 月～黄疸

2009 年 6 月
PD 施行

2010 年 4 月
血糖コントロール目的
入院（2 週間）
インスリン療法
膵酵素補充療法
開始

2012 年 1 月
右肺下葉切除
（膵癌の転移）

蓄便と食事調査による消化吸収試験
①2013 年 2 月：膵酵素中止（同時に ^{13}C-BTA 呼気試験，PFD 試験も施行）
②2013 年 3 月：ベリチーム 6 g/ 日，パンクレアチン 3 g/ 日服用下
③2013 年 9 月：ベリチーム 12 g/ 日，パンクレアチン 3 g/ 日服用下

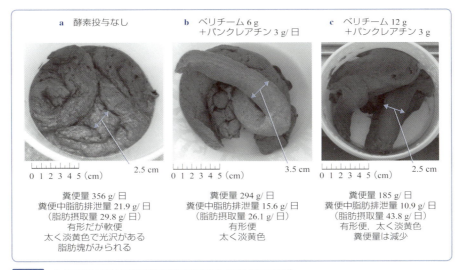

図 1　本症例における栄養状態，血糖コントロールの変化

81 歳女性．膵癌，PD 後症例．

a　酵素投与なし　**b**　ベリチーム 6 g ＋パンクレアチン 3 g/ 日　**c**　ベリチーム 12 g ＋パンクレアチン 3 g

a：糞便量 356 g/ 日
糞便中脂肪排泄量 21.9 g/ 日
（脂肪摂取量 29.8 g/ 日）
有形だが軟便
太く淡黄色で光沢がある
脂肪塊がみられる

b：糞便量 294 g/ 日
糞便中脂肪排泄量 15.6 g/ 日
（脂肪摂取量 26.1 g/ 日）
有形便
太く淡黄色

c：糞便量 185 g/ 日
糞便中脂肪排泄量 10.9 g/ 日
（脂肪摂取量 43.8 g/ 日）
有形便，太く淡黄色
糞便量は減少

図 2　本症例における膵酵素補充療法と便性状の変化

81 歳女性．膵癌，PD 後症例．
[巻頭カラー口絵③]

膵外分泌不全と診断した（表1）（PFD試験の尿中PABA排泄率も49.5%と低下していた）．

ベリチーム®6gおよびパンクレアチン3g/日服用下の糞便中脂肪排泄量は15.6g/日に減少したが，完全に脂肪便のない状態（complete abolition）には至らなかった．そこで2013年9月からさらにベリチーム®6gを追加し，ベリチーム®を計12g/日（各食後に4gずつ）として，再び膵酵素服用下で食事調査・蓄便による出納試験を施行し，膵酵素補充療法の効果判定を行った．

膵酵素補充療法による糞便の排泄量および肉眼的所見の変化を図2にまとめた．膵酵素を中止した状態（図2a）の糞便排泄量は356g/日と大量であった．便は太く，淡黄色で光沢を有し，脂肪塊がみられる軟便であり，脂肪便に特徴的な肉眼的所見[5,6]であった．脂肪便というと下痢をイメージするかもしれないが，実際に膵性脂肪便で下痢を認めるのは10%以下である[5]．

一方，ベリチーム®6g/日およびパンクレアチン3g/日服用下（図2b）では，糞便排泄量は294g/日と，依然として大量の有形便で，糞便は太く淡黄色であり，肉眼的にも明らかな脂肪便であった．そこでさらにベリチーム®6g/日を追加し，ベリチーム®計12g/日，パンクレアチン3g/日とすると（図2c），糞便量は165g/日と健常者の範囲内に減少したが，便性状は依然として太く淡黄色であり，肉眼的にも脂肪便であった．糞便中脂肪排泄量は10.9g/日（表1）とかなり減少したものの，脂肪便の完全な消失（complete abolition）には至らなかった[7]．

次に，食事摂取量を考慮して，①膵酵素なし，②ベリチーム®6g/日，パンクレアチン3g/日服用下，③ベリチーム®12g/日，パンクレアチン3g/日服用下の3つの期間で消化吸収能を比較した（表1）．①と②では食事による脂肪摂取量が①29.8g/日，②26.1g/日といずれも不十分（40g/日未満）であったが，③では脂肪摂取量は43.8g/日と十分であった（本来は脂肪摂取量を揃えるべきである）．②と③で比較すると，糞便中脂肪排泄量は②15.6g/日，③10.9g/日と，ベリチーム®の増量によって約5g/日のわずかな脂肪便の改善にみえるが，③の期間には脂肪摂取量が十分であったため，脂肪吸収量は②10.5g/日に対して，③32.9g/日と明らかに増加し，脂肪消化吸収能の改善を認めていた．脂肪吸収率も②が10%台であるのに対して，③では52.3%と著しく改善しており，食事による脂肪摂取が十分であれば，ベリチーム®の増量が脂肪消化吸収の改善に有効であることが示された．

糞便中たんぱく排泄量は，膵酵素のない状態では17.3g/日と消化吸収不良を認めた[4]が，膵酵素補充療法（表1の②と③）によって正常範囲となり，たんぱく吸収量も50g/日以上で安定した．これを反映して，②の治療を行ってから約半年後にはAlb 3.8 g/dLと正常範囲になり，その後も維持されていた．

手術7年後の現在（2016年6月）は87歳になったが，同様の治療を継続し，HbA1c 8.8%と血糖コントロールはやや高めであるものの，体重38.8 kg，Alb 4.1 g/dL，TC 142 mg/dLと栄養状態は安定維持されている．

表1 本症例における消化吸収能の評価

膵酵素	3日間の蓄便検査			3日間の食事調査（摂取量）				脂肪吸収量（g/日）	たんぱく吸収量（g/日）	脂肪吸収率（%）	たんぱく吸収率（%）
	糞便量（g/日）	糞便中脂肪排泄量（g/日）	糞便中たんぱく排泄量（g/日）	総カロリー（kcal/日）	たんぱく（g/日）	脂肪（g/日）	炭水化物（g/日）				
（基準）	< 200	< 5	< 11.6			40 <			92% <		
①なし	356	21.9	17.3	1,589	63.8	29.8	261	7.9	46.5	12.4	72.9
②ベリチーム6g/日 パンクレアチン3g/日	294	15.6	11.6	1,586	75.1	26.1	256	10.5	63.5	14.0	84.6
③ベリチーム12g/日 パンクレアチン3g/日	185	10.9	10.5	1,847	62.9	43.8	295	32.9	52.4	52.3	83.3

膵癌，PD後症例．

解説

❶ 糖尿病と胆膵腫瘍 and/or 膵切除，糖尿病の発見時期からみた分類

膵性糖尿病をきたす疾患として，慢性膵炎のほかに，膵癌や胆管癌などの胆膵腫瘍(and/or それに伴う膵切除)があり，これらの疾患は近年増加している．胆膵腫瘍 and/or 膵切除に伴う膵性糖尿病のおもな原因は，インスリン分泌不全[1]とされているが，そのほかに食事摂取量，体重などが手術の前後で変化することも，膵性糖尿病に影響を与えている．このため，胆膵腫瘍 and/or 膵切除を伴う糖尿病の分類は，「糖尿病と慢性膵炎の発見時期からみた分類」(本書 p.105 の表 1)に示した慢性膵炎の膵性糖尿病分類[8, 9]よりも複雑である．そこで筆者らは，糖尿病と胆膵腫瘍 and/or 膵切除を有する患者でも，慢性膵炎の場合と同様に，糖尿病の発見時期からみた分類を検討した．

糖尿病，胆膵腫瘍 and/or 膵切除を有する通院患者 36 例で，カルテの記述をもとに，それぞれの発症時期(診断時期)に関する検討を行った(図3)．一次性糖尿病経過中に胆膵腫瘍診断がなされ切除術，化学療法などが行われたのは 36 例中 13 例であり，糖尿病診断から膵腫瘍診断までの期間は 13 ± 9.4 年(2〜29 年)であった．また糖尿病診断から膵腫瘍診断に至るまでの期間が 1 年未満の例は 3 例であり，糖尿病診断から 4 か月後，7 か月後，8 か月後にそれぞれ膵腫瘍と診断された．糖尿病診断とほぼ同時に胆膵腫瘍診断された例は 8 例であった．胆膵腫瘍切除術後に糖尿病を発症したのは 12 例であり，そのうち膵切除術の直後に糖尿病を発症したのは 4 例(いずれも膵全摘例)，残りの 8 例はいずれも術後 6 か月以降の発症であった．

上記の結果をもとに，「糖尿病と慢性膵炎の発見時期からみた分類」(本書 p.105 の表 1)と対比できるように，糖尿病と胆膵腫瘍 and/or 膵切除との関連について，糖尿病の発見時期からみて，表2 のように分類した．

糖尿病と慢性膵炎の分類では，糖尿病発見時に(画

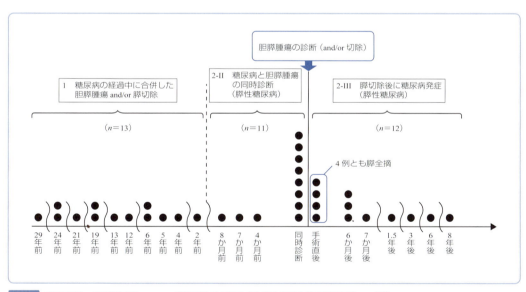

図3 糖尿病，胆膵腫瘍 and/or 膵切除の発見(診断)時期(通院患者 36 例)

表2 糖尿病と胆膵腫瘍 and/or 膵切除，糖尿病発見時期からみた分類

1 糖尿病の経過中に合併した胆膵腫瘍 and/or 膵切除 [一次性糖尿病＋胆膵腫瘍(and/or 膵切除)] ($n = 13$)
　　1 年以上前から一次性糖尿病あり，糖尿病の経過中に胆膵腫瘍診断 and/or 膵切除
2 膵性糖尿病
　　II 群：糖尿病と胆膵腫瘍の同時診断 ($n = 11$)
　　　　糖尿病診断から 1 年以内に胆膵腫瘍を発見
　　III 群：膵切除後に糖尿病発症 ($n = 12$)
　　　　胆膵腫瘍診断前には糖尿病がなく，膵切除術後に糖尿病を発見

像診断が行われないために）慢性膵炎の存在が否定できない例があるため，便宜上，このような例を膵性糖尿病のⅠ群（糖尿病先行）とした．糖尿病と胆膵腫瘍 and/or 膵切除の分類では，これに該当する例はなかった．

a 1 糖尿病の経過中に合併した胆膵腫瘍 and/or 膵切除

表2において，1に分類したのは，胆膵腫瘍を診断される以前（通常は数年あるいは十数年前）から一次性糖尿病があり，糖尿病の経過中に胆膵腫瘍を診断（and/or 膵切除）された場合である．一般に糖尿病の経過中に発見される膵癌は，腹痛・黄疸といった膵癌の一般的症状を呈するものと，血糖コントロール増悪と体重減少が同時にくるものとに分けられる[10]．そのため，腹痛・黄疸などの症状がなくても，糖尿病の経過中，（食事・運動などの日常生活に大きな変化がないのに）血糖コントロール増悪，体重減少を認める場合（多くは6か月以内に5～10 kgの減少）には，膵癌の併発を念頭に置く必要がある[10]．

1は，一次性糖尿病に胆膵腫瘍 and/or 膵切除を合併した状態であり，この病型は膵性糖尿病とは分けて考える必要がある．すなわち，一次性糖尿病の罹病期間が長い場合，栄養状態だけでなく，糖尿病合併症（神経障害，網膜症，腎症，大血管障害）を念頭に置き，経過をみていかなければならない．

また，手術前後で食事調査および膵内外分泌機能評価を行うべきである．食事に関しては，以前から糖尿病と診断されていれば，糖尿病の食事指導を受け，食事制限が極端になされている場合もある．そこで再度，膵切除術後の病態にあった適切な食事指導を行い，十分な食事が摂取できているか，定期的に食事調査を行う．さらに，膵内分泌機能が低下していればインスリン療法を，膵外分泌機能が低下して脂肪便が認められれば膵酵素補充療法を検討する必要がある．

b 2-Ⅱ群 糖尿病と胆膵腫瘍の同時診断（膵性糖尿病）

糖尿病と同時に胆膵腫瘍が診断された場合である．Ⅱ群は，胆膵腫瘍があることによって糖尿病を発症したと考えるため，膵性糖尿病に分類される．また，糖尿病診断から1年以内に胆膵腫瘍の診断に至るような場合は，おそらく糖尿病診断時には胆膵腫瘍が存在しているとも考えられるので，便宜上，「糖尿病診断から1年以内に胆膵腫瘍の診断」がなされた場合をⅡ群に分類することとした．

患者が腹痛・黄疸などの消化器症状を主訴として外来受診をした場合は，画像検査（腹部超音波，腹部CT等）で胆膵腫瘍を診断されるのと同時に，採血で高血糖（空腹時血糖 126 mg/dL 以上[1]）または随時血糖 200 mg/dL 以上[1]），HbA1c 上昇（6.5 % 以上[1]））を認めることで糖尿病と診断される．一方，消化器症状が明らかでない場合は，健診で高血糖を指摘されたり，口渇・体重減少など糖尿病の顕性化症状を主訴に外来を受診されることが多い．その場合は，採血で初めに糖尿病と診断され，その後，画像検査などで胆膵腫瘍と診断される．逆に，糖尿病と初めて診断されたときには，腫瘍マーカー（CEA，CA19-9）や腹部超音波，悪性腫瘍が疑わしい場合はさらに造影CT，MRIなどを追加することが望ましい．

c 2-Ⅲ群 膵切除後に糖尿病発症（膵性糖尿病）

胆膵腫瘍診断前には明らかな高血糖・HbA1c 上昇を認めず（すなわち胆膵腫瘍に伴う明らかな糖尿病がない），膵腫瘍切除後に初めて糖尿病を発症する場合である．膵腫瘍切除に伴うインスリン分泌能低下が糖尿病発症のおもな原因と考えられるので，膵性糖尿病に分類される．

特に膵切除術後にインスリン分泌不全となった場合には，たとえば膵全摘術後の糖尿病発症はその典型例で，インスリン療法が必須である．一方，インスリン分泌能低下が軽度の場合，体重減少や食事摂取量低下の影響で糖尿病がマスクされ，術後すぐには高血糖をきたさず，膵切除後，十分な食事摂取ができるようになり，膵外分泌不全に対して膵酵素補充療法を行うと，数か月以上経過してから糖尿病を発症することが多い．そのため，たとえ膵切除術の直後に血糖上昇を認めなくても，HbA1c，血糖の測定を定期的に行い，膵性糖尿病の発症がないかを確認することが大事である．また，インスリン分泌能低下が軽度であれば，場合によってはDPP-4阻害薬が有効なこともあるため，投与してみる価値はある［本書「第2章 -2-e 脂肪便が改善されなくても，脂肪吸収量が増加すれば栄養状態は改善する」(p.136～139)参照］．

糖尿病と胆膵腫瘍診断 and/or 膵切除との関連を，糖尿病の発見時期から上記のように分類した．本症例は，膵切除前には糖尿病がなく，PD後6か月で初めてHbA1cの上昇を認め，糖尿病と診断された．このため，表2の「糖尿病と胆膵腫瘍 and/or 膵切除

糖尿病発見時期からみた分類」では,「2-III 群 膵切除後に糖尿病発症」に分類される.

❷ 膵外分泌機能と栄養状態の評価

本症例のように,脂肪摂取量が 40 g/ 日未満でも,膵性消化吸収不良に伴う脂肪便(糞便中脂肪排泄量 5 g/ 日以上)を認めれば膵外分泌不全と診断してよい.しかし,脂肪摂取が不十分だと,膵外分泌不全であっても脂肪便を認めない場合があるので注意する[6].

本症例の反省点としては,膵酵素補充療法の介入前に食事評価がなされていなかった点である.膵外分泌機能評価も本来は膵酵素補充療法前に行うのが望ましい.また,出納試験は食事摂取量を安定させてから行う(脂肪摂取量で 40 〜 60 g/ 日)ほうが,消化吸収能を正確に比較・評価できるため,本症例では**表1**の①,②の期間で再検を検討する必要があった.

さらに本症例では,手術後しばらくの間 TC が評価されていなかった.近年,メタボリックシンドロームの概念が浸透し,脂質異常症(高脂血症)の観点から動脈硬化の予防が推奨されるようになった[11]影響もあり,栄養評価のために TC を測定するという考えが薄れつつある.メタボリックシンドロームの診断や動脈硬化のリスクの判断に必要な HDL, LDL,中性脂肪が測定される機会が増える一方,必須項目でない TC は測定されないことがある.栄養を経時的に評価するためには,最低限,体重,Alb,末梢血(血液像)などとともに TC も測定すべきであることを啓発する必要がある.

■文　献■

1) 日本糖尿病学会:糖尿病専門医研修ガイドブック.診断と治療社,2012.
2) Nakamura T, et al: Correlation between pancreatic endocrine and exocrine function and characteristics of pancreatic endocrine function in patients with diabetes mellitus owing to chronic pancreatitis. *Int J Pancreatol* 1996; **20**: 169-175.
3) Nakamura T, et al: Faecal lipid excretion levels in normal Japanese females on an unrestricted diet and a fat-restricted diet measured by simultaneous analysis of faecal lipids. *J Int Med Res* 1992; **20**: 461-466.
4) 野木正之,他:Ninhydrin を用いた窒素定量法の開発と膵外分泌機能不全患者における蛋白消化吸収能への応用.消化と吸収 2006;**29**:36-40.
5) Nakamura T, et al: Can pancreatic steatorrhea be diagnosed without chemical analysis? *Int J Pancreatol* 1997; **22**: 121-125.
6) 中村光男:脂肪摂取と消化吸収不良・軟便・下痢.日本医事新報 2012;**4608**:67-70.
7) 中村光男,他:膵外分泌機能不全の診断法の進歩と膵酵素補充療法の問題点.胆と膵 2016;**37**:123-128.
8) 中村光男,他:糖尿病と慢性膵炎.*Diabetes Frontier* 1993;**4**:555-560.
9) 今村憲市,他:石灰化膵炎の糖尿病合併症の病態〜膵石灰化と糖尿病の発見時期を考慮しての検討〜.胆と膵 1982;**3**:251-256.
10) 今村憲市:臨床医としては,糖尿病患者は一病息災か?—癌死をめぐって.日本糖尿病学会総会記録 1994;**36**:191-194.
11) 日本動脈硬化学会:脂質異常症治療ガイド 2013 年版.杏林舎,2013.

2 膵切除術後

b 良好な栄養状態を保つには適切な膵酵素補充療法の継続が必要—膵切除術後10年の長期経過例

松本敦史　弘前市立病院内分泌代謝科
中村光男　弘前市医師会健診センター所長/弘前大学名誉教授/東邦大学医学部客員教授

症例提示

[症　例] 74歳(2006年7月)男性．

[主　訴] 幽門輪温存膵頭十二指腸切除術(pylorus-preserving pancreatoduodenectomy；PPPD)後の栄養不良，血糖コントロール不安定(膵内外分泌機能の評価・治療目的に外科から紹介)．

[既往歴] 63歳時に急性虫垂炎で虫垂切除，74歳時に糖尿病，膵頭部癌の診断でPPPD施行．

[身体所見] 身長155.5 cm，体重43 kg(BMI：17.8 kg/m^2)．PPPD施行前は57.0 kg(BMI 23.6 kg/m^2)．最高体重は64歳時の63 kg．血圧110/70 mmHg，両下腿に浮腫を認めず．

[家族歴] 妹が糖尿病，母が子宮癌，父がアルコール性肝硬変．

[生活歴] 喫煙歴：20～70歳まで60本/日，それ以降は禁煙．Brinkman指数：60(本)×50(年)=3,000[1]．飲酒歴：40～65歳までビール350 mL/日，それ以降はほとんど飲まない．

[現病歴] 毎年健診を受けており，それまでに高血糖を指摘されたことはなかったが，74歳時の健診で初めて尿糖陽性を指摘されて受診した．HbA1c 14.3%，随時血糖347 mg/dLと高値であり糖尿病と診断され，超速効型インスリン3回注射[ノボラピッド®を8-4-4(単位)で各食直前に皮下注射]が行われた．また，腹部CTでは2.5 cm大の膵頭部癌を同時に指摘され，(診断2か月後の)同年9月にPPPDが施行された．膵癌の病理所見はmoderately differentiated tubular adenocarcinomaであり，病期分類はstage IVa(T4N1M0)であった．手術後全身状態が安定し，1,600 kcal糖尿病食(30.1 kcal/kg標準体重，たんぱく質70 g，脂質45 g，炭水化物220 g)を全量摂取できるようになり，術前のインスリン療法を再開，またベリチーム®3 g/日(分3，毎食後)による膵酵素補充療法も同時に開始された．膵内外分泌機能検査，膵酵素補充療法の評価ならびに血糖コントロール目的で内科に転科となった．

[PPPDから1か月後の検査所見](74歳，2006年10月，内科転科時) 尿蛋白(−)，糖(−)，ケトン体(−)，潜血(−)，白血球(−)，WBC 3,400/μL，RBC 341×10^4/μL，Ht 31.5%，Hb 10.3 g/dL，Plt 23.2×10^4/μL，TP 5.6 g/dL，Alb 3.0 g/dL，Na 144 mEq/L，K 4.1 mEq/L，Cl 105 mEq/L，BUN 8 mg/dL，Cr 0.80 mg/dL(eGFR 72.0 mL/分/1.72 m^2)，UA 6.2 mg/dL，LDH 132 IU/L，AST 14 IU/L，ALT 13 IU/L，γ-GTP 20 IU/L，ALP 185 IU/L，T-bil 0.3 mg/dL，CK 26 IU/L，AMY 27 IU/L，TC 127 mg/dL，HDL 44.8 mg/dL，TG 82 mg/dL，HbA1c 9.6%，抗GAD抗体<1.3 U/mL(1.4以下)，CEA 1.8 ng/mL，CA19-9 21.0 U/mL(術前はCEA 2.1 ng/mL，CA19-9 101.0 U/mL)．

[経　過] 3日間の蓄尿検査では尿中C-ペプチド8.1 μg/日と低下し，インスリン分泌不全を呈していた(表1)．膵外分泌機能に関しては，^{13}C-BTA呼気試験ではCmax($Δ^{13}CO_2$ピーク値)20.3‰と低下し，入院中の出納試験(balance study)(3日間の食事調査・蓄便)では45 g/日の脂肪摂取に対し糞便中脂肪排泄量9.6 g/日と脂肪便を認め，両試験で膵外分泌不全と診断された[いずれも膵酵素(ベリチーム®)を3日間以上中止して行った]．PFD試験でも尿中PABA排泄率は50.1%と低下していた．

食事摂取量は十分であったため(1,600 kcal，たんぱく質75 g，脂質45 g，炭水化物220 g)，膵外分泌不全に対してベリチーム®の常用量(3 g/日)では不十分と考え，ベリチーム®を増量し[9 g/日(分3，毎食後)]，いわゆる膵酵素の大量補充療法[2]を行った．内科転科から約3週間で血糖コントロールは安定し，明らかな低血糖を認めず，退院となった．その後は内科通院を継続した．

長期間，癌の再発はなく，食事を十分に摂取でき

b 良好な栄養状態を保つには適切な膵酵素補充療法の継続が必要―膵切除術後10年の長期経過例

ていたため，手術から3年後および6年後に^{13}C-BTA呼気試験を施行した(図1)．PFD試験は3年後に施行し，両検査法で膵外分泌機能を評価した．また栄養状態(体重，BMI，血清Alb，TC)，血糖コントロール(HbA1c，インスリン総投与量)に関しても定期的に評価を行った(表1，図2)．

[膵外分泌機能の経時的変化]　^{13}C-BTA呼気試験における$Δ^{13}CO_2$の変化を図1に示した．^{13}C-BTA呼気試験のCmax($Δ^{13}CO_2$ピーク値)は，PPPDの1か月後20.3‰，3年後25.1‰，6年後22.2‰と，PPPD施行後の6年間で大きな変化を認めなかった(図1)．また，3回の^{13}C-BTA呼気試験の結果を健常者の平均的な経時的変化と比較すると，いずれの呼気試験でもピークに到達する時間は遷延し，また急峻なピークを認めず，膵外分泌不全に特徴的な所見[3]であった．Cmaxだけでなく，$Δ^{13}CO_2$の経時的変化の観点でも，術後3回の評価で大きな変化はなかっ

た．膵酵素補充療法とインスリン療法によって良好な栄養状態・血糖コントロールが維持されていても，膵外分泌不全は改善も増悪もせず不変であった．

一方，PFD試験では，術後1か月(74歳時)には尿中PABA排泄率50.1%であったが，3年後(77歳時)には尿中PABA排泄率は18.5%と低下していた(表1)．ただし，74歳時と77歳時で比較すると，eGFRは72.0 mL/分/1.72 m^{2}から62.6 mL/分/1.72 m^{2}に低下し，また74歳時には残尿はないが77歳時には少量の残尿を認めた．PFD試験はeGFRや残尿など腎泌尿器系の影響を受けやすく[4]，また完全蓄尿ができているか(患者は蓄尿をし忘れて，それを報告しない場合がある)，尿量測定が正確かなど，検査の過程が煩雑なため，誤差を生じやすい[4]．そのため，純粋な膵外分泌機能を比較する目的としては適切でないと考えられた．

表1　本症例におけるPPPD後の栄養状態，糖尿病コントロールの変化

日付	2006年10月 (①)	2006年11月 (②)	2007年3月 (③)	2009年5月 (④)	2012年10月 (⑤)	2016年6月 (⑥)
年齢(歳)	74	74	75	77	80	84
術後期間	1か月	2か月	6か月	3年	6年	10年
膵酵素補充療法の内容	ベリチーム 3 g/日	ベリチーム 9 g/日(術後1か月の評価後に増量)				2013年〜膵酵素中止
インスリン総投与量	16	16	34	43	47	4
体重(kg)	43	46	53	55	56	40
BMI(kg/m^2)(18.5以上)	17.8	19.0	21.9	22.7	23.2	16.5
Alb(g/dL)(3.8以上)	3.0	3.7	3.9	3.9	3.9	3.0
TC(mg/dL)(140以上)	127	136	142	158	140	111
HbA1c(%)(7.0以下)	9.6	7.7	7.4	7.6	6.8	7.9
蓄尿中C-ペプチド (μg/日)(40〜100)	8.1					
^{13}C-BTA呼気試験Cmax(‰)	20.3			25.1	22.2	
PFD試験 　尿中PABA排泄率(%) 　尿量(mL) 　eGFR(mL/分/1.72 m^2) 　残尿(mL)	50.1 330 72.0 残尿なし			18.5 600 62.6 10 mL		
出納試験(膵酵素中止) 　糞便中脂肪排泄量(g/日) 　糞便量(g/日)	9.6 194					
食事摂取量 (脂肪摂取量)	入院中 1,600 kcal (脂肪45 g)				外来食事調査 1,651 kcal (脂肪41.8 g)	外来食事調査 1,740 kcal (脂肪45.7 g)

糖尿病，PPPD後症例．日付の下の丸数字は，図2に記載された時期を示す．

2 膵切除術後

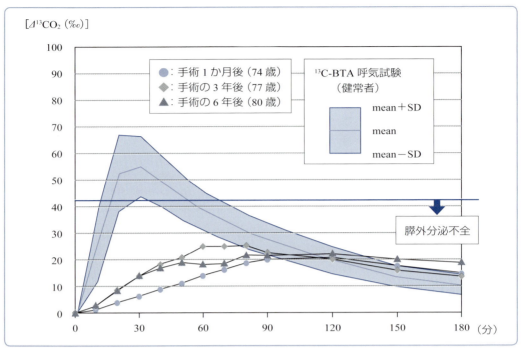

図1 本症例における ^{13}C-BTA 呼気試験 $\Delta^{13}CO_2$ の経時的変化
糖尿病，PPPD 後症例．

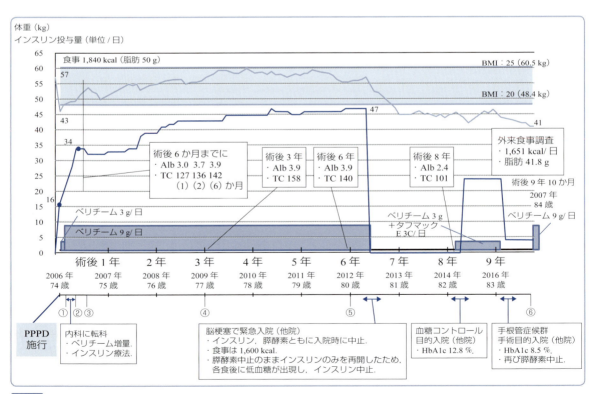

図2 本症例における PPPD 後 10 年の経過—体重，膵酵素，インスリン治療の推移を中心に
糖尿病，PPPD 後症例．

[膵酵素補充療法と栄養状態の変化] 外科手術（PPPD）の約1週間後，外科で膵酵素ベリチーム®が常用量（3 g/日，分3，毎食直後）で投与され，術後1か月で糖尿病食 1,600 kcal（37.2 kcal/kg 現体重，30.1 kcal/kg 標準体重．脂肪 45 g を含む）を全量摂取できるようになったが，体重 43 kg（BMI 17.8 kg/m²），Alb 3.0 g/dL，TC 127 mg/dL と低栄養状態であったため，内科に転科となった．膵酵素を3日間以上休薬しての検査で，糞便中脂肪排泄量 9.6 g/日と脂肪便を認め，^{13}C-BTA 呼気試験でも膵外分泌不全と診断され，食事も十分に摂取できていたため，ベリチーム®の大量療法[2]（ベリチーム® 9 g/日）を行った．ベリチーム®は従来の適応である消化異常症状に対しては 1.5 〜 3.0 g/日が常用量であるが，膵外分泌不全に対しては常用量の3〜12倍（4.5〜18 g/日）を必要とする[2]．本症例ではベリチーム® 3 g/日から 9 g/日に増量した（9 g/日は常用量の3〜6倍量）．

膵酵素補充療法（ベリチーム® 9 g/日）から1か月後には体重は 3 kg 増加（43 kg から 46 kg），血清 Alb は 3.0 g/dL から 3.7 g/dL に，TC は 127 mg/dL から 136 mg/dL にそれぞれ上昇し，栄養指標の明らかな改善を認めた（表 1，図 2）．その後も栄養指標は緩やかに改善し，手術の6か月後には栄養指標（体重，Alb，TC）のすべてが正常範囲まで改善した．栄養指標のなかで，Alb は約1か月でほぼ正常となり，一方で体重および TC は正常となるまでに約6か月を必要とした．栄養指標3項目のなかでは Alb が最も早く正常範囲まで改善すると考えられた．

それ以降も栄養指標は悪化することなく，手術から3年後の77歳時，6年後の80歳時にも栄養指標はすべて正常範囲であり，体重は緩やかに上昇した．

[膵外分泌機能および血糖コントロール] PPPD 施行後，内科に転科し，膵酵素をベリチーム® 9 g/日（分3，毎食直後）に増量，インスリンを調整してから1か月経過すると HbA1c 7 % 台となり，その後は HbA1c 7 % 前後で比較的良好な血糖コントロールが維持された．また，HbA1c 7 % 前後を維持するのに必要なインスリン総投与量は，膵酵素補充療法（ベリチーム® 9 g/日）から1か月後には 16 単位/日（ノボラピッド® 8-4-4）であった．一方，栄養指標3項目のすべてが正常となった6か月後には 34 単位/日（ノボラピッド® 14-12-4 各食直前＋ノボリン®N 4 就寝前），3年後には 43 単位/日（ノボラピッド® 30 ミックス 23-0-8 朝夕食直前＋ノボラピッド® 0-12-0 昼食直前），6年後には 47 単位/日（ノボラピッド® 30 ミックス 23-0-12 朝夕食直前＋ノボラピッド® 0-12-0 昼食直前）と徐々に増加した（図 2）．また，インスリン投与量の増加と並行するように，栄養指標の1つである体重も増加した（図 2）．その間，意識障害をきたすような重症低血糖はもちろんのこと，軽度の低血糖もほとんど起こらなかった．

[その後の経過] 本症例は手術から6年後の80歳時まで良好な栄養状態が維持されていたが，その半年後に脳梗塞で他院に救命搬送され，その後は当科でフォローされなくなった（図 2）．

今回本稿を執筆するにあたり，現在の治療内容，栄養状態を確認したところ，脳梗塞の入院直後に膵酵素補充療法が中止となり，その後の栄養状態は徐々に悪化していたことが判明した．また，脳梗塞での入院中，膵酵素補充療法を中止したままインスリンを再開すると低血糖が出現したため，インスリンも中止となり，スルホニル尿素（SU）薬（アマリール® 1 mg/日）が新たに開始され退院となった．しかし，その後の約1年半で HbA1c は 12.8 % と上昇したため，血糖コントロール目的で 82 歳時に入院となった（他院）．また，その1年半の間に 15 kg の体重減少（57 kg から 42 kg）を認め，Alb 2.4 g/dL，TC 101 mg/dL と他の栄養指標も低下し，低栄養状態となっていた．入院中，膵酵素製剤（ベリチーム® 3 g/日＋タフマック®E 3 カプセル/日）とともにインスリン投与が再開され，体重は再び緩やかに上昇（1年で 42 kg から 46 kg）したが，83 歳時，手根管症候群の手術目的で整形外科に入院した際，再び膵酵素が中止された．

84 歳（2016 年 5 月）時点で，体重は 40 kg（BMI 16.5），Alb 3.0 g/dL，TC 111 mg/dL といずれも低下し，低栄養状態が続いている．HbA1c は 7 % 台であり，わずか 4 単位/日のインスリン総投与量で血糖コントロールが行われていた．インスリン投与量が少量であったため，明らかな自覚的な低血糖はなかったようである．患者自身の話では，「食欲はあるものの，体重がなかなか増えない」とのことであった．

そこで現在の担当主治医と連絡をとり，あらためて食事調査を行った．食事摂取量は 1,740 kcal/日（脂肪 45.7 g/日）と十分であったため，2016 年 7 月から膵酵素補充療法をベリチーム® 9 g/日で再開した．これにより（患者への聞き取りで）排便回数は 3 回/日から 1 回/日に減少するとともに，便量も膵酵素補充療法の再開後に減少し，便性状も軟便から普通便に変化した．再開から3か月後（2016 年 10 月）には，体重は 40 kg から 43 kg に増加，Alb は 3.0 g/dL から 3.4 g/dL に緩やかに改善している．イ

ンスリン投与量は持効型インスリンで 10 単位 / 日まで増量され，HbA1c は 7.1 % と安定し，明らかな低血糖は認めていないようである．

解説

❶ 本症例の病態および治療

本症例では，健診を契機に糖尿病と診断され，そのときの画像検査で膵癌も指摘され PPPD が施行されたため，「糖尿病と胆膵腫瘍 and/or 膵切除，糖尿病発見時期からみた分類」（本書 p.119 の表 2）では，2-II 群「糖尿病と胆膵腫瘍の同時診断」の膵性糖尿病である．

術後の膵内外分泌不全に対して，膵酵素補充療法およびインスリン療法が施行され[2]，良好な栄養状態と血糖コントロールが長期間維持されたが，膵外分泌機能は改善せず，膵外分泌不全の状態は継続していた．そのため，栄養状態を良好に維持するためには，十分な食事摂取と適切な膵酵素補充療法，インスリン療法の継続が必要であった．逆に膵酵素補充療法を中止すると，再び低栄養状態になることも判明した．本症例では，膵酵素補充療法中止（結果的にインスリンも中止）から約 6 か月間で 12 kg の体重減少（57 kg から 45 kg）を認め，その後は改善がみられず，低栄養の状態が続いた．

❷ 本症例でわかった問題点

本症例で明らかとなった問題点は，膵内外分泌不全の病態を把握し，適切な食事療法，インスリン療法および膵酵素補充療法を行い，栄養状態と血糖コントロールがとも良好に維持されていたとしても，緊急入院・主治医の変更といった変化がある場合に，膵酵素補充療法が中止されてしまうリスクがあることである．その背景には，膵切除術後の病態・治療への理解が十分に浸透していないために，食事・消化吸収不良・栄養状態が考慮されず，血糖コントロールのみに注意がいくことがあげられる．

このようなことを避けるためには，診療情報提供書に，本症例が膵内外分泌不全を認める膵性糖尿病であり，2 型糖尿病とは病態が異なること，インスリン療法とともに膵酵素補充療法も継続しなければいけないことを明記する必要がある．また，患者が携帯する糖尿病手帳にも，膵酵素補充療法を含めた治療内容を必ず記載しなければならない（図 3 に，膵性糖尿病の糖尿病手帳の一例を示した）．しかしそれでも他院で主治医が変更となり，新たな主治医が診療情報提供書を確認する機会がないと，膵性糖尿病という病名はいつの間にか消えてしまい，一般的な 2 型糖尿病のように捉えられ，やはり膵酵素補充療法は中止になることがある．このため，患者にも膵酵素補充療法を一生やめないよう日常の外来で説明する必要がある．膵酵素を中止すると，糞便量が増加して悪臭を認め，体重は減少し，血糖自己測定（self-monitoring of blood glucose；SMBG）で低血糖が増えるなど，患者自身が理解することも大事である．

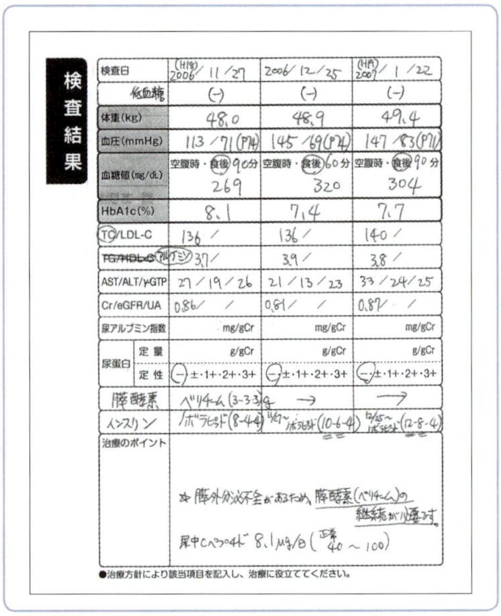

検査結果

検査日	(H18) 2006/11/27	2006/12/25	(H19) 2007/1/22
低血糖	(−)	(−)	(−)
体重(kg)	48.0	48.9	49.4
血圧(mmHg)	113/71 (P74)	145/69 (P74)	147/83 (P71)
血糖値(mg/dL)	空腹時・食後 90分 269	空腹時・食後 60分 320	空腹時・食後 90分 304
HbA1c(%)	8.1	7.4	7.7
TC/LDL-C	136/	136/	140/
~~TG/HDL-C~~ アルブミン	3.7/	3.9/	3.8/
AST/ALT/γ-GTP	27/19/26	21/13/23	33/24/25
Cr/eGFR/UA	0.86/ /	0.81/ /	0.87/ /
尿アルブミン指数	mg/gCr	mg/gCr	mg/gCr
尿蛋白 定量	g/gCr	g/gCr	g/gCr
尿蛋白 定性	−・±・1+・2+・3+	−・±・1+・2+・3+	−・±・1+・2+・3+
膵酵素	ベリチーム(3-3-3)g	→	→
インスリン	ノボラピッド(8-4-4)	11/27〜 ノボラピッド(10-6-4)	12/25〜 ノボラピッド(12-8-4)
治療のポイント	☆膵外分泌不全があるため，膵酵素(ベリチーム)の継続が必要です。 尿中Cペプチド 8.1 μg/日（正常 40〜100）		

●治療方針により該当項目を記入し、治療に役立ててください。

図 3 膵性糖尿病における糖尿病手帳の一例

■文 献■

1) Brinkman GL, *et al*: The effect of bronchitis, smoking, and occupation on ventilation. *Am Rev Respir Dis* 1963; **87**: 684-693.

2) 中村光男，他：膵内外分泌不全に対する膵消化酵素及びインスリン補充療法．膵臓 2007；**22**：454-461.

3) 松本敦史，他：Benzoyl-$_{L}$-Tyrosyl-[1-^{13}C]Alanine による膵性消化吸収不良診断呼気検査法の臨床応用の可能性．消化と吸収 2007；**30**：31-34.

4) 松本敦史，他：^{13}C-dipeptide 呼気試験と BT-PABA 試験との比較．胆と膵 2016；**37**：149-156.

2 膵切除術後

c 膵全摘例に対する膵内外分泌補充療法の実際

松本敦史　弘前市立病院内分泌代謝科
中村光男　弘前市医師会健診センター所長/弘前大学名誉教授/東邦大学医学部客員教授

症例提示

[症　例] 71歳男性.
[主　訴] 膵全摘術後の膵性糖尿病に対し，インスリン使用での低血糖.
[既往歴] 特記事項なし．年1回の健診で糖尿病を指摘されたことはない.
[身体所見] 身長171 cm，体重43 kg（BMI 14.7 kg/m^2）．最高体重は18歳時の60 kg.
[家族歴] 糖尿病なし.
[生活歴] 喫煙歴：なし，飲酒歴：なし.
[現病歴] 70歳（2011年4月）頃から上腹部にしこりを自覚するようになり，同年5月に消化器内科を受診した．CT，腹部超音波で膵頭部から体部にかけて5×4×2.5 cmの腫瘤を認め，それより末梢の主膵管拡張（8 mm）を認めたため膵癌と診断され，2011年7月に膵全摘術が施行された（T3N0M0：stage IIA, adenocarcinoma）．膵全摘に伴う膵内外分泌不全に対し，手術後から膵酵素補充療法[ベリチーム®6 g/日（分3，毎食後）]および強化インスリン療法[超速効型インスリン（ヒューマログ®）各食直前3回5-4-3（単位）および持効型インスリン（レベミル®）就寝前2単位の皮下注射]を行い，血糖自己測定（self-monitoring of blood glucose；SMBG）を指導した．術後約1か月で1,600 kcal/日（たんぱく質70 g，脂質45 g，炭水化物230 g）の食事を主食・副食とも2/3程度（約1,000〜1,200 kcal/日）摂取できるようになり，退院となった．しかし退院後，夜間（就寝から早朝空腹時にかけて）の低血糖症状（発汗，動悸）が週2, 3回の頻度で出現するようになったため，血糖コントロール目的で2011年9月に外科から当科に紹介となった.
[膵全摘術2か月後の検査所見]（71歳，2011年9月）WBC 4,500/μL，RBC 421×10^4/μL，Hb 13.2 g/dL，Ht 40.3 %，Plt 24.2×10^4/μL，尿糖（−），尿蛋白（−），尿ケトン（−），AST 90 U/L，ALT 123 U/L，ALP 350 U/L，LDH 230 U/L，T-bil 0.8 mg/dL，HBsAg（−），HCV（−），TP 6.0 g/dL，Alb 3.4 g/dL，TC 143 mg/dL，TG 93 mg/dL，UA 5.3 mg/dL，BUN 18 mg/dL，Cr 0.7 mg/dL，Na 143 mEq/L，K 4.9 mEq/L，Cl 103 mEq/L，CEA 3.5 ng/mL，CA19-9 13.3 U/mL，DUPAN2 27 U/mL，SPAN-1 ≦ 10.0 U/mL（術前にはCEA 2.8 ng/mL，CA19-9 209.9 U/mL，DUPAN2 78.8 U/mL，SPAN-1 58.8 U/mL），空腹時血糖149 mg/dL，HbA1c 6.6 %，抗GAD抗体＜1.3 U/mL（1.4以下），空腹時血中C-ペプチド0.1 ng/mL（基準0.5 ng/mL以下で分泌不全），^{13}C-BTA呼気試験Cmax（$\Delta^{13}CO_2$ピーク値）17.3 ‰（41.2 ‰以下で膵外分泌不全），胸部X線・心電図異常所見なし，糖尿病性神経障害なし（振動覚：右18秒，左18秒，アキレス腱反射：+/+），糖尿病性網膜症なし，糖尿病性腎症なし．頸部〜骨盤造影CTで明らかな転移性病変を認めず．肝内に門脈に沿った低吸収域あり（うっ血肝の疑い）.
[経　過] 手術前後の栄養状態，インスリン療法，膵酵素補充療法，食事摂取に関して図1にまとめた．レベミル®は持効型インスリンであり，効果が24時間持続するが，3〜14時間後に血糖低下の効果が最大となる[1]．そこで夜間低血糖のリスクを軽減するために，レベミル®の投与を就寝前から朝食前に変更，それ以降は夜間低血糖の頻度は少なくなった．HbA1cは6％台で一見良好な血糖コントロールのようにみえるが，HbA1cでは低血糖を検出することはできない．そのため，HbA1cが良好であれば低血糖にも注意が必要である.

また，術後は食欲不振の状態が続いていたため，栄養状態（体重，Alb，TC）の改善が不十分であった．2011年11月（術後4か月）にベリチーム®を6 g/日から9 g/日に増量した（食事調査は行われておらず，これも問題であった）．2012年12月には尿路

感染症のために入院となり，その後も腰痛の訴えがあり，MRIで化膿性椎間板炎(L2/3：第2第3腰椎間)と診断され，点滴抗菌薬(メロペネム，アンピシリン)が2週間投与され，その後セフォタキシム400 mg(点滴)，クラビット® 500 mg(内服)に変更し，さらに2週間投与された．これによりCRPは陰性になったが，退院後，腰痛が消失し，単純X線写真・MRIで椎間板(L2/3)の骨癒合，腰痛の消失が確認されるまでに約8か月の期間を要した(当初は膵癌の骨転移も疑われたが，抗菌薬投与で画像所見が改善したため否定された)．膵全摘術後の約1年間は食欲不振が続き，癒着性イレウスで入院となった時期もあった(入院中は24時間の経鼻的栄養を併用)．2012年8月頃から徐々に食事摂取量が増え，2012年9月(術後14か月)には3日間の外来食事調査で食事摂取量が2,000 kcal/日を超えるようになった．また，この時点では低体重，低Alb血症を認めていたため，膵酵素製剤をベリチーム® 9 g/日(分3，毎食直後)からリパクレオン® 1,800 mg/日(分3，毎食直後)に変更した．その後，栄養状態は改善し，変更後の5か月間(図1の2012年11月から2013年3月)で，体重は2.5 kg増加(44.7 kgから47.2 kg)，Albは3.3 g/dLから3.8 g/dLに上昇し正常範囲となり，TCも150 mg/dLから206 mg/dLに上昇した．

一方，リパクレオン® 1,800 mg服用下でも，なお糞便量は多く(1,262 g/日)，下痢となることが多かったため，2013年8月(術後25か月)からリパクレオン® 1,800 mgにベリチーム® 6 g/日(分3，毎食直後)を追加投与した．

2,000 kcal/日以上の十分な食事摂取量が維持できるようになってから，以下の条件で出納試験(balance study)(3日間の食事調査・蓄便)を行った．

① 2012年9月(術後14か月)：ベリチーム® 9 g/日(分3，毎食直後)を中止し3日以上経過
② 2012年11月(術後16か月)：リパクレオン® 1,800 mg/日(分3，毎食直後)服用下
③ 2013年11月(術後28か月)：リパクレオン® 1,800 mg/日(分3，毎食直後)およびベリチーム® 6 g/日(分3，毎食直後)服用下

また，①の膵酵素中止期間中に血糖自己測定(self-monitoring of blood glucose；SMBG)を行い，膵酵素を一時的に中断した場合の，膵外分泌不全例における安全なインスリン投与量に関する検討を行った．

	(70歳)	2011年(71歳)		2012年(72歳)					2013年(73歳)				2014年
	5月	9月	11月	1月	3月	5月	7月	9月	11月	1月	3月	7月	11月	1月
体重(kg)	55	42.2	43.9	45.9	41.3	40.6	42.1	44.4	44.7	46.2	47.2	48.3	50.9	50.9
BMI(kg/m²)	18.8	14.5	15.0	15.7	14.3	13.9	14.4	15.2	15.3	15.8	16.2	16.5	17.4	17.4
Alb(g/dL)	4.7	3.4	3.5	2.4	2.9	2.3	3.0	3.3	3.4	3.7	3.8	3.7	3.8	4.2
TC(mg/dL)	217	146		88		120	124	150	153	183	206	194	178	208
HbA1c(%)(NGSP)	5.2	6.6	6.0	7.5	6.8	6.9	8.4	8.8	8.9	9.7	10.3	9.1	9.5	8.8
インスリン総投与量(単位/日)	0	14 ヒューマログ (5-4-3) レベミル (0-0-0-2)	14 ヒューマログ (5-4-3) レベミル (2-0-0)	ヒューマログ：スライディングスケール レベミル (2-0-0)			14 ヒューマログ (5-4-3) レベミル (4-0-0)	16 ヒューマログ (4-4-4) レベミル (4-0-0)	17 ヒューマログ (5-4-4) レベミル (4-0-0)	19 (5-6-4) レベミル (4-0-0)	24 (6-7-5) (6-0-0)	28 (7-8-6) (7-0-0)	28	28
消化酵素		術後〜 ベリチーム 6 g (2-2-2)	2011年11月10日〜 ベリチーム 9 g (3-3-3)				2012年10月3日〜 リパクレオン 1,800 mg (600-600-600)						2013年8月1日〜 リパクレオン 1,800 mg +ベリチーム 6 g	
エピソード		2011年7月6日 膵全摘術	入院 化膿性椎間板炎		入院 癒着性イレウス (食欲不振)									
			食欲不振			蓄便①		蓄便②				蓄便③		
食事調査			膵全摘術2か月後の検査所見	・2,114 kcal/日 ・たんぱく：82.5 g ・脂質：57.7 g ・炭水化物：315 g			・2,013 kcal/日 ・たんぱく：83.1 g ・脂質：56.1 g ・炭水化物：288 g					・2,538 kcal/日 ・たんぱく：122.3 g ・脂質：76.3 g ・炭水化物：337 g		

図1 本症例における膵酵素補充療法後の栄養状態，血糖コントロールの変化

膵全摘例．

❶ 膵酵素補充療法による消化吸収能の変化

3日間の食事調査と蓄便による消化吸収試験で，膵酵素を中止した状態（図1の①）の糞便は1,603 g/日と大量の軟便で，淡黄色で光沢があり，白い脂肪塊を有し，脂肪便に特徴的な所見[2]であった．リパクレオン®1,800 mg/日服用下（図1の②）では茶褐色の便性状になったが，1,262 g/日となお大量の泥状便であり，正常とはほど遠い状態であった．そこでさらにベリチーム®6 g/日を追加したところ（図2の③），糞便量は571 g/日と減少し，茶褐色の有形便に変化した．

次に，食事摂取量を考慮して，膵酵素の有無で消化吸収能を検討した．膵酵素なし（表1の①）とリパクレオン®1,800 mg服用下（表1の②）を比較すると，リパクレオン®1,800 mgの服用によって，糞便中脂肪排泄量は①29.6 g/日から②27.0 g/日へ，糞便中たんぱく排泄量は①28.6 g/日から②25.8 g/日へとわずかに減少しただけでほとんど変わらなかった．しかし，脂肪摂取量（①57.7 g/日から②76.3 g/日）およびたんぱく摂取量（①82.5 g/日から②122.0 g/日）を考慮すると，脂肪吸収量は28.1 g/日から49.3 g/日と21.2 g（21.2 g × 9 kcal/g ＝ 190.8 kcalに相当）の上昇を認め，たんぱく吸収量も65.3 g/日から78.9 g/日と12.6 g/日（× 4 kcal/g ＝ 50.4 kcal）の上昇を認めた．また，脂肪吸収率は48.7 %から64.7 %，たんぱく吸収率は65.3 %から79.8 %と上昇し，消化吸収能の明らかな改善を認めた．

また，リパクレオン®1,800 mgにベリチーム®6 gを追加すると，糞便量は1,262 g/日から571 g/日と半減し，茶褐色の有形便に変化し，消化吸収能がさらに改善した（図2）．

❷ 栄養状態の変化

膵全摘術後の約1年間は，感染症（化膿性椎間板炎）を併発していた影響もあって食事を十分に摂取できず，膵酵素補充療法を行っても十分な栄養状態（体重，Alb，TC）の改善は得られなかった．しかし，術後14か月後に膵酵素製剤をベリチーム®（9 g/日）からリパクレオン®（1,800 mg/日）に変更し，また食事摂取量が2,000 kcal/日を超えるようになってからは栄養状態が徐々に改善している．一見，膵酵素製剤の変更によって栄養状態が改善したようにみえるが，食事摂取量が増えた時期と重なるため，一概に膵酵素製剤の効果とは断定できない．

また，本症例で反省すべき点は，術前および術後の1年間，食事調査が行われていなかったため，その間の具体的な食事摂取量がわからないことである．膵酵素補充療法の効果判定のためにも，食事摂取量を評価したうえで，栄養指標（体重，Alb，TC）の変化をみるべきであった．

❸ インスリン投与量の変化

食事が十分に摂取できていなかった術後約1年間（2011年7月～2012年6月）はインスリン総投与量に変化はなく（14単位/日），HbA1cは6～7 %

表1 本症例における膵酵素補充療法と消化吸収能の変化

膵酵素	3日間の蓄便検査			3日間の食事調査				たんぱく吸収量 (g/日)	たんぱく吸収率 (%)	脂肪吸収量 (g/日)	脂肪吸収率 (%)
	糞便量 (g/日)	糞便中脂肪排泄量 (g/日)	糞便中たんぱく排泄量 (g/日)	総カロリー (kcal/日)	たんぱく摂取量 (g/日)	脂肪摂取量 (g/日)	炭水化物摂取量 (g/日)				
（基準）	< 200	< 5	< 10.6		40 <						92 % <
①なし	1,603	29.6	28.6	2,114	82.5	57.7	315	53.9	65.3	28.1	48.7
②リパクレオン 1,800 mg/日	1,262	27.0	25.8	2,538	122.0	76.3	337	96.5	78.9	49.3	64.7
③リパクレオン 1,800 mg/日 ベリチーム 6 g/日	571	21.4	15.7	2,013	83.1	56.1	288	67.4	81.1	34.7	61.9

膵全摘例．

台で安定していた(重症低血糖はなかったが,2週に1回程度夜間低血糖を認め,その都度補食を行っていた).しかし,適切な膵酵素補充療法のもとで食事が十分に摂取できるようになってからは,血糖値の上昇に伴い,血糖コントロールを良好に維持するためのインスリン投与量が徐々に増加し,手術2年後までの1年間(2012年7月から2013年7月)で,インスリン総投与量は14単位/日から28単位/日と倍増した(図1).また,インスリンを増量した1年の間に低血糖はほとんど起こらなかった.

インスリン投与量が倍増し,低血糖がほとんど起こらなかった理由として,十分な炭水化物摂取量のもとで膵酵素補充療法を行い,炭水化物の消化吸収が安定したこと,体重が約6kg増加(42.1kgから48.3kg)したことなどがあげられる.

❹ 膵酵素を一時中断する場合のインスリン投与に関して―膵全摘術後の本症例で検討

膵全摘を含めた膵内外分泌不全(膵性糖尿病)例で,消化吸収能検査や画像検査などのために膵酵素を一時的に中止する場合がある.そこで,膵酵素補充療法を一時的に中断する場合,インスリン投与量をどのように調整すればよいか,本症例で検討を行った.

消化吸収能評価のために膵酵素療法を一時中断する際,患者がSMBGを行い(図1の①の期間,図2a,表1の①),膵酵素を中止する前後10日間の血糖値との比較を行った(図3).膵酵素の中止によって炭水化物の消化吸収が低下することを予想し,インスリンの追加分泌に相当する超速効型インスリン(ヒューマログ®)のみを減量して,インスリン総投与量を従来量の約50%(19→10単位/日)に減量した.「膵酵素あり」と「膵酵素なし」とで比較すると,血糖値は,朝食前が160.8±34.4 mg/dLから169.7±32.6 mg/dL,昼食前が194.3±26.7 mg/dLから209.5±82.6 mg/dL,夕食前が309.0±63.7 mg/dLから311.8±115.1 mg/dLとなり,すべての時間帯で有意な変化を認めず,また膵酵素中止の間,低血糖も起こらなかった.

以上の結果から,膵全摘を含めた膵内外分泌不全例において膵酵素を一時的に中止しなければならない場合,(基礎分泌にあたる持効型インスリンの投与量を変えずに)追加分泌に相当する超速効型インスリンを減量することで,インスリン総投与量を従来量の50%程度に減量するのが妥当な調整であると考えられた.

解説

本症例では,膵全摘前には糖尿病はなく,膵全摘に伴うインスリン分泌不全によって糖尿病を発症し

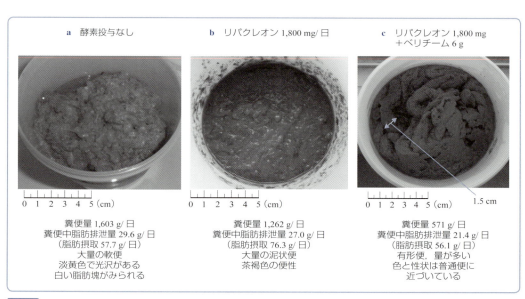

図2 本症例における膵酵素補充療法と便性状の変化

膵全摘例.
[巻頭カラー口絵④]

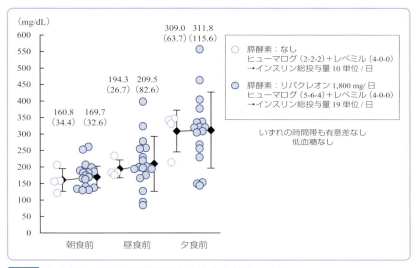

図3 本症例における膵酵素補充療法と血糖値の変化

膵全摘例．各治療期間にSMBGを施行（各食前）．

た．このため，「糖尿病と胆膵腫瘍 and/or 膵切除，糖尿病発見時期からみた分類」（本書 p.119 の表2）では，2-III 群「膵切除後に糖尿病発症」に該当する膵性糖尿病である．

膵全摘後の本症例では，膵外分泌不全に適応のあるリパクレオン®[3]の常用量（1,800 mg/日）を投与するだけでは消化吸収能を改善させるには不十分であった．しかし，これにベリチーム®を追加補充すると，糞便量は半減，有形便に変化し，糞便量，糞便中脂肪排泄量，糞便中たんぱく排泄量の観点からも消化吸収能の改善が認められた．膵全摘術後，食事が十分に摂取できるようになった本症例では，リパクレオン®とベリチーム®の併用療法が極めて有用であったといえる．

膵全摘後の消化吸収能に関して，筆者ら[4]はほかの膵全摘術後例でも検討し，生体では膵臓がない状態でも栄養素の消化吸収は決してゼロにはならず，脂肪で 20 g/日，たんぱく質で 40 g/日程度は消化吸収されることもあると報告している．^{13}C-BTA 呼気試験でも，膵全摘例での Cmax は 20 ‰ 前後であり，ゼロにはならない[4]．

本症例は 74 歳時（2015 年）に出血性胃潰瘍（内視鏡的治療），また 75 歳時（2016 年 2 月）に急性胆管炎のため入院となっていたが，術後約 5 年が経過した 75 歳時点（2016 年 6 月）でも，体重 52.2 kg（BMI 17.9），Alb 4.1 g/dL，TC 184 mg/dL，HbA1c 7.6 % で重症低血糖もなく，栄養指標，血糖コントロールとも比較的安定した状態である．膵酵素はリパクレオン® 1,800 mg/日，ベリチーム® 6 g/日を継続しており，インスリン総投与量は 27 単位/日［ヒューマログ（9-5-6）+ トレシーバ（7-0-0）］まで増量されている．

謝　辞

膵酵素を中止した場合の血糖値の変動，膵外分泌不全例でのインスリン投与の検討に関しては，平成 26 年度日本膵臓病研究財団膵臓病研究奨励賞をいただき，研究助成を受けて行われたものです[5]．日本膵臓病研究財団に，あらためて深謝申し上げます．

■文　献■

1) 日本糖尿病学会：糖尿病専門医研修ガイドブック．診断と治療社，2012；165-168．

2) 中村光男：脂肪摂取と消化吸収不良・軟便・下痢．日本医事新報 2012；**4608**：67-70．

3) 竹内　正，他：薬の知識 パンクレリパーゼ（リパクレオン）．臨消内科 2012；**27**：383-386．

4) Matsumoto A, et al: Study of the reserve capacity of pancreatectomy patients based on fecal fat excretion and the Benzoyl-L-tyrosyl-[l-^{13}C]alanine breath test. J Soc Med Applic Stable Isotope Biogas 2012; **4**: 4-17.

5) 松本敦史：膵外分泌不全例の膵酵素補充療法における血糖コントロールの問題．日本膵臓病研究財団研究報告書 2015；**22**：145-150．

2 膵切除術後

d 糖尿病を合併しても膵外分泌不全とはかぎらない

柳町　幸　弘前大学医学部附属病院内分泌内科・糖尿病代謝内科
中山弘文　弘前大学大学院医学研究科内分泌代謝内科
中村光男　弘前市医師会健診センター所長/弘前大学名誉教授/東邦大学医学部客員教授
今村憲市　今村クリニック

　膵切除術後は，膵実質量の減少によって膵内外分泌機能低下をきたす可能性がある．ただし，膵切除量や切除部位によっては膵内外分泌機能が温存されている症例も存在する場合がある．したがって，膵切除術前後では，膵内外分泌機能評価を行ったうえで，消化酵素補充療法やインスリン療法の適否を判定することが必要になる．
　本項では，膵体尾部切除術後にインスリン分泌能の低下を認めたが，膵外分泌不全は存在せず，消化酵素製剤の補充療法は不要であった症例を提示する．

症例提示

[症　例]　76歳女性．
[主　訴]　便秘，腹部膨満感，食欲低下．
[既往歴]　53歳時より糖尿病，55歳時より心房細動（プラザキサ®内服），72歳時に急性胆石性胆囊炎．
[家族歴]　姉が糖尿病，母方叔父が癌死（詳細不明）．
[生活歴]　喫煙歴：なし，飲酒歴：なし．
[身体所見]　身長155.0 cm，体重52.8 kg（BMI 22.0 kg/m²），腹囲71.4 cm．肥満歴あり．最高体重は72歳時の70 kg（BMI 29.7 kg/m²）．血圧111/76 mmHg，脈拍97回/分（不整あり）．
[現病歴]　53歳から2型糖尿病として経口糖尿病薬で治療していた．血糖コントロールの悪化があり，55歳時よりインスリン療法へ変更となり，HbA1c 6％台と血糖コントロールは比較的良好であった．72歳時に急性胆石性胆囊炎を発症し通院先の病院へ入院，胆囊摘出術が施行された（胆石の種類は不明）．このときの精査では膵病変は指摘されなかった．73歳時に胆囊摘出術後のフォローのため，腹部超音波検査が施行された．このときに膵体部に直径18 mmの低エコー腫瘍が描出された．精査の結果，膵体部癌と診断され，当院消化器外科に紹介された．手術前化学療法が2クール施行され，その後膵体尾部切除術および脾臓摘出術が施行された．術前化学療法時から術後2か月目までの食事摂取量は健常時の1/2程度に減少していた（食事調査なし）．術後1か月目の検査にて低Alb血症（Alb 3.4 g/dL）を認めた．低Alb血症を認める膵切除術後症例であったが，膵外分泌機能評価は施行されなかった．膵外分泌不全の有無は不明であったが，リパクレオン®900 mg/日の投与が開始となった．
　糖尿病に対しては，手術後は強化インスリン療法とα-グルコシダーゼ阻害薬（α-GI）による治療が行われていた［ノボラピッド®10-10-10（単位），ランタス®0-0-0-12（単位），セイブル®150 mg］．しかし血糖コントロールは悪化傾向を認め，HbA1cが6％台から8.6％と高値になったため，膵切除術後7か月目に当科に紹介され入院となった．
[現　症]　眼瞼結膜貧血あり，黄疸なし，胸部異常なし，腹部正中に手術創あり，下腿浮腫なし．
[経　過]　当科入院時，便秘と腹部膨満感があり，食欲が低下していると訴えていた．食事は1,440 kcal（27.3 kcal/kg体重）に設定したが，入院当初は1/2程度の摂取量であった．術後の膵内外分泌機能が評価されていなかったため，蓄尿によるインスリン分泌能の評価および¹³C-ジペプチドを用いた呼気試験と糞便中脂肪排泄量測定での膵外分泌機能評価を行った．膵外分泌機能評価の際にはリパクレオン®を中止した．
　検査の結果，尿中C-ペプチドは平均値で5.8～11.2 μg/日とインスリン分泌能は著明に低下していた．一方，¹³C-ジペプチドを用いた呼気試験ではCmaxは49.3‰（正常値40‰以上），脂肪40 g/日摂取下での糞便中脂肪排泄量は0.4 g/日（正常値5 g/日未満）といずれも正常範囲であり，膵外分泌不全は認めないと診断した．膵外分泌機能検査の結果をもとに，リパクレオン®は中止した．高血糖改善のためにインスリン投与量を増量し，ノボラピッド®

14-10-10(単位),ランタス® 0-0-0-14(単位)とした.セイブル®内服後に腹部膨満が出現し,食欲低下の原因であると訴えたため中止した.強化インスリン療法のみで比較的良好な血糖コントロールが得られたため退院となった.

リパクレオン®とセイブル®の中止によって便秘や腹部膨満が消失し,食欲は回復傾向を示した.退院後は摂食量が増加し,体重は1年間で約10 kg(52.6 kgから61 kg)増加した.Alb値は3.7 g/dL前後,総コレステロールは240 mg/dL以上で推移していた.体重はさらに増加し,66 kg(BMI 27.5 g/m²)となった.強化インスリン療法を継続したが,血糖コントロールは不良であり,HbA1cは8.5～9.0 %で推移していた(図1).

術後36か月経過後,HbA1c 10.0 %と血糖コントロール悪化,1.2 kgの体重減少,Alb 3.4 g/dLと低Alb血症を認めたため,食事調査,膵外分泌機能の再評価および腹部CTを施行した.膵癌の再発や転移は認めず,¹³C-ジペプチドを用いた呼気試験ではCmaxは52.6 ‰(正常値40 ‰以上)と膵外分泌不全も認めなかった.本症例の食事指示量は,エネルギー1,440～1,600 kcal(27.3～30.2 kcal/kg標準体重),たんぱく質65～70 g/日(1.2～1.3 g/kg標準体重),脂質40 g/日,炭水化物210～240 g/日であったが,食事調査の結果,摂取エネルギー1,848 kcal(34.9 kcal/kg標準体重),たんぱく質75 g,脂質58 g,炭水化物224 gと多かった.特に菓子類の摂取が約470 kcalを占めていた.

菓子類は糖質が多く含まれているため,菓子類の過剰摂取は糖尿病患者のインスリン作用不足を助長する.その結果,組織内での糖質利用障害が生じて高血糖状態に陥る.高血糖状態では,脂肪分解の促進,たんぱく分解の促進といった異化亢進状態となる.本症例でも菓子類の過剰摂取が異化亢進をきたし,体重減少や低Alb血症をもたらしたと考えられた.食事内容の適正化によって血糖コントロールは改善し,Alb値は改善傾向を示している.

解説

膵切除術後には栄養状態の悪化,糖尿病の発症や術前から治療中の糖尿病の悪化をきたすことが多い.膵全摘術後は膵内外分泌不全が必発であり,消化酵素補充療法とインスリン療法の両者が必須となる.しかし,膵全摘以外は膵切除部位や膵切除量によって膵内外分泌機能低下の程度は異なる.したがって,膵内外分泌機能の評価を行ったうえで治療を行う必要がある.

膵切除術後の栄養障害の原因としては,食事摂取量の不足,膵外分泌不全,膵内分泌障害(膵性糖尿病)の悪化による異化亢進などがあげられ,食事調査や膵内外分泌機能検査などが必要になる.

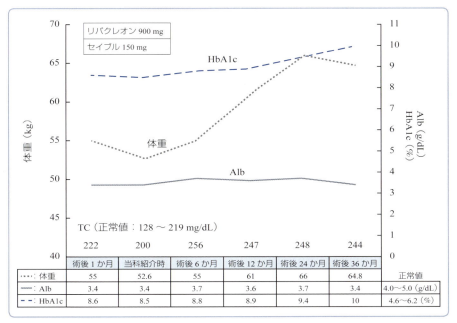

図1 本症例における栄養指標の変動

膵切除術後の膵外分泌不全の合併頻度は，膵全摘術後は100％であるが，膵頭十二指腸切除術（pancreatoduodenectomy；PD）後は36～100％[1]，膵体尾部切除術後は19～80％[1,2]であると報告がある．膵体尾部切除術は膵全摘後やPD後よりも膵外分泌不全の合併頻度は少ない傾向にある．

また，膵切除術後は食事摂取量の減少が栄養障害の原因である場合が多い．胃合併切除による胃容積の減少，食欲低下なども影響していると考えられる．Maskellら[3]は，膵切除術後1～30か月の15例での食事調査を行っている．その結果，エネルギー摂取量は健常者の必要エネルギーの88％程度であり，食事調査症例の3割は健常者の必要エネルギーの75％程度しか摂取していないことを報告している．ビタミンDは最低摂取基準の6～56％程度しか摂取されていないことが示された．

食事摂取量が少なければ，膵外分泌不全に対する消化酵素補充療法を行っても栄養状態の改善は得られない．したがって，膵切除術後に栄養障害を認めた場合，まず食事調査を行うことが重要である．

さらに，術前からの糖尿病の悪化や術後に新規糖尿病が発症し，高血糖状態がもたらす糖質利用障害が，脂肪分解の亢進，たんぱく分解の亢進状態を惹起することも栄養状態の悪化要因になる可能性がある．

Kangら[4]は，膵尾部を含む切除量が50％を超えると，73％に糖尿病の悪化や新規発症を認めると報告している．また，中郡ら[5]は，膵癌に対するPD症例と膵体尾部切除術症例の術前後の糖尿病合併頻度，インスリン療法頻度について比較検討している．PD後よりも膵体尾部切除後で糖尿病悪化症例が多く，インスリン療法を必要とする症例も多かったと報告している．理由としては，膵尾部には膵ランゲルハンス島が多く存在するため，切除によってβ細胞の絶対数が減少し，インスリン分泌能が低下することがあげられる．

ところで，一次性糖尿病患者において膵外分泌機能の低下を認めることがあり，これを「糖尿病性膵障害」[6,7]という．インスリン不足や欠乏状態の一次性糖尿病患者では，膵アミラーゼの分泌が比較的特異的に障害される．膵疾患に伴う膵外分泌障害/不全とは異なり，糖尿病性膵障害はインスリン療法によって改善させることが可能であり[7]，消化吸収障害や栄養障害は一般的には生じないことが知られている．

本症例は，膵外分泌機能検査（呼気試験，糞便中脂肪排泄量測定）とインスリン分泌能検査（尿中Cペプチド測定）を行った結果，膵外分泌不全は存在せず，インスリン分泌能は著明に低下していた（膵内分泌不全）．また，初回入院時の低Alb血症を呈していたときは，食事摂取量が健常時の1/2程度（たんぱく摂取量は健常時70g/日程度であるため，当初は約40g/日程度と推定される）に減少していた．

したがって，本症例の当科入院時に認められた栄養障害の要因は，食事摂取量（摂取エネルギー）とたんぱく質の不足と高血糖であると考えられた．

摂取エネルギー量と消費エネルギーのバランスが消費エネルギー優位のマイナスバランスとなっていることに加え，糖質をエネルギー源として利用しにくい高血糖状態では，脂肪やたんぱく質をエネルギー源として利用する異化状態に陥る．その結果，体重減少や低Alb血症などの栄養障害が出現する．さらに，たんぱく摂取不足が低Alb血症を進行させる．

そこで，食欲低下の一因と推測された腹部膨満の改善を図るため，その原因と考えられたセイブル®を中止した．α-GIであるセイブル®は炭水化物の単糖への分解を遅延させ，食後血糖上昇を抑制する作用を有する．副作用としては，腹部膨満や放屁，鼓腸などがある．α-GIの内服によって，未消化の炭水化物が大腸内に流入し，腸内細菌によって発酵される．その結果，大腸内で短鎖脂肪酸やガス（水素，メタン，二酸化炭素等）が生成される．この腸内細菌による発酵で生じたガスが腹部症状をもたらす[8]．

セイブル®を中止したことで腹部症状は消失し，食事摂取量が徐々に増加した．また，高血糖による異化を防ぐために，インスリン投与量を増量し強化インスリン療法を継続した．

術後3年経過後に再び体重減少と低Alb血症が出現した．原因検索の結果，糖質の過剰摂取によってもたらされた血糖コントロールの悪化（尿への糖の排泄増加）が，体脂肪やたんぱくの異化を亢進させた影響であると推測された．このように，糖尿病を有する症例においては，血糖コントロールの悪化が栄養障害の原因になる場合もある．膵外分泌不全を合併していない場合は，食事内容の適正化と投与インスリンの調整を行うことによって，血糖コントロールが改善し，栄養状態の改善がもたらされる．

おわりに

糖尿病の経過中に膵切除術を施行した症例について解説した．本症例は術後にインスリン分泌能が低

下した糖尿病を認めたが，糞便中脂肪排泄量は増加しなかった．膵外分泌不全と明らかに異なる病態によって低栄養が出現した症例であった．

「膵切除術後の低栄養は膵外分泌不全によるもので，膵酵素製剤の補充で解決する」と安易に判断せず，膵内外分泌機能検査や食事調査を行い，低栄養の原因を明らかにし，それぞれの原因に応じた治療を行うことが重要である．

■文　献■

1) Tseng DSJ, et al: Pancreatic exocrine insufficiency in patients with pancreatic or periampullary cancer —A systematic review—. Pancreas 2016; **45**: 325-330.

2) Iacono C, et al: Systematic review of central pancreatectomy and meta-analysis of central versus distal pancreatectomy. Br J Surg 2013; **100**: 873-885.

3) Maskell C, et al: Dietary intake after pancreatectomy. Br J Surg 1999; **86**: 323-326.

4) Kang JS, et al: Endocrine function impairment after distal pancreatectomy: incidence and related factors. World J Surg 2016; **40**: 440-446.

5) 中郡聡夫，他：膵癌に対する膵頭十二指腸切除および膵体尾部切除術後の膵内分泌機能の変化．膵臓 2012；**27**：691-694.

6) 今村憲市，他：糖尿病における膵外分泌．胆と膵 1985；**6**：291-300.

7) 対馬史博，他：糖尿病治療前後における膵外分泌機能の変動に関する研究．膵臓 1991；**6**：54-61.

8) Nakamura T, et al: Effect of an α-glucosidase inhibitor on intestinal fermentation and fecal lipids in diabetic patients. J Int Med Res 1993; **21**: 257-267.

2 膵切除術後

e 脂肪便が改善されなくても，脂肪吸収量が増加すれば栄養状態は改善する

松本敦史　弘前市立病院内分泌代謝科
中村光男　弘前市医師会健診センター所長/弘前大学名誉教授/東邦大学医学部客員教授

症例提示

[症　例]　68歳男性．
[主　訴]　口渇，体重減少，全身倦怠感．
[既往歴]　58歳時（2002年）に肺炎，胸膜炎，67歳時（2011年）に胆管癌に対して膵頭十二指腸切除術（pancreatoduodenectomy；PD）を施行．
[身体所見]　身長167.5 cm，体重53.5 kg（BMI 19.1 kg/m^2），最高体重は67歳時（手術前）の76 kg.
[家族歴]　糖尿病なし．
[生活歴]　喫煙歴：なし，飲酒歴：20代から現在まで（48年間）缶ビール350 mL×3本/日（エタノール換算で350×3×0.05＝約52.5 g/日）．
[現病歴]　58歳頃から高血圧，アルコール性肝障害を指摘され，近医に通院し，内服加療を行っていた．67歳時（2011年7月）に黄疸が出現し，精査の結果，中部胆管癌と診断され，同年9月にPDが施行された（T1N0M0：stage IA，adenocarcinoma）（図1）．術後から膵酵素製剤パンクレアチン3 g/日，タフマック®E 3 g/日が投与された．術後6か月（2012年3月）のCTでは，リンパ節腫大（肝十二指腸間膜内リンパ節，腎動脈レベルの大動脈周囲のリンパ節）を認め，胆管癌のリンパ節転移が疑われ，化学療法（ジェムザール®，デカドロン® 8 mg併用）が開始された．しかし，その後の2か月間で6 kgの体重減少（65.5 kgから59.5 kg）を認め，口渇および全身倦怠感も出現，随時血糖657 mg/dL，HbA1c 9.6％と高値であり，糖尿病と診断された．高血糖

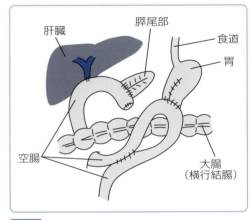

図1　PDのシェーマ

の原因として，ジェムザール®と併用されていたステロイド（デカドロン®）による影響が考えられた（ステロイド治療に伴う糖尿病を「ステロイド糖尿病」という[1]）．このためジェムザール®は中止され，当科紹介となった（ジェムザール®の使用期間は2012年3～5月の3か月間のみで，その後はティーエスワン® 120 mg/日の内服治療が行われた）．
[経　過]　入院時の採血から算出した血漿浸透圧は308.7 mOsmL（表1）[1,2]とやや高値であったが，BUN/Cr比は正常（18/1.0）で脱水はないと考えられた．意識障害もなく，いわゆる「高浸透圧高血糖症候群」の状態ではないと判断した．

入院当初は高血糖に対して，一時的にヒューマリン®Rによるスライディングスケール[*1]を併用した．

---

*1：「スライディングスケール」[1]は，糖尿病のインスリン療法で用いられる用語である．血糖測定値によって，超速効型または速効型インスリンの投与量を調整するインスリン療法のことをいう．

　　例）血糖値（簡易測定）200以下　　　　ヒューマリン®R皮下注射　　0単位
　　　　　　　　　　　　　201～250　　　ヒューマリン®R皮下注射　　2単位
　　　　　　　　　　　　　251～300　　　ヒューマリン®R皮下注射　　4単位
　　　　　　　　　　　　　301～350　　　ヒューマリン®R皮下注射　　6単位
　　　　　　　　　　　　　351～400　　　ヒューマリン®R皮下注射　　8単位
　　　　　　　　　　　　　401以上　　　　ヒューマリン®R皮下注射　　10単位

e 脂肪便が改善されなくても，脂肪吸収量が増加すれば栄養状態は改善する

また食事（1,840 kcal/日）を全量摂取できていたため，蓄尿を行い，インスリン分泌能を評価した．尿中C-ペプチド 37.8 μg/日とインスリン分泌能はやや低下気味ではあるものの保たれており，患者がインスリン療法に消極的であったため，最終的にスルホニル尿素（SU）薬アマリール® 0.5 mg およびDPP-4 阻害薬ジャヌビア® 50 mg の内服治療として血糖コントロールが改善し，約1週間で退院となった．退院3か月後には HbA1c が 7.2 % まで改善し，日中（特に夕食前）に低血糖症状を認めるようになったため，アマリール®を中止しジャヌビア® 50 mg のみを継続とした．膵酵素製剤はパンクレアチン 3 g/日，タフマック®E 3 g/日が継続投与されていたが，2012年9月および11月に39℃台の発熱，右季肋部痛が出現し，いずれも逆行性の急性胆管炎と診断され入院，抗菌薬治療が行われた．その間に体重は57.0 kg から 53.5 kg に減少した（図2）．その後は食事が十分に摂取できるようになったため，PD 後の消化吸収障害の有無を評価するために 2012 年 12 月に膵酵素を3日間以上中止し，^{13}C-BTA 呼気試験，PFD 試験，および出納試験（balance study）（3日間の食事調査・蓄便）を行った．食事調査では3日間の脂肪摂取量，たんぱく質摂取量などを求め，蓄便検査ではガス液体クロマトグラフィー（gas-liquid chromatography；GLC）法で糞便中脂肪排泄量を測定し，脂肪吸収量および脂肪吸収率を計算した．

[膵外分泌機能検査]（2012 年 12 月）

① ^{13}C-BTA 呼気試験 Cmax（Δ^{13}CO$_2$ ピーク値）：15.2 ‰（41.2 ‰ 以下で膵外分泌不全）．
② PFD 試験：6時間蓄尿中 PABA 排泄率 13.5 %，eGFR 123.4 mL/分/1.72 m^2，尿量 610 mL，残尿なし（70 % 未満で膵外分泌障害）．
③ 出納試験：糞便中脂肪排泄量 43.4 g/日（脂肪摂取量 60.1 g/日），脂肪吸収量 16.7 g/日，脂肪吸収率 18.0 %．

^{13}C-BTA 呼気試験では Cmax 15.2 ‰（41.2 ‰ 未満で膵外分泌不全）と異常低値であった．また膵酵素を3日間以上中止しての出納試験では，十分な脂肪摂取量（60.1 g/日）で糞便中脂肪排泄量 43.4 g/日と脂肪便を認め，膵外分泌不全と診断した．PFD 試験の尿中 PABA 排泄率も 13.5 % と低下していた．

図2に，本症例の膵酵素補充療法および血糖コントロール，栄養状態の推移をまとめた．膵外分泌不全を認め，また 2012 年 12 月時点で体重 55 kg（BMI 19.6 kg/m^2），Alb 3.9 g/dL と栄養指標はいずれも正常下限であったため，膵酵素製剤をパンクレアチン 3 g/日からリパクレオン® 1,800 mg/日に変更し（タフマック®E 3 g/日は継続），膵酵素服用下でも出納試験を施行した．膵酵素のない状態では，糞便量 648 g/日と大量の下痢便であり，糞便中脂肪排泄量も 43.4 g/日と多かった（図3a）．リパクレオン® 1,800 mg（およびタフマック®E 3 g/日）服用下でも糞便量は 605 g/日と多く，また糞便中脂肪排泄量 34.1 g/日と脂肪便は十分に改善されなかった（図3b）．便性状は下痢便から有形便に変化したものの，便の太さは 3 cm と太く，また淡黄色で光沢があり，肉眼的にも典型的な脂肪便であった（図3b）．

そこで 2013 年 9 月からさらにリパクレオン® 1,800 mg（各食直後）を継続したままベリチーム® 6 g/日（各食直後に 2 g ずつ）を追加し，膵酵素補充療法の効果判定を行うため，再び膵酵素服用下で出納試験を施行した．ベリチーム®併用投与下では，有形便で光沢はなくなり，色は淡黄色から茶褐色に変化し，便の太さも 2.5 cm とやや細くなった（図3c）．

表1 本症例における PD 後 8 か月の検査結果

[症例] 68 歳男性
身長 167.5 cm，体重 59.5 kg（BMI 21.2 kg/m^2）
尿糖（4＋），尿蛋白（－），尿ケトン（＋/－）
末梢血：正常範囲，CRP 0.05 mg/dL，Alb 3.9 g/dL，TC 202 mg/dL，BUN 18 mg/dL，Cr 1.0 mg/dL，AST 22 IU/L，ALT 27 IU/L，Na 128 mEq/L，K 4.9 mEq/L，Cl 91 mEq/L，HbA1c 9.6 %，随時血糖 657 mg/dL，抗 GAD 抗体＜ 1.3 U/mL（1.4 以下）
血漿浸透圧（近似値）：2(Na＋K)＋血糖/18＋BUN/2.8
　　　　　　　　　　＝ 2(128＋4.9)＋657/18＋18/2.8
　　　　　　　　　　＝ 308.7 mOsmL（基準 285〜295 mOsmL）
膵内分泌機能検査：
　①血中 C-ペプチド 0.9 ng/mL（0.5 ng/mL 以下でインスリン分泌不全[1]）
　②尿中 C-ペプチド 37.8 μg/日（基準値 40〜100 μg/日[1]，20 μg/日以下でインスリン分泌不全[1,2]）

胆管癌 PD 後症例．2012 年 5 月．

ただし，便性状は改善したものの，糞便量は422 g/日と依然として多く，糞便中脂肪排泄量35.7 g/日と脂肪便を認めていた．

栄養指標に関しては，リパクレオン® 1,800 mg/日を開始した2012年12月からの1か月間で3.5 kgの体重増加（55.0 kgから58.5 kg）があり，その後の6か月間は緩やかに体重が上昇した．その間，Alb 3.8〜4.1 g/dL，TC 170〜204 mg/dLと他の栄養指標も良好なまま安定した（図2）．

	2011年（67歳）		2012年（68歳）					2013年（69歳）				
	8月	10月	2月	5月	8月	10月	12月	1月	3月	6月	8月	10月
体重（kg）	76	67.7	65.5	59.5	57.0	53.5	55.0	58.5	59.4	58.0	60.0	60.0
BMI（kg/m²）	27.1	24.1	23.3	21.2	20.3	19.1	19.6	20.9	21.2	20.7	21.4	21.4
Alb（g/dL）	4.2	2.6	4.1	3.9	3.4	3.9	3.9	4.1	3.8	4.3	4.2	4.2
TC（mg/dL）	205	-	-	-	-	202	-	204	174	170	202	182
AST（IU/L）	26	23	28	20	14	24	31	33	26	27	39	22
ALT（IU/L）	27	32	35	20	12	19	25	37	27	22	34	18
γ-GTP（IU/L）	194	192	20		25	102	57	65	51	47	47	54
HbA1c（%）	6.5	-	6.8	9.6	7.2	6.6	6.3	7.3	7.5	6.8	6.4	7.1
血糖	83	109	131	657	140	94	73	322	275	76	132	94
糖尿病治療	なし	なし	なし	5月〜ジャヌビア50 mg，アマリール0.5 mg	8月〜ジャヌビア50 mg	→	→	→	→	→	→	→
膵酵素補充療法	なし	術後〜パンクレアチン3 g/日 タフマックE 3 g/日	2012年3月〜5月 ジェムザール，デカドロン8 mg投与				2012年12月26日〜 リパクレオン1,800 mg/日 タフマックE 3 g/日			2013年6月7日〜 リパクレオン1,800 mg/日 ベリチーム6 g タフマックE 3 g/日		

2011年9月15日 胆管癌に対してPD施行

入院 2011年8月21日〜10月17日

入院 2012年5月23〜30日 糖尿病 血糖コントロール入院

入院 2012年9月27日〜10月5日 2012年11月12日〜17日 急性胆管炎

食事調査・蓄便による消化吸収能検査① ¹³C-BTA 呼気試験 PFD試験（膵酵素中止）

食事調査・蓄便による消化吸収能検査② リパクレオン1,800 mg タフマックE 3 g 服用下

食事調査・蓄便による消化吸収能検査③ リパクレオン1,800 mg ベリチーム6 g タフマックE 3 g 服用下

図2 本症例における膵酵素補充療法と血糖コントロール，栄養状態の推移

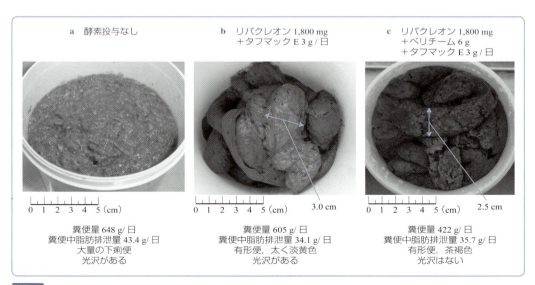

a 酵素投与なし
糞便量 648 g/日
糞便中脂肪排泄量 43.4 g/日
大量の下痢便
光沢がある

b リパクレオン1,800 mg ＋タフマックE 3 g/日
3.0 cm
糞便量 605 g/日
糞便中脂肪排泄量 34.1 g/日
有形便，太く淡黄色
光沢がある

c リパクレオン1,800 mg ＋ベリチーム6 g ＋タフマックE 3 g/日
2.5 cm
糞便量 422 g/日
糞便中脂肪排泄量 35.7 g/日
有形便，茶褐色
光沢はない

図3 本症例における膵酵素補充療法と便性状の変化
胆管癌PD後症例．
［巻頭カラー口絵⑤］

e 脂肪便が改善されなくても，脂肪吸収量が増加すれば栄養状態は改善する

表2 本症例における膵酵素補充療法と消化吸収能の変化

膵酵素	3日間の蓄便検査		3日間の食事調査				脂肪吸収量(g/日)	脂肪吸収率(%)
	糞便量(g/日)	糞便中脂肪排泄量(g/日)	総カロリー(kcal/日)	たんぱく摂取量(g/日)	脂肪摂取量(g/日)	炭水化物摂取量(g/日)		
（基準）	< 200	< 5			40 <			92 % <
①なし	648	43.4	2,215	92.9	60.1	315	16.7	18.0
②リパクレオン 1,800 mg/日 タフマック E 3 g/日	605	34.1	2,523	111.0	57.9	379	23.8	21.4
③リパクレオン 1,800 mg/日 ベリチーム 6 g/日 タフマック E 3 g/日	422	35.7	2,396	101.0	81.4	312	45.7	45.2

胆管癌 PD 後症例．

解説

本症例は術前検査で HbA1c 6.5 % と高値であり，この時点で耐糖能異常があったと考えられる［75 g 経口ブドウ糖負荷試験（oral glucose tolerance test；OGTT）を行っていれば，糖尿病と診断された可能性が高い］．しかし明らかな高血糖を認めるようになったのは，手術の 6 か月後に化学療法（ジェムザール®）とともにステロイド（デカドロン®）を投与してからである．胆管癌発見時に糖尿病があったとすれば，「糖尿病と胆膵腫瘍 and/or 膵切除，糖尿病発見時期からみた分類」（本書 p.119 の表 2）に当てはめると，2-II 群「糖尿病と胆膵腫瘍の同時診断」の膵性糖尿病（pancreatic diabetes）に該当する．また，ステロイド投与を契機として糖尿病の急激な悪化を認めているため，その意味ではステロイド糖尿病の要因があると考えられる．

膵性糖尿病の治療は従来からインスリンが基本である[3]．しかし，本症例は尿中 C-ペプチド 37.8 μg/日とインスリン分泌能の低下がわずかであったため，DPP-4 阻害薬のみでも血糖コントロールが可能であった点が興味深い．インスリン分泌能が比較的保たれている膵性糖尿病症例では，DPP-4 阻害薬による治療を考慮するべきかもしれない．

膵酵素補充療法と消化吸収能の変化を**表 2** に示した．膵外分泌不全に複数の膵酵素製剤を併用し，脂肪便の改善を試みたが，十分な改善には至らなかった．一方，食事摂取量を考慮した場合，術後約 1 年で食事を十分に摂取できるようになってからは，①膵酵素なし，②リパクレオン® 1,800 mg/日，タフマック®E 3 g/日，③リパクレオン® 1,800 mg/日，ベリチーム® 6 g/日，タフマック®E 3 g/日の各条件下で 2,200 〜 2,500 kcal/日，脂肪摂取量で 60 〜 80 g/日と安定した食事（脂肪）摂取量であった．脂肪摂取量が多いため，脂肪吸収率は① 18.0 %，② 21.4 %，③ 45.2 % と健常者と比較して明らかに低値（健常者の脂肪吸収率は 92 % 以上[4]）であるが，脂肪吸収量は① 16.7 g/日，② 23.8 g/日，③ 45.7 g/日と膵酵素製剤を増量するほど増加した．消化吸収不良を伴う患者では 40 g/日以上の脂肪摂取が推奨されることを考えると，③の 45.7 g/日という脂肪吸収量は低栄養の改善に有効であったと考えられる．すなわち，脂肪摂取量が増えた場合は，便性状の変化よりも脂肪吸収量で評価するのが妥当だと考えられた．

膵外分泌不全症例において，たとえ膵酵素補充療法によって脂肪便（糞便中脂肪排泄量）が改善されなくても，脂肪摂取量が多く，脂肪吸収量が増加すれば栄養状態は改善することを示した一例であった．

手術 5 年後の現在（72 歳）も，同様の DPP-4 阻害薬および膵酵素補充療法を継続し，体重 59.6 kg（BMI 21.2 kg/m^2），Alb 4.0 g/dL と安定した栄養状態を維持している．

■ 文　献 ■

1) 日本糖尿病学会：糖尿病専門医研修ガイドブック．診断と治療社，2012．
2) Nakamura T, et al: Correlation between pancreatic endocrine and exocrine function and characteristics of pancreatic endocrine function in patients with diabetes mellitus owing to chronic pancreatitis. Int J Pancreatol 1996; **20**: 169-175.
3) 中村光男，他：膵内外分泌不全に対する膵消化酵素及びインスリン補充療法．膵臓 2007；**22**：454-461．
4) Nakamura T, et al: Steatorrhea in Japanese patients with chronic pancreatitis. J Gastroenterol 1995; **30**: 79-83.

3 胃切除術後

a 胃全摘例での膵酵素補充の考え方

柳町　幸　弘前大学医学部附属病院内分泌内科・糖尿病代謝内科
中山弘文　弘前大学大学院医学研究科内分泌代謝内科
中村光男　弘前市医師会健診センター所長/弘前大学名誉教授/東邦大学医学部客員教授

　胃切除術を受けた症例ではしばしば体重減少を認める．胃切除術後の体重減少の要因として，胃容積の減少による食事摂取総量の減少や，脂肪消化吸収障害，消化管ホルモンの分泌異常などがあげられる[1]．中でも脂肪消化吸収障害は，食事摂取量の回復後も持続する低体重を含む栄養障害の一因となりうる．

　胃切除術後に食事摂取量が回復しても持続する栄養障害を有する患者では，脂肪を含む各栄養素の消化吸収障害の影響を考慮し，消化吸収試験を行うとともに，消化酵素製剤の補充療法を検討する必要がある．

　本項では，胃全摘術後患者に対して，膵外分泌不全患者同様に高力価の膵酵素補充療法を行うことで消化吸収障害を改善しえた症例について述べる．

症例提示

[症　例]　62歳女性．
[主　訴]　高脂肪食摂取後の軟便．
[既往歴]　43歳時に右乳癌手術．
[家族歴]　両親が脳卒中．
[生活歴]　喫煙歴：なし，飲酒歴：なし．
[現病歴]　43歳時の乳癌手術後，外科に定期通院中であった．59歳時（2008年8月中旬）から心窩部痛，つかえ感があった．症状が改善せず精査を行ったところ，胃MALT（mucosa-associated lymphoid tissue）リンパ腫[2,3]と診断された．Helicobacter pylori除菌治療後も病変の縮小なく，同年12月に胃全摘術（Roux-en-Y法）が施行された．また，術後合併症としての胆石症予防のため胆嚢摘出術も行われた．術後の経過は良好であったが，食後の軟便～下痢が続いた．また，術前は体重48.8 kg（BMI 20.3 kg/m^2）であったが，術後2年間で体重40.0 kg（BMI 16.6 kg/m^2）まで低下した．軟便や下痢は整腸剤や止痢剤の効果がなかった．精査の結果，悪性疾患は否定的であった．胃全摘術後の消化吸収障害の存在が疑われ，消化吸収能評価のための出納試験（balance study）を行った．

　消化酵素補充前の食事調査では，摂取エネルギー1,519 kcal（38 kcal/kg体重），たんぱく質58.8 g（1.5 g/kg体重），脂質35.2 g，炭水化物238.5 gであった．3日間蓄便を施行し，糞便中脂肪排泄量およびたんぱく排泄量を測定した．糞便は泥状で301 g/日（正常値：200 g/日以下），糞便中脂肪排泄量は13.9 g（125.1 kcal）/日（正常値：5 g/日未満），糞便中たんぱく排泄は21.9 g（87.6 kcal）/日（正常値：10.6 g/日未満[4]）であり，脂肪およびたんぱく消化吸収障害の存在が示された．脂肪吸収量は21.3 g/日，脂肪吸収率は60.5％，たんぱく吸収量は36.9 g/日，たんぱく吸収率は62.7％であった（図1）．喪失エネルギーを考慮すると，消化酵素補充療法以前は1,306.3 kcal（32.7 kcal/kg体重）を摂取していることと同等といえる．

　膵外分泌不全合併の有無を確認するために^{13}C-ジペプチドを用いた膵外分泌機能検査を行ったが，膵外分泌不全の合併は認められなかった．以上の結果から，胃全摘術後の食事と胆汁，膵液とのpancreaticocibal asynchrony（混和不全）がもたらす脂肪，たんぱく質を主とした栄養素の消化吸収障害の存在が示唆された．

　そこで，脂肪およびたんぱく消化吸収障害に対してリパクレオン®1,800 mg/日を補充した．便性状が軟便から有形便へ変化したことに伴って食事摂取量は増加し，摂取エネルギー1,847 kcal（43.6 kcal/kg体重），たんぱく質79.9 g（1.9 g/kg体重），脂質55.0 g，炭水化物249.9 gとなった．糞便中脂肪排泄量は13.2 g/日，たんぱく質排泄量は6.9 g/日へ減少した．脂肪吸収率は60.5％から76.0％（脂肪吸収量は21.3 g/日から41.8 g/日へ増加），たんぱく吸収率は62.7％から91.4％（たんぱく吸収量は36.9 g/日から73.0 g/日へ増加）へ改善した（図1）．脂肪便が完

a 胃全摘例での膵酵素補充の考え方

全に改善しないため,リパクレオン® 1,800 mg/日にベリチーム® 6 g/日を追加投与した.服用方法は2剤とも食直後とした.食事摂取量は,摂取エネルギー1,999 kcal(47.0 kcal/kg 体重),たんぱく質 85.3 g (2.0 g/kg 体重),脂質 56.7 g,炭水化物 249.4 g であり,糞便中脂肪排泄量は 10.9 g/日へさらに減少した.脂肪吸収量は 41.8 g/日から 45.8 g/日,脂肪吸収率は 76.0 % から 80.7 % まで改善した.便性状は泥状便から太い有形便に変化したが,依然として糞便量は多く,便色は灰白色のままであった(図1).

消化酵素補充療法の開始から 12 か月後には,体重は 40 kg から 42.5 kg まで増加,血清 Alb 値は 3.9 g/dL から 4.3 g/dL,TC 値は 169 mg/dL から 194 mg/dL へ軽度上昇した(表1).

解説

胃全摘術後症例は低栄養をきたすことが多く,筆者らの検討でも胃全摘術後症例 8 例中 6 例に低体重または低 Alb 血症が存在した.

その原因として,①胃容積の減少によって生じる摂食量減少,②消化管ホルモン分泌異常によって生じる食欲低下,③脂肪を主とした栄養素の消化吸収障害などがあげられる.術後長期経過し,十分食事摂取が可能となっても栄養障害が遷延する場合がある.その際に念頭に置くべき原因として,脂肪を主とした栄養素の消化吸収障害がある.

脂肪の消化吸収は複雑な過程を経るため障害されやすいことが知られている[5].脂肪消化吸収障害をもたらす疾患としては,胃切除術後のほかに膵外分泌不全(非代償期慢性膵炎,膵切除術後),小腸疾患(短腸症候群,Crohn 病等)や肝胆疾患(非代償期肝

		酵素なし	リパクレオン 1,800 mg	リパクレオン 1,800 mg +ベリチーム 6 g
便の測定	便性状(外観)	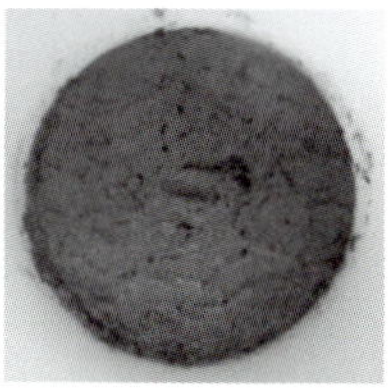	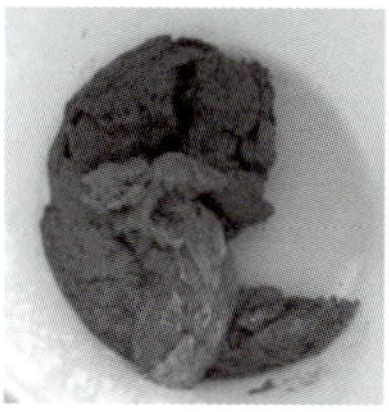	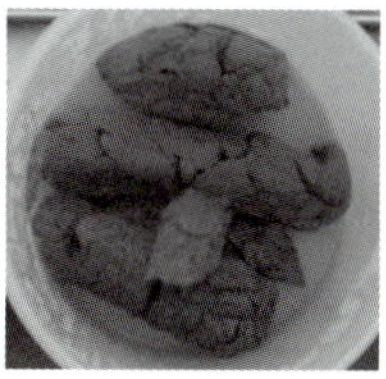
	糞便量(g/日)	301.7	316.7	319.7
	糞便脂肪排泄量(g/日)	13.9	13.2	10.9
	糞便たんぱく排泄量(g/日)	21.9	6.9	-
消化吸収	脂肪吸収量(g/日)	21.3	41.8	45.8
	脂肪吸収率(%)	60.5	76.0	80.7
	たんぱく吸収量(g/日)	36.9	73.0	-
	たんぱく吸収率(%)	62.7	91.4	-
食事調査	エネルギー(kcal/日)	1,519	1,847	1,999
	脂質(g/日)	35.2	55.0	56.7
	たんぱく質(g/日)	58.8	79.9	85.3
	炭水化物(g/日)	238.5	249.9	279.4

図1 本症例における消化酵素補充療法と消化吸収能の変化

胃全摘例.摂取脂肪量は 55.0 g/日に増加.糞便中脂肪排泄量は 13.2 g/日.脂肪吸収量(率)は 41.8 g(76.0 %)となり,約 20 g の脂肪吸収が改善した.
[巻頭カラー口絵⑥]

胃切除術後も脂肪消化吸収障害をきたすが，膵外分泌不全とは機序が異なる[1]．

膵外分泌不全による脂肪消化吸収障害の機序としては，膵リパーゼの分泌不全による中性脂肪の加水分解障害と，重炭酸塩分泌不全による上部小腸内の酸性化が生じる．その結果，胆汁酸が可逆的に沈殿し，モノグリセリド，脂肪酸とのミセル形成が障害されるため脂肪便が生じる[5]．膵外分泌不全による脂肪便は膵酵素分泌能低下と正の相関がある[6]．

一方，胃全摘術後の消化吸収障害の原因としては，コレシストキニン（CCK）およびセクレチン分泌刺激の低下，pancreaticocibal asynchrony，小腸の通過時間短縮，上部小腸における腸内細菌過剰症候群（bacterial overgrowth syndrome）による胆汁酸の脱抱合化などがあげられる[1]．ただし上記に加え，胃全摘術後には膵外分泌機能の低下も関与しているとの報告もある[7]．

膵機能不全の脂肪消化吸収障害は市販の消化酵素製剤を常用量の6〜12倍投与することで改善し，栄養状態の改善も得られることが知られている[8,9]．近年では，高力価の膵酵素製剤（リパクレオン®）を投与することで同様の効果が得られている．

胃切除術後の脂肪消化吸収障害では，膵液と胆汁酸は分泌されるものの，食物が通過する経路で膵液と胆汁酸が合流するタイミングがずれ，pancreaticocibal asynchrony が生じる（図2）．消化酵素補充療法は，食事摂取時に消化酵素製剤を経口投与し混合させることで，膵液（消化酵素）と食事との混和タイミングのずれを補う方法である．

筆者らは，食事摂取量が十分保たれ，膵外分泌不全を合併しない胃全摘術後症例8例に対する消化酵素大量補充療法（ベリチーム®）の効果について検討した．消化酵素補充療法前の胃全摘術後症例8例中6例に栄養障害を認めた．ベリチーム®を9〜12 g/日（常用量の6〜8倍）投与したところ，胃全摘術後に栄養障害を認めた6例全例でAlb値の上昇が得られ，6例中4例でBMIの増加が得られた（図3）．

本症例では，高力価の消化酵素であるリパクレオン®を補充することによって，脂肪消化吸収障害お

表1 本症例における消化酵素補充療法開始後の栄養指標の変動

	補充療法前	補充療法9か月後	補充療法1年後
消化酵素量（g/日）	0 g	リパクレオン 1,800 mg	リパクレオン 1,800 mg ベリチーム 6 g
体重（kg）	40	40	42.5
BMI（kg/m²）	16.6	16.6	17.7
Alb（g/dL）	3.9	4.1	4.3
TC（mg/dL）	169	-	194

胃全摘例．

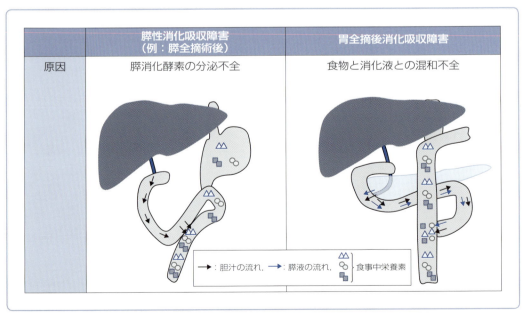

図2 膵性消化吸収障害と胃切除術後消化吸収障害の相違

よびたんぱく消化吸収障害は改善傾向を示した．リパクレオン® 1,800 mg 投与によってたんぱく吸収率は 62.7 % から 91.4 % まで著明に改善したものの，脂肪消化吸収率は 60.5 〜 76.0 %（脂肪吸収量は 21.3 〜 41.8 g）までの改善に留まった．脂肪消化吸収障害が完全に改善しなかったため，リパクレオン® 1,800 mg に加えてベリチーム® 6 g を食直後に追加投与したところ，脂肪吸収率は 76.0 % から 80.7 %（脂肪吸収量は 41.8 〜 45.8 g）まで改善し，栄養状態の改善が得られた．

ベリチーム® は腸溶性である濃厚パンクレアチンと胃溶性のアスペルギルス産生消化酵素と細菌性脂肪分解酵素，繊維素分解酵素を含む消化酵素製剤である．腸溶性顆粒の酵素活性を示す至適 pH は 7.0 〜 9.0 である．胃溶性顆粒では，脂肪分解酵素活性の至適 pH は 4.0 〜 7.5，でんぷん，たんぱく分解酵素活性はそれぞれ，pH 3.8 〜 6.0，pH 3.7 〜 6.5 である[10]（表 2）．一方，リパクレオン® は腸溶性顆粒の濃厚パンクレアチンからなっている（表 2）．本剤は高力価のパンクレアチン製剤であり，日局パンクレアチンと比較すると，単位重量当たりリパーゼで約 8.4 倍，プロテアーゼで約 7.0 倍，アミラーゼで約 6.5 倍の力価を有しているとされる[11]．

ベリチーム® を含む国産消化酵素製剤はリパクレオン® と比較して 1/10 〜 1/20 程度の非常に低い消化力［FIP（federation internationale pharmaceutique）法による測定］を示すとされていた[12]．しかし，黒田ら[13]は，わが国で販売されている医療用消化酵素製剤を日局法と FIP 法で測定し比較検討したところ，ベリチーム® のプロテアーゼ活性はリパクレオン® の約 28 %，リパーゼ活性はリパクレオン® の 40 % 近いと報告している．これは，ベリチーム® を常用量の 6 〜 8 倍投与することでリパクレオン® と同程度の消化力が得られることを示す．

したがって，脂肪消化吸収障害に対する消化酵素薬補充療法の際には，投与量には差があるが，いずれの消化酵素製剤も消化吸収障害の治療に有用と考えられる．

Nakamura ら[14]は，胃と上部小腸連続 pH 測定によって，健常者の食後上部小腸内の pH は 6.5 〜 6.8 であるが，慢性膵炎患者では重炭酸塩分泌低下のため，pH は 4 〜 6 以下に低下している時間が比較的長いと報告している．

ところが，胃全摘術後症例では胃酸が分泌されないことから，食後上部小腸内 pH は健常者の pH よりも高値になっていると推察される．

しかし，大量の顆粒状薬剤の投薬は患者の服薬アドヒアランスを低下させ，十分な治療効果を得ることができない可能性がある．そこで，大量のベリチーム® 内服困難症例では，食直前と食直後に分けて投与する方法や，本症例のように高力価パンクレアチン製剤であるリパクレオン® を投与し，改善不十分な脂肪消化吸収障害に対しベリチーム® を追加投与する方法などの工夫が必要となる．

ただし，リパクレオン® は胃全摘術後の消化吸収障害に対する保険適応はないため，ベリチーム® の治療効果が十分に得られない際に投与するのが望ましいと考えられる．

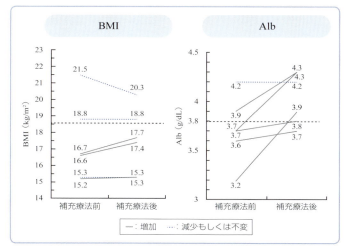

図 3 　胃全摘例に対する消化酵素補充療法前後での BMI と Alb 値の変動

表2 消化酵素製剤の特徴

	ベリチーム®	リパクレオン®
効果・効能	消化異常症状の改善	膵外分泌不全における膵酵素の補充
顆粒の構成	腸溶性と胃溶性の2種類の顆粒が存在 存在比は腸溶性：胃溶性＝6：4	1種類の腸溶性顆粒
顆粒径	0.5〜1.4 mm	0.7〜1.6 mm
至適pH	◆腸溶性顆粒 ・濃厚膵臓消化酵素(濃厚パンクレアチン) 　でんぷん　：pH 6.0〜8.0 　たんぱく質：pH 7.5〜9.0 　脂肪　　　：pH 7.0〜9.0 ◆胃溶性顆粒 ・ビオジアスターゼ1,000 　でんぷん　：pH 3.8〜6.0 　たんぱく質：pH 3.7〜6.5 ・リパーゼAP6　：pH 4.0〜7.5 ・セルラーゼAP3：pH 4.0〜5.5	◆腸溶性顆粒 ・濃厚膵臓消化酵素(濃厚パンクレアチン)* 　でんぷん　：pH 6.0〜8.0 　たんぱく質：pH 7.5〜9.0 　脂肪　　　：pH 7.0〜9.0
常用量	0.4〜1.0 gを1日3回(食直後)	600 mgを1日3回(食直後)
薬価	顆粒1g当たり12.8円 30日服用(3割負担) 　常用量(3 g/日)⇒　346円/月 　3倍量(9 g/日)⇒1,037円/月	顆粒1包300 mg当たり59円 (150 mg1カプセル当たり31.6円) 常用量を30日服用(3割負担) 　顆粒⇒3,186円/月 　カプセル⇒3,413円/月

*：推定値.

まとめ

　胃全摘術後は膵外分泌不全が存在しなくても脂肪消化吸収障害を合併する症例が存在する．胃全摘術後症例で食事摂取量が十分確保されていても栄養障害が認められる場合は脂肪消化吸収障害の存在を念頭に置き，消化酵素の大量補充療法を行うことが重要である．

　謝　辞
　天野エンザイム株式会社主催「第16回酵素シンポジウム研究会」(2015年度)の研究奨励賞によって，本症例を含む胃切除術後患者における消化吸収能低下に対する消化酵素補充療法の有効性の研究を遂行できたことを深謝いたします．

■文　献

1) Armbrecht U, et al: Causes of malabsorption after total gastrectomy with Roux-en-Y resection. Acta Chir Scand 1988; **154**: 37-41.
2) 中村正彦：H. pylori 感染と胃MALTリンパ腫．臨床と微生物 2015；**42**：153-156.
3) 前北隆雄，他：ヘリコバクター・ピロリ菌陽性者の治療のコツ．診断と治療 2011；**99**：1587-1591.
4) 野木正之，他：Ninhydrinを用いた窒素定量法の開発と膵外分泌機能不全患者における蛋白消化吸収能への応用．消化と吸収 2007；**29**：36-40.
5) Yamada-Kusumi N, et al: Fat digestion in patients with pancreatic insufficiency. Fat digestion and absorption. AOCS, 2000: 325-340.
6) Lankish PG, et al: Functional reserve capacity of the exocrine pancreas. Digestion 1986; **35**: 175-181.
7) Friess H, et al: Maldigestion after total gastrectomy is associated with pancreatic insufficiency. Am J gastroenterol 1996; **91**: 341-347.
8) 中村光男，他：消化吸収障害．肝胆膵 2002；**44**：171-175.
9) 柳町　幸，他：消化吸収障害に対する先進医療　非代償性慢性膵炎患者に対する消化酵素補充療法．消化と吸収 2003；**25**：45-49.
10) ベリチーム®配合顆粒．医薬品インタビューフォーム，2012年8月改訂(改訂第9版).
11) リパクレオン®顆粒300 mg分包，リパクレオンカプセル150 mg．医薬品インタビューフォーム，2016年4月改訂(第6版).
12) 石原浪砂，他：ミニブタ膵外分泌機能不全モデルにおける膵消化酵素補充剤(リパクレオン®顆粒)と消化酵素剤(ベリチーム®配合顆粒およびエクセラーゼ®配合顆粒)の脂肪，蛋白質およびデンプンの消化吸収に対する薬理学的効果の比較試験(in vivo)．新薬と臨床 2012；**61**：1044-1053.
13) 黒田　学，他：本邦で承認されている医療用消化酵素製剤の消化力比較．消化と吸収 2015；**38**：118-125.
14) Nakamura T, et al: Effect of omeprazole on changes in gastric and upper gastric intestine pH levels in patients with chronic pancreatitis. Clin Ther 1995; **17**: 448-459.

3 胃切除術後

b 糖尿病を合併した胃切除術後症例
―膵酵素補充療法で血糖は上昇するか

松本敦史　弘前市立病院内分泌代謝科
佐藤衆一　津軽保健生活協同組合健生病院外科
中村光男　弘前市医師会健診センター所長/弘前大学名誉教授/東邦大学医学部客員教授

症例提示

[症　例] 55歳女性．

[主　訴] 血糖コントロールの増悪．

[既往歴] 40歳時（1999年）に2型糖尿病の診断でインスリン療法開始．45歳時（2004年）に早期胃癌に対し噴門側胃切除術，胆嚢摘出術（胃切除後の胆石症・胆嚢炎の予防のため），再建法として空腸嚢間置術（jejunal pouch interposition；JPI）[1]（stage IA：T1N0M0）(図1)．

[家族歴] 兄が糖尿病，父方祖母が子宮癌．

[生活歴] 喫煙歴：約10本/日（20〜55歳）．Brinkman指数：10（本）×35（年）= 350．飲酒歴：なし．

[身体所見] 身長159 cm，体重40 kg（BMI 15.8 kg/m²）．最高体重は30歳頃の70 kg（BMI 27.7 kg/m²）．48歳の胃癌術前には63 kg．術後2か月で48 kgまで減少し，その後も徐々に体重減少．

[現病歴] 胃癌術後（45歳），糖尿病に対しては，1,600 kcal/日の食事療法が指導され，超速効型インスリンの3回注射（各食前4単位）が行われ，退院となった．1人暮らしで，空腹をあまり感じないため，食事は1日2食となり，1回の摂取量も少なくなった．このため術後2か月で15 kgの体重減少（63 kgから48 kg）を認め，その後も徐々に体重が減少した．手術から2年後（47歳）には体重が42 kgまで減少したにもかかわらず，超速効型インスリン各食前4単位注射を継続していた．そのため，2週間に1回程度，夕食前または就寝後に低血糖を認めるようになり，その度に補食を行っていた．低血糖に対する不安と経済的な理由から，47歳時に通院によるインスリン療法を中断した．

55歳時（2014年7月），自宅で転倒し左大腿骨頸基部骨折の診断で当院整形外科に入院となり（体重35 kg，BMI 13.8 kg/m²），3日後に左大腿骨接合術が施行された．聞き取り調査では，入院前の数か月間の食事は1日2食で，総カロリー901 kcal/日（たんぱく質38.0 g，脂肪21.2 g，炭水化物118 g）と少

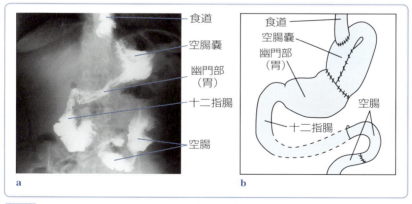

図1　本症例における噴門側胃切除術後の空腸嚢間置術（JPI）
a：胃・小腸透視画像，b：シェーマ．
55歳女性．2型糖尿病，噴門側胃切除術およびJPI再建術後．ガストログラフィン服用から3分後の透視画像．

なかった(経済的な背景もあり,食事摂取量は自然に少なくなっていた)が,術後,病院から提供された1,600 kcal糖尿病食を全量摂取できていた.

入院時にはHbA1c 5.9 %であり,糖尿病に対して食事療法のみで経過観察し,入院5か月後の2014年12月には体重は5 kg増加(35 kgから40 kg),Albは3.1 g/dLから3.4 g/dL,TCは117 mg/dLから153 mg/dLと栄養指標の改善を認めた.しかし,一方でHbA1cは8.4 %まで上昇し血糖コントロールの増悪を認めたため,内科に紹介となった.栄養指標がまだ十分には改善していなかったため,食事摂取量を1,840 kcalに増量し,膵内外分泌機能評価,消化吸収能評価を行った.

[内科初診時の検査所見](55歳,2014年12月.術後10年) WBC 6,020/μL,RBC 467×10⁴/μL,Hb 11.6 g/dL,Ht 36.8 %,MCV 81.4,Plt 28.3×10⁴/μL,Fe 35 μg/dL(基準値:73〜113),TIBC 422 μg/dL(基準値:280〜360),フェリチン13.6 ng/mL(基準値:4.6〜204),ビタミンB_{12} 337 pg/mL(基準値:233〜914),尿糖(3+),尿蛋白(−),尿ケトン体(−),AST 11 U/L,ALT 17 U/L,ALP 313 U/L,LDH 242 U/L,TP 6.3 g/dL,Alb 3.4 g/dL,UA 3.0 mg/dL,BUN 10.7 mg/dL,Cr 0.32 mg/dL,eGFR 157.9 mL/分/1.72 m²,Na 137 mEq/L,K 4.1 mEq/L,Cl 99 mEq/L,TC 153 mg/dL,TG 89 mg/dL,空腹時血糖114 mg/dL,HbA1c 8.4 %,抗GAD抗体<1.3 U/mL(1.4以下).

[糖尿病合併症] 網膜症なし,腎症なし(尿中Alb 13.5 mg/日),自覚的な神経障害なし.

[膵内分泌機能検査]
①空腹時血中C-ペプチド1.2 ng/mL(0.5 ng/mL以下でインスリン分泌不全[2]).
②蓄尿中C-ペプチド72.2〜82.5 μg/日(基準値:40〜100 μg/日[2]).20 μg/日以下でインスリン分泌不全[2,3]).
③1,840 kcal食を全量摂取,薬物療法なし,血糖日内変動(各食前/後,就寝前)は118/229,169/340,207/335,232 mg/dL.

[膵外分泌機能検査]
①¹³C-BTA呼気試験:Cmax($Δ^{13}CO_2$ピーク値) 55.2 ‰(41.2 ‰以下で膵外分泌不全).
②PFD試験:6時間蓄尿中PABA排泄率98.5 %(eGFR 157.9 mL/分/1.72 m²,尿量331 mL,残尿なし)(70 %以下で膵外分泌障害)(eGFRが高値のため,実際の膵外分泌機能よりも高値となっている可能性がある).

[ガストログラフィン200 mL服用による胃・小腸透視検査](図1) 明らかな通過障害なし.

[経 過] 食事の聞き取り調査で,55歳時(2014年7月)の整形外科入院前は1日2食で1日の食事摂取量は901 kcal/日(たんぱく質38.0 g,,脂質21.2 g,炭水化物118 g)と明らかに少なかった.しかし整形外科入院後は1,600 kcal食(たんぱく質70 g/日,脂質45 g/日,炭水化物230 g/日)を全量摂取できており,5か月間(2014年7〜12月)で5 kgの体重増加を認めた.整形外科入院から5か月後の当科初診時(2014年12月)には,入院時と比較して栄養状態は改善していたが十分ではなく,低体重(40.0 kg,BMI 15.8 kg/m²),低Alb血症(3.4 g/dL)を認めていた(図2).そこで栄養状態を改善させる目的で,食事を1,840 kcal食(たんぱく質80 g/日,脂質50 g/日,炭水化物270 g/日)に増量した.

一方,入院後の5か月間でHbA1cは5.9 %から8.4 %に上昇した.1,840 kcal/日の食事摂取下で,血糖日内変動(各食前・食後90分および就寝前)は118/229,169/340,207/335,232 mg/dLと,特に食後のoxyhyperglycemia(急峻高血糖)を認めていた(食前と比較して111〜171 mg/dLの上昇)(図3).空腹時血中C-ペプチド1.2 ng/mL,蓄尿中C-ペプチド72.2〜82.5 μg/日とインスリン分泌能は保たれていたため,食後血糖を低下させる目的でDPP-4阻害薬(ジャヌビア® 50 mg/日)を開始した.その結果,血糖日内変動では122/176,104/275,135/309,248 mg/dLと全体的に血糖が低下(改善)したが,昼夕食後の高血糖は十分に改善されなかった(本図では省略).そこでα-グルコシダーゼ阻害薬(α-GI)(セイブル® 150 mg/日)を追加したところ,血糖日内変動で106/189,97/209,116/205,134 mg/dLと食後血糖の上昇も抑えられた(食前と比較して83〜112 mg/dLの上昇)(図3).

膵外分泌機能検査では,¹³C-BTA呼気試験のCmax 55.2 ‰と正常であり,膵外分泌不全は認められなかった.PFD試験の尿中PABA排泄率も98.5 %と高値であったが,eGFR 157.9 mL/分/1.72 m²とhyperfiltration(過剰濾過)の状態であったため,実際の膵外分泌機能を反映した値よりも高値となっていることが予想された.糖尿病ガイドラインでは,糖尿病性腎症初期(腎症2期まで)で,GFRは正常から高値(すなわちhyperfiltration)になる[2]とされており,糖尿病腎症に伴うhyperfiltrationの可能性がある[本症例は尿中Alb 30 mg/日未満[2]のため,現在のガイドラインでは腎症1期(すなわち腎症なし)となる].

b 糖尿病を合併した胃切除術後症例—膵酵素補充療法で血糖は上昇するか

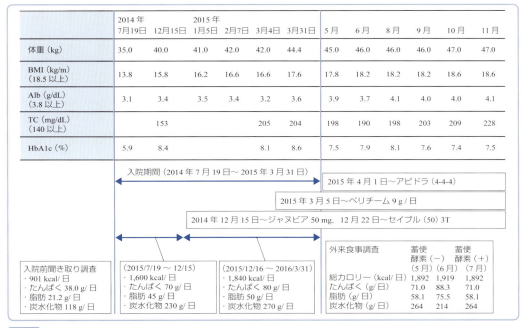

図2 本症例における膵酵素補充後の栄養状態と血糖コントロールの変化

2型糖尿病，噴門側胃切除術およびJPI再建術後．

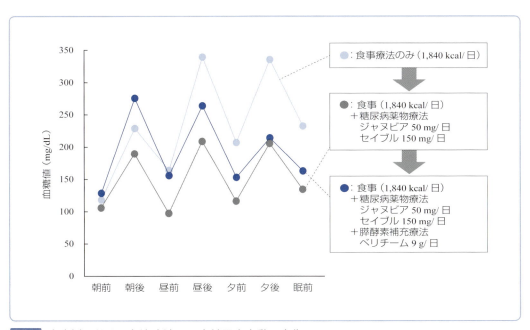

図3 本症例における各治療法での血糖日内変動の変化

2型糖尿病，噴門側胃切除術およびJPI再建術後．

膵外分泌機能は正常であったが，食事を 1,840 kcal/日（たんぱく質 80 g/日，脂肪 50 g/日，炭水化物 270 g/日）に増量した 2 か月後（2015 年 3 月 4 日）にも Alb 3.2 g/dL，体重 42.0 kg（BMI 16.6 kg/m²）と栄養状態は改善されなかった．そこで胃切除術に伴う消化吸収不良[1]があると考え，膵酵素補充療法［ベリチーム® 9 g/日（分 3，各食直後）］を開始した．これにより血糖日内変動では 129/276，156/264，153/214，163 mg/dL と再び食後血糖が上昇し，その影響で昼食前，夕食前の血糖も上昇した．

また，膵酵素補充療法（ベリチーム® 9 g/日）を行う前後の各 1 か月間（2015 年 2 月 1 日〜3 月 31 日），食事療法（1,840 kcal/日），糖尿病治療（ジャヌビア® 50 mg/日，セイブル® 150 mg/日）を変えずに，各食前に血糖自己測定（self-monitoring of blood glucose；SMBG）を行い，血糖コントロールの変化を観察した（図 4）．膵酵素補充療法後の各食前血糖に関して，朝食前は 121 ± 10.9 mg/dL から 135.5 ± 11.4 mg/dL と有意な変化を認めなかったが，昼食前は 114 ± 18.9 mg/dL から 185.9 ± 39.0 mg/dL（$p < 0.01$），夕食前は 126.8 ± 24.4 mg/dL から 164.0 ± 26.8 mg/dL（$p < 0.05$）といずれも有意に上昇した（図 4）．約 1 か月の間に HbA1c は 8.1 % から 8.6 % に上昇し，食後血糖が十分に改善されなかったため，外来で超速効型インスリン（アピドラ®）を各食直前に追加し，最終的にインスリン総投与量は 12 単位/日［アピドラ®（4-4-4）］となった．その間，明らかな低血糖症状は起こらず，血糖コントロールは徐々に安定した．外来通院中も食事調査を定期的に行い，1,800〜1,900 kcal/日程度の食事摂取が維持されていた．

外来通院中，食事摂取量が安定していたため，膵酵素補充療法を 3 日間以上中止した状態と，ベリチーム® 9 g/日を服用した状態とで出納試験（balance study）（3 日間の食事調査・蓄便）を行った（図 5）．

膵酵素を服用しない場合，茶褐色の有形便であるが，糞便量は 318.7 g/日と多く，排便回数は 1 日 2 回程度であった．一方，膵酵素補充療法（ベリチーム® 9 g/日）下では，糞便量が 198.7 g/日と減少し，排便回数は 2 日に 1 回とむしろ便秘気味になった．

栄養指標に関して，Alb，体重は食事を 1,840 kcal に増量しても改善されなかったが，膵酵素補充療法を始めてから約 6 か月間で Alb は 3.4 g/dL から 3.9 g/dL へと上昇，TC も 153 mg/dL から 198 mg/dL へ上昇，体重も 40.0 kg から 45.0 kg と 5 kg 増加し，栄養状態の明らかな改善を認めた（図 2）．その後も栄養状態は緩やかに改善し，膵酵素補充療法から 1 年 6 か月経過した 2016 年 10 月の時点では，Alb 4.1 g/dL，TC 205 mg/dL，体重 52.0 kg と良好な栄養状態を維持し，また HbA1c 6.3 % と低血糖もなく，血糖コントロール良好である．

解説

1 胃切除術後の糖尿病の変化

本症例は糖尿病を合併した胃切除術後症例である．入院前に 901 kcal/日，炭水化物 118 g/日であった食事摂取量が 1,600 kcal/日，炭水化物 230 g/日に増加し，入院時から 5 か月間で HbA1c が 5.9 % から 8.4 % に上昇した．膵酵素補充療法後は，膵酵素によって炭水化物吸収不良が改善され，食後血糖が上昇したことが，HbA1c 上昇の 1 つの要因と考えられた．

2 胃切除による消化吸収能の変化

本症例で施行された，空腸嚢による噴門側胃切後の再建術式，いわゆる「空腸嚢間置術（JPI）」は，

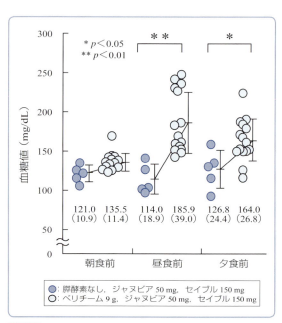

図 4 本症例における SMBG による各食前血糖の変化

2 型糖尿病，噴門側胃切除術および JPI 再建術後．膵酵素補充療法前後の 1 か月間の比較．HbA1c の変化（前→ 1 か月後）は 8.1 → 8.6 %．

b 糖尿病を合併した胃切除術後症例—膵酵素補充療法で血糖は上昇するか

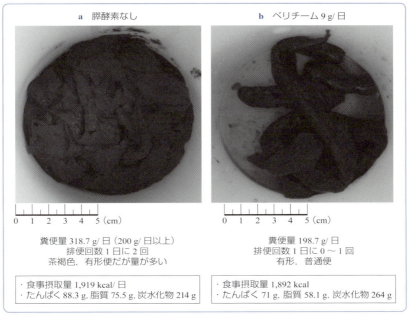

図5 本症例における膵酵素補充療法と便性状の変化
2型糖尿病，噴門側胃切除術およびJPI再建術後．
［巻頭カラー口絵⑦］

1993年に亀山ら[1,4]によって初めて報告された術式で，上部早期胃癌に対して行われる．空腸嚢を代用胃とすることで残胃の貯留能を維持できるのが利点である[1,4]．実際に胃全摘・Roux-en-Y再建例と噴門側胃切除術・JPI例を比較すると，後者のほうが術後の食事摂取量が多いことが報告されている[5,6]．

本症例では，出納試験によって，膵酵素補充療法の有無による消化吸収能の変化を検討した．食事摂取量が同程度の場合，膵酵素補充療法を行うことによって，糞便量の減少（318.7 g/日→198.7 g/日），排便回数の減少（2回/日→0〜1回/日），食後血糖上昇を認め（炭水化物吸収不良の改善を示唆），膵酵素補充療法によって消化吸収能の改善が認められたと考えられる．その結果，長期的には栄養指標の改善（体重，Alb，TC）が認められた．

■文　献■

1) 亀山仁一，他：有茎空腸嚢を用いた噴門側胃切除後の再建術式．手術 1993；**47**：1351-1354．
2) 日本糖尿病学会：糖尿病専門医研修ガイドブック．診断と治療社，2012．
3) Nakamura T, et al: Correlation between pancreatic endocrine and exocrine function and characteristics of pancreatic endocrine function in patients with diabetes mellitus owing to chronic pancreatitis. Int J Pancreatol 1996; **20**: 169-175.
4) Kameyama J, et al: Proximal gastrectomy reconstructed by interposition of a jejunal pouch. Surgical technique. Eur J Surg 1993; **159**: 491-493.
5) 中根恭司，他：噴門側胃切除術後の再建法．消化器外科 2002；**25**：29-34．
6) 並川努，他：消化機能からみたU領域早期胃癌に対する噴門側胃切除術後空腸嚢間置再建術の評価．消化と吸収 2007；**30**：23-25，2007．

3 胃切除術後

c 胃全摘術後の問題点―食事摂取量の低下に伴う低血糖と栄養障害

松本敦史　弘前市立病院内分泌代謝科
中村光男　弘前市医師会健診センター所長/弘前大学名誉教授/東邦大学医学部客員教授

症例提示

[症　例]　82歳男性.
[主　訴]　体重減少,糖尿病の精査・加療の希望.
[既往歴]　72歳時に前立腺肥大,76歳時(2009年)に糖尿病の診断,79歳時(2012年3月)に胃癌のため胃全摘術を施行.
[生活歴]　喫煙歴:10本/日(20〜75歳).Brinkman指数[1]:35(本)×27(年)=550.飲酒歴:術前は焼酎を毎日1合程度.術後は週3回程度に減少.
[身体所見]　身長158.5 cm,体重47 kg(BMI 18.7.1 kg/m²).最高体重は40代の75 kg(BMI 29.9 kg/m²).76歳の糖尿病診断時は65 kg,79歳時(胃癌術前)は62 kg.術後1か月で56 kgまで減少し,その後も徐々に減少.
[現病歴]　76歳時(2009年)の健診で初めて糖尿病を指摘され,かかりつけ医でスルホニル尿素(SU)薬(ダオニール® 2.5 mg/日)による治療が行われていた.79歳頃(2012年1月)から黒色便を認めるようになり,その後立ちくらみも出現したため,同年2月に当院を受診した.Hb 7.9 g/dL(MCV 81.9 fL)と小球性貧血を認め,消化管出血(鉄欠乏性貧血)が疑われたため上部内視鏡検査を施行したところ,胃体部・胃角部の全周性壁肥厚を認め,Borrmann分類2型(潰瘍限局型)の胃癌(adenocarcinoma)と診断された.画像検査で明らかな転移を認めなかったため(T3N0M0:stage II),2012年3月に胃全摘術が施行された.入院中,糖尿病に対してはSU薬を中止し,ヒューマリン®Rによるスライディングスケール[本書「第2章-2-e 脂肪便が改善されなくても,脂肪吸収量が増加すれば栄養状態は改善する」(p.136〜139)参照]によって血糖コントロールが行われた.3週間後の退院時には,体重は62 kgから56 kgに減少し,1日の必要インスリン量は0〜2単位/日で食事摂取量は800〜1,000 kcal/日程度であった.

退院後(2012年4月),HbA1c 6.0%であったが,かかりつけ医で,糖尿病に対するSU薬(オイグルコン® 2.5 mg/日)が再開された.その後は発汗,動悸などの低血糖症状が週2回程度,夕食前を中心に出現するようになり,その都度補食を行った.その後約2年半にわたってSU薬の服用を継続し,HbA1c 6%台が続いたが,一方で低血糖症状の頻度が増え(週3〜4回),不安になったため,医師に相談せずに81歳時(2014年11月)以降,糖尿病の内服治療を中断した.一方,胃全摘術施行前に糖尿病の食事指導(1,600 kcal/日の指示)を受けており,食事制限という意識が強かったため,特に薬物療法を中断して以降,食事摂取をなるべく控えるよう心掛けていた.その後も体重は徐々に減少していった.糖尿病の治療を中断していたことが気になっていたため,精査・加療を希望し,糖尿病薬物療法の中断から4か月後の82歳時(2015年3月)に当院を受診した.

[当科初診時の検査所見](2015年3月.2型糖尿病発症後6年,胃全摘術後3年,SU薬中断後4か月)

尿糖(−),尿蛋白(−),尿ケトン体(−),WBC 5,260/μL,RBC 345×10⁴/μL,Hb 10.3 g/dL,Ht 32.2%,MCV 93.3 fL,Plt 38.1×10⁴/μL,Fe 25 μg/dL(基準値:73〜113),TIBC 283 μg/dL(基準値:280〜360),フェリチン 33.3 ng/mL(基準値:4.6〜204),エリスロポエチン 47.6 mIU/mL(基準値:4.2〜23.7),便潜血(2回法)陰性,ビタミンB_{12} 250 pg/mL(基準値:233〜914)[この時点ではビタミンB_{12}の補充は行われていない],AST 29 U/L,ALT 23 U/L,γ-GTP 16 U/L,T-bil 0.6 mg/dL,Alb 3.1 g/dL,TC 141 mg/dL,TG 74 mg/dL,BUN 18.9 mg/dL,Cr 0.90 mg/dL,eGFR 86.1 mL/分/61.5 m²,Na 145 mEq/L,K 3.9 mEq/L,Cl 107 mEq/L,空腹時血糖 93 mg/dL,HbA1c 6.8%,抗GAD抗体 < 1.3 U/mL

(1.4以下).胸部X線：異常所見なし.心電図：異常所見なし.

[糖尿病合併症] 尿中Alb＜3 mg/L(感度以下)腎症なし,網膜症なし,振動覚(右7秒,左11秒),アキレス腱反射(－/－),CVRR 1.59～1.84 %(安静時).

[経　過] 当科初診時(胃全摘術から3年後)には低体重(体重47 kg,BMI 18.7 kg/m²),低Alb血症(3.1 g/dL)を認め,TCも正常下限(141 mg/dL)であった.一方で,糖尿病の薬物療法を約4か月間中断していたにもかかわらず,HbA1c 6.8 %と血糖コントロールは良好であった.食事の聞き取り調査で,薬物療法中断から4か月間の食事摂取量は983 kcal/日(たんぱく質39.6 g,脂肪11.3 g,炭水化物182 g)と明らかに少なかった.食事は妻が管理していたため,妻同伴で食事指導をあらためて行い,1,900～2,000 kcal/日程度の食事摂取を目標とした(図1).食事指導を行ってから1か月後,3日間の食事調査では,食事摂取量は2,015 kcal/日(たんぱく質74.0 g,脂肪67.0 g,炭水化物278 g)と十分に摂取できるようになったため,尿中C-ペプチド,血中C-ペプチド,¹³C-BTA呼気試験,PFD試験,出納試験(balance study)を行い,膵内外分泌機能の評価を行った(表1,図2).

食事摂取量の増加に伴い,わずか1か月間でAlbは3.1 g/dLから3.7 g/dLまで上昇,TCは141 mg/dLから158 mg/dLに上昇し,栄養状態は改善傾向であったが,体重は47 kgから48 kgと1 kgの増加に留まった(図1).一方,糖尿病に関しては,HbA1cは6.8 %から6.6 %,食後血糖は81 mg/dLから89 mg/dLと,血糖コントロールに大きな変化はなかった.また,胃全摘術後の,食物と膵液・胆汁のpancreaticocibal asynchrony(混和不全)に伴う消化吸収不良[2]の可能性を否定できなかったため,2015年4月から膵酵素薬のベリチーム® 9 g/日(分3,毎食直後)を開始し,血糖コントロールおよび栄養指標の経過をみた(図1).

❶ 膵内分泌機能(インスリン分泌能)

食事が十分に摂取できるようになった2015年4月に膵内外分泌機能の評価を行った(表1).膵内分泌機能に関しては,血中C-ペプチド1.0 ng/mL,蓄尿中C-ペプチド41.2 μg/日といずれも正常下限であり,インスリン分泌能は低下気味と考えられた.

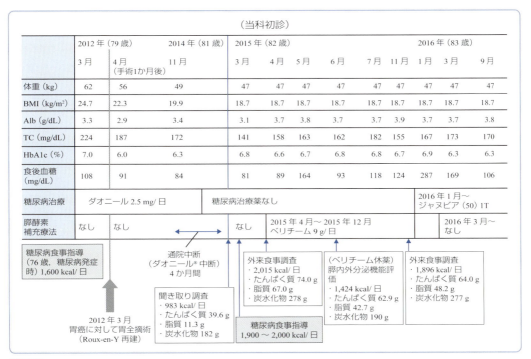

図1 本症例における栄養状態,食事調査,治療内容の変化

糖尿病,胃全摘術後例.

表1 本症例における膵内外分泌機能評価

膵内分泌機能検査(2015年4月)
　①空腹時血糖 75 mg/dL，血中C-ペプチド 1.0 ng/mL(0.5 ng/mL以下でインスリン分泌不全[1])
　②尿中C-ペプチド 41.2 μg/日(基準値は 40～100 μg/日[1]．20 μg/日以下でインスリン分泌不全[1,2])
膵外分泌機能検査(2015年5月)
　① ^{13}C-BTA呼気試験：Cmax($\Delta^{13}CO_2$ピーク値) 62.4‰(41.2‰以下で膵外分泌不全)
　② PFD試験：6時間尿中PABA排泄率 47.4%(残尿内のPABAを含まない)(70%未満で膵外分泌障害[3])
　　(血清Cr 0.76 mg/dL，eGFR 73.1 mL/分/1.72 m^2，尿量 149 mL，超音波による評価で推定残尿量 24.7 mL)
　　6時間蓄尿終了時の推定残尿量(腹部超音波検査)
　　　(最大横径)5.3 cm ×(最大縦径)3.8 cm ×(最大前後径)4.9 cm × 1/2 =(推定残尿量)49.3 mL[1]
　　導尿による実際の残尿量：97 mL(残尿のみのPABA排泄率 20.9%)
　　残尿も含めて測定したPABA排泄率：(47.4 + 22.8 =)70.2%(尿量 9 + 97 mL = 246 mL)
　③出納試験(外来通院中の3日間で食事調査および糞便を評価，膵酵素なし)
　　糞便量 192 g/日，泥状便，肉眼的には明らかな脂肪便がない．
　　食事：1,424 kcal(たんぱく質 62.9 g，脂肪 42.7 g/日，炭水化物 190 kcal/日)

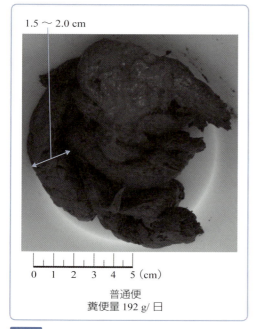

図2 本症例における便性状(出納試験)
糖尿病，胃全摘術後例．
［巻頭カラー口絵⑧］

❷ 膵外分泌機能および消化吸収能の評価

^{13}C-BTA呼気試験ではCmax 62.4‰(41.2‰未満で膵外分泌不全)と正常範囲であり，膵外分泌不全はないと考えられた(**表1**)．また出納試験では 42.7 g/日と十分な脂肪摂取(40～60 g/日)下で，糞便量は 192 g/日(200 g/日未満)と正常であり，肉眼的脂肪便[3]は認められなかった．両者の結果から，胃全摘術後にも明らかな消化吸収不良はないと考えられた．

❸ PFD試験

PFD試験では，6時間蓄尿終了後に腹部超音波検査で残尿が確認された(前立腺肥大の治療中であり，残尿の原因と考えられる)．超音波検査により推定残尿量を測定(最大横径(cm)×最大縦径(cm)×最大前後経(cm)× 1/2[4])したところ，推定残尿量は 49.3 mL であったが，さらに導尿によって 97 mL の排尿(残尿量の実測値)が認められた．そこで，残尿を含まない6時間蓄尿(149 mL)の尿中PABA排泄率と，残尿のみ(97 mL)の尿中PABA排泄率を別々に測定した．その結果，6時間蓄尿(149 mL)中のPABA排泄率は 47.4% と低値であったが，残尿のみ(97 mL)の尿中PABA排泄率は 20.9% であった．両者を合わせると 70.2% と正常範囲であり，膵外分泌機能障害はないと考えられた(残尿を考慮しないと，誤って膵外分泌機能障害と評価される可能性があった)．

PFD試験終了時に 50 mL 以上の残尿を認める場合は，尿中PABA排泄率が低下し偽陽性を呈する(膵外分泌機能が正常でも低値を示す)ことが多い[5]と筆者らは報告している．しかし本症例では，超音波検査による推定残尿量が 50 mL 未満であったが，実際には 97 mL であり，尿中PABA排泄率に 20% 以上の差が生じた．このため，PFD試験で評価を行うには，超音波検査で推定残尿量が 50 mL 未満であっても導尿を行い，その分の尿中PABA排泄率を含めて評価するのが望ましい(実際には，PFD試験で残尿を測定すること自体が少ないのが現状である．排尿障害を合併する可能性の高い 70 歳以上の高齢者では，PFD試験は膵外分泌機能評価のための実用的な検査とは言い難い)．

❹ 膵酵素薬開始後の経過

2016年1月にはHbA1cは7％未満であったが，食後血糖287 mg/dLと上昇していた．そこで，インスリン分泌能は保たれていたため(尿中C-ペプチド41.2 μg/日)，DPP-4阻害薬(ジャヌビア® 50 mg/日)を新たに開始した．その後もHbA1cは6％台で安定し，自覚的低血糖症状はなく，血糖200 mg/dL以上の食後高血糖も認められず，良好な血糖コントロールが維持された．

一方，膵外分泌機能検査で明らかな消化吸収不良はないと考えられた．さらに膵酵素補充療法後も栄養指標に変化がなかったため，2016年3月でベリチーム®による膵酵素療法を中止した．膵酵素補充療法の中止から6か月時点(2016年9月)で，体重47 kg，血清Alb 3.8 g/dL，TC 170 mg/dLと栄養指標に大きな変化を認めていない．

解説

❶ 2型糖尿病患者の胃全摘術後の問題点

胃全摘術を行うと1回の食事摂取量が少なくなるため，術前に肥満を認めていた2型糖尿病患者でも術後には低体重となる場合がある．本症例は肥満歴があり，76歳時(2009年)に糖尿病と診断された際は2型糖尿病に準じた食事指導［1,600 kcal食(標準体重1 kg当たり28.9 kcal/日)］が行われていた．しかし，胃全摘術後に低栄養状態(低体重，低Alb血症)となっても状態に見合った食事指導が行われなかったため，患者の意識には「糖尿病の食事療法＝食事制限」という誤った認識があった．また，糖尿病の薬物療法を中断した4か月間は糖尿病悪化の不安があり，意識的にさらに食事制限したことで栄養状態が悪化したものと考えられる．

2型糖尿病を合併した胃全摘術後の患者には，その病態に合わせた食事療法，薬物療法を検討する必要がある．胃全摘術後には，その病態に合わせ，あらためて食事指導を行うのが望ましい．また糖尿病の薬物療法も吟味し，低血糖をきたす可能性のある薬物療法を継続する場合は，低血糖の有無を常に確認する必要がある．

一般に，75〜80歳以上の糖尿病患者に対して経口薬による薬物療法を行う場合には，低血糖をきたす可能性のあるSU薬を使うべきではない．2型糖尿病を合併した胃切除例には，本症例でも使用したDPP-4阻害薬を第一選択とするべきである．

本症例は2型糖尿病を合併した胃全摘術後例であり，食事摂取量低下によって栄養状態の一時的な悪化が認められた．明らかな消化吸収能の低下はなく，適切な食事療法を行うことで栄養状態は改善し，膵酵素補充療法による明らかな効果の認められない症例であった．

■文　献■

1) Brinkman GL, *et al*: The effect of bronchitis, smoking, and occupation on ventilation. *Am Rev Respir Dis* 1963; **87**: 684-693.
2) 中村光男，他：胃切除後の膵機能不全．肝胆膵 2002；**45**：45-50.
3) 中村光男：脂肪摂取と消化吸収不良・軟便・下痢．日本医事新報 2012；**4608**：67-70.
4) 岡村菊夫：老年症候群と診療 頻尿・失禁―高齢者の排尿(蓄尿・尿排出)障害に対する評価・診断・治療．綜合臨床 2003；**52**：2126-2134.
5) 牛木芳恵，他：簡易膵外分泌機能検査法の残渣量による影響 PFD試験と呼気試験の比較．消化と吸収 2009；**32**：162-168.

4 酵素補充療法後にもかかわらず栄養状態が悪化した例

松本敦史 弘前市立病院内分泌代謝科
中村光男 弘前市医師会健診センター所長/弘前大学名誉教授/東邦大学医学部客員教授

症例提示

[症　例]　75歳男性.
[主　訴]　低栄養, 体重減少.
[既往歴]　特記事項なし.
[家族歴]　糖尿病なし. 父, 兄が直腸癌.
[生活歴]　喫煙歴:なし, 飲酒歴:なし.
[身体所見]　身長170 cm, 体重40.5 kg(BMI 14.0 kg/m^2, 標準体重は63.6 kg). 最高体重は73歳時の74 kg.

[現病歴]　前年まで年1回の健診で異常を指摘されていなかったが, 74歳時(2012年5月)の健診で肝機能障害(AST, ALT, γ-GTP高値)および高血糖(空腹時血糖169 mg/dL)を初めて指摘され, 精査目的で当院紹介となった. 腹部造影CTで肝内胆管・上部総胆管の拡張および中部総胆管の狭窄を認め, 胆管癌の疑いで入院となった. 同年6月に亜全胃温存膵頭十二指腸切除術(substomach-preserving pancreatoduodenectomy;SSPPD)が施行された. しかし, 病理組織診(総胆管壁, 膵)でcarcinomaは検出されず, 一方でIgG4陽性細胞が多数存在し, 高度なリンパ球・形質細胞浸潤と線維化を認めたため, IgG4関連の硬化性胆管炎・自己免疫性膵炎と診断された(術前にはIgG4は測定されていなかった). 術後1か月で退院となったが, その間に10 kgの体重減少(70 kgから60 kg)を認め, Alb 2.5 g/dLと低下した. 外来通院中も体重減少が続くなど栄養状態が悪化したため, 手術の1年後(2013年6月)から膵酵素補充療法(リパクレオン® 900 mg/日)を行った. しかし膵酵素補充療法の開始から4か月後の2013年10月の時点で, 体重はさらに8.5 kg減少(49 kgから40.5 kg)し, Albは2.5 g/dLと変化がなく, TCは115 mg/dLから80 mg/dLまで低下した. 膵酵素補充療法を行ったにもかかわらず, 栄養状態がさらに悪化したため, 精査・加療目的で2013年10月に当科入院となった. 入院までの経過を図1に示した.

[入院時の身体所見]　(2013年10月)　血圧108/78 mmHg(P78), 体温36.8℃, 眼瞼結膜に貧血あり, 眼球結膜に黄疸なし, 表在リンパ節は触知せず, 胸部・両下肺野に湿性ラ音あり, 腹部は平坦で軟, 圧痛なし, 四肢に皮疹を認めず, 両下腿に軽度の浮腫あり.

[末梢血・生化学所見]　尿蛋白(−), 尿糖(−), 尿ケトン体(−), 尿潜血(−), 尿白血球(−), WBC 8,970/μL(Neu 86.3, Ly 10.1, Mono 3.0, Eo 0.2, Ba 0.1), CRP 12.5 mg/dL, RBC 385×10^4/μL, Ht 32.0 %, Hb 10.2 g/dL, MCV 83.1 %, Plt 17.3×10^4/μL, TP 5.9 g/dL, Alb 2.5 g/dL, Na 138 mEq/L, K 3.2 mEq/L, Cl 100 mEq/L, BUN 14.9 mg/dL, Cr 0.55 mg/dL, LDH 116 IU/L, AST 8 IU/L, ALT 11 IU/L, γ-GTP 10 IU/L, ALP 88 IU/L, T-bil 0.8 mg/dL, CK 26 IU/L, AMY 27 IU/L(基準値:43〜132), TC 80 mg/dL, TG 44 mg/dL, CEA 4.3 ng/mL, CA19-9 2 U/mL, HbA1c 5.3 %, 空腹時血糖90 mg/dL, IgG4 291 mg/dL(基準値:108以下).

[経　過]　入院後の経過を図2に示した. 入院時, 発熱はなかったが, 入院2日目の採血でWBC, CRPが上昇し, 黄色喀痰を伴う咳嗽が認められた. 胸部X線写真でも両側下肺野に陰影を認めたため肺炎と診断し, 点滴[クラビット® 500 mg/日(分1)]による抗菌薬治療を行った. 一方, 1,840 kcal(28.9 kcal/kg標準体重)の食事療法を始めたが, 実際には2/3程度しか摂取できず, 入院2〜4日目の食事摂取量は1,249 kcal(たんぱく質54.7 g, 脂質37.4 g, 炭水化物173 g)であった. 膵酵素補充療法下でも栄養状態は悪化し, 食事摂取も不十分であったため, 膵酵素(リパクレオン® 900 mg/日)を一時中止し, 輸液と抗菌薬による治療を継続した.

　その後肺炎は改善し, 20日間(11月11日まで)

4 酵素補充療法後にもかかわらず栄養状態が悪化した例

	2012年6月	(74歳) 7月	9月	12月	2013年 2月	6月	(75歳) 7月	8月	9月	10月
体重（kg）	70.0	60.4	59.2	56.3	54.0	46.9	49.0	45.4	43.4	40.5
BMI（kg/m²）	24.2	15.7			18.7	16.2	17.0	15.7	15.0	14.0
Alb（g/dL）	2.9	2.5	3.5	3.4	2.6	2.2	2.5	2.5	2.7	2.5
TC（mg/dL）	208	123	143	119	104	104	115	123	132	80
AST（IU/L）	170	23	22	28	17	25	24	23	24	8
ALT（IU/L）	295	19	22	30	15	29	26	19	19	11
γ-GTP（IU/L）	1765	11	21	14	10	11	11	11	12	10
T-bil（mg/dL）	15.7	0.3	0.4	0.7	0.5	0.5	0.6	0.6	0.6	0.8
AMY（IU/L）	27	47			35	28	38	47	45	27
WBC（/μL）	7,470	6,370	5,220	5,430	4,910	8,220	5,460	6,370	3,790	8,970
CRP（mg/dL）	2.2	1.3	0.3	<0.3	1.1	5.5	1.8	1.3	0.8	12.5
Hb（g/dL）	12.2	9.6	12.1	11.4	10.1	9.4	9.4	9.6	9.6	10.2
HbA1c（%）	7.9	5.3	6.3	6.3	6.1	6.3	5.1	5.3	5.6	5.3

（5月28日～7月17日入院）

2012年6月18日 SSPPD 施行

食事（退院前）
・1,400 kcal/日
・たんぱく質 60 g
・脂質 45 g
・炭水化物 190 g

食事調査
・1,026 kcal/日
・たんぱく質 42.3 g
・脂質 20.2 g
・炭水化物 169 g

（2013年6月～）リパクレオン 900 mg/日
（糖尿病治療は食事療法のみ）

入院

図1 本症例における栄養状態，食事調査，治療内容の変化（入院前）
糖尿病，SSPPD 後症例．

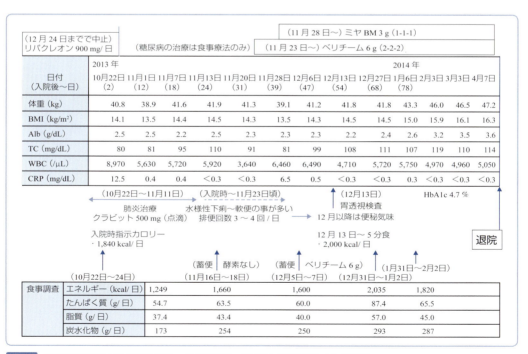

図2 本症例における栄養状態，食事調査，治療内容の変化（入院後）
糖尿病，SSPPD 後症例．

でクラビット® 500 mg の点滴治療を終了した．食事摂取量も徐々に増加したため，11 月中旬から膵内外分泌機能の評価を行った（表1[1-3]，図3）．

インスリン分泌能は，血中 C- ペプチド 0.7 ng/mL，尿中 C- ペプチド 34.5 μg/日とやや低めであった．ただし，（図示しないが）入院中の各食前血糖も 80 〜 130 mg/dL 台と安定し，正常範囲であったため，糖尿病に対しては食事療法のみで経過をみた．

膵外分泌機能は出納試験（balance study）（3 日間の食事調査・蓄便），^{13}C-BTA 呼気試験，PFD 試験で評価した．出納試験では，脂肪摂取量 43.4 g/日で糞便量 171 g/日と正常範囲（200 g/日以下）であった．有形・軟便であるが光沢はなく，色調・便の太さ（1 cm）とも正常であり，肉眼的に脂肪便と診断するのは困難であった（糞便中脂肪排泄量 10 g/日前後の軽度の脂肪便は肉眼で診断するのがむずかしい場合がある[4]）．しかしガス液体クロマトグラフィー（gas-liquid chromatography；GLC）法による測定では，糞便中脂肪排泄量 11.0 g/日と脂肪便を認めた．^{13}C-BTA 呼気試験でも Cmax が 30.5 ‰ と低下しており，^{13}C-BTA 呼気試験および出納試験の結果から膵外分泌不全と診断し，ベリチーム® 6 g/日で膵酵素補充療法を再開した（患者の希望で，リパクレオン® よりも薬価の安いベリチーム® に変更した）．PFD 試験でも尿中 PABA 排泄率は 55.7 % と低下していた．

表1 本症例における膵内外分泌機能評価

膵内分泌機能検査（2013 年 11 月中旬）
① 空腹時血糖 110 mg/dL，血中 C- ペプチド 0.7 ng/mL（0.5 ng/mL 以下でインスリン分泌不全[1]）
② 尿中 C- ペプチド 34.5 μg/日（基準値は 40 〜 100 μg/日[1]）．20 μg/日以下でインスリン分泌不全[1,2]）
膵外分泌機能検査（2013 年 11 月中旬）
① ^{13}C-BTA 呼気試験：Cmax（$\Delta^{13}CO_2$ ピーク値）30.5 ‰（41.2 ‰ 以下で膵外分泌不全）
② PFD 試験：6 時間蓄尿中 PABA 排泄率 55.7 %（eGFR 83.0 mL/分 /1.72 m^2，尿量 250 mL，残尿なし）（70 % 未満で膵外分泌障害[3]）
③ 出納試験による消化吸収能評価（入院中の 2013 年 11 月 16 日〜 18 日に実施，膵酵素なし）
　糞便量 171 g/日，糞便中脂肪排泄量 11.0 g/日
　食事：1,660 kcal/日（たんぱく質 63.5 g/日，脂肪 43.4 g/日，炭水化物 254 kcal/日）
④ 出納試験による消化吸収能評価（入院中の 2013 年 12 月 5 日〜 7 日に実施，ベリチーム® 6 g/日）
　糞便量 78 g/日，糞便中脂肪排泄量 2.1 g/日
　食事：1,600 kcal/日（たんぱく質 60.0 g/日，脂肪 40.0 g/日，炭水化物 250 kcal/日）

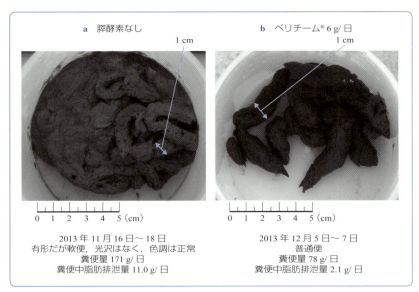

a 膵酵素なし
2013 年 11 月 16 日〜 18 日
有形だが軟便，光沢はなく，色調は正常
糞便量 171 g/日
糞便中脂肪排泄量 11.0 g/日

b ベリチーム® 6 g/日
2013 年 12 月 5 日〜 7 日
普通便
糞便量 78 g/日
糞便中脂肪排泄量 2.1 g/日

図3 本症例の便性状（出納試験）
糖尿病，SSPPD 後症例．
［巻頭カラー口絵⑨］

4 酵素補充療法後にもかかわらず栄養状態が悪化した例

膵酵素補充療法(ベリチーム® 6 g/日)下で再度出納試験を施行し,膵酵素のない状態と比較したところ,糞便中脂肪排泄量は 11.0 g/日から 2.1 g/日に減少し脂肪便を認めなくなり(complete abolition),排便回数は 1 日 2〜3 回から 2 日に 1 回程度と減少,むしろ便秘気味になった.

全身状態が比較的安定した時期(入院 54 日目)に,食物の通過経路を確認するため,ガストログラフィンを用いた X 線検査を行った(図 4).本症例では,少なくとも液体のガストログラフィンでは,十二指腸側の盲端部への逆流は認められなかった.さらに検査開始から 1 時間後にはすでにガストログラフィンが大腸まで到達しているのが確認された.膵酵素補充療法で消化吸収能が十分に改善されない膵切除例には,膵酵素と食事内容が十分に混和するよう,食事中の膵酵素製剤の補充を考えてもよいかもしれない.一方,今回の検査で,始めにガストログラフィンを飲用した際にむせが認められ,X 線写真で両側気管支が造影された(特に右側で著明).そこで肺炎・気管支炎の予防のため,検査後 1 週間,クラビット 500 mg/日(分 1)の内服治療を行った.

膵酵素補充療法によって脂肪便は改善されたが,膵酵素薬開始 3 週間後(2013 年 12 月 13 日)の時点で,体重 41.8 kg(BMI 14.5 kg/m^2),Alb 2.2 g/dL,TC 108 mg/dL と明らかな改善はなかった.

そこで食事摂取量をさらに増やすよう試みた.2,000 kcal/日(標準体重 1 kg 当たり 31.4 kcal/日)の摂取量を目標として食事指導を行い,また 1 回の食事摂取量が少ないため,10 時,15 時にも炭水化物を中心とした食事を摂取させ(このときは膵酵素服用なし),2,000 kcal/日の食事を提供した.また,食物でむせることのないよう,食物を噛み,しっかり飲み込むことを指導した.2013 年 12 月下旬以降は 1,800〜2,000 kcal の食事摂取量を保てるようになった.ベリチーム® 6 g/日(分 3,毎食後)を開始した約 4 か月後には(2013 年 11 月 28 日と 2014 年 4 月 7 日を比較すると),体重は 39.1 kg から 47.2 kg と 8.1 kg の増加,Alb は 2.3 g/dL から 3.6 g/dL,TC は 81 mg/dL から 114 mg/dL と上昇し,退院となった.退院時の採血では,HbA1c 4.7%,空腹時血糖 90 mg/dL,食後血糖 93〜130 mg/dL と血糖コントロール良好であり,糖尿病の増悪はみられなかった.

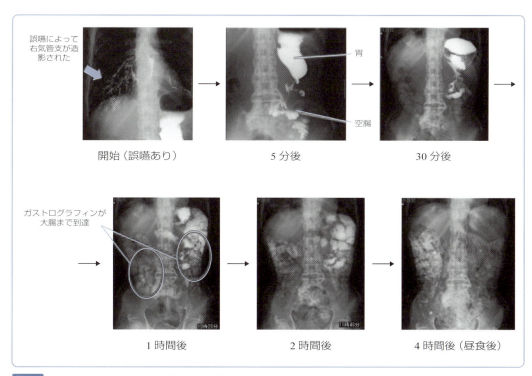

図 4 本症例における液食の消化管通過経路

ガストログラフィン 200 mL を用いた X 線検査.原則として昼食後まで座位とした.
75 歳男性.糖尿病.SSPPD 後症例.入院 54 日目(2013 年 12 月 13 日).

解説

　本症例では胆膵疾患（IgG4 関連の硬化性胆管炎・自己免疫性膵炎）の発症時に糖尿病も同時に指摘されたため，「糖尿病と胆膵腫瘍 and/or 膵切除，糖尿病発見時期からみた分類」（本書 p.119 の表 2）では，2-II 群「糖尿病と胆膵腫瘍の同時診断」の膵性糖尿病に該当する．IgG4 関連の硬化性胆管炎・自己免疫性膵炎に対して，当初は胆管癌を疑って SSPPD を施行し，その後，外来で膵酵素補充療法を行ったにもかかわらず，栄養状態がさらに悪化した 1 例を経験した．

　本症例の問題点は，食事調査を行い，1,026 kcal/日（たんぱく質 42.3 g，脂質 20.2 g，炭水化物 169 g）と食事摂取量が少なかったにもかかわらず，それが見逃されたまま膵酵素補充療法を開始したことである．膵外分泌不全患者では，十分な脂肪を含めた 3 大栄養素が摂取できている状態で膵酵素補充療法を開始するべきである．すなわち，食事調査，消化吸収（膵外分泌機能）評価，栄養状態の三者を三位一体として捉えることが極めて重要である[5]．

　入院前の採血で CRP が陽性であり，入院中のガストログラフィンによる検査でも誤嚥が確認されたことから，背景に慢性的な呼吸器感染症が存在した可能性がある．膵酵素補充療法を行っても栄養状態が改善しない，あるいは悪化する場合，①食事摂取量の評価，②膵内外分泌能の評価（膵内外分泌不全があった場合は治療が適切か），③栄養状態を悪化させる他の要因（感染症，癌の再発等）の有無を確認する必要がある．

　本症例では，当初は胆管癌が疑われていたが，病理組織診で IgG4 関連の硬化性胆管炎・自己免疫性膵炎と診断された．自己免疫性膵炎はステロイド治療が標準的治療[6-8]であり，閉塞性黄疸，腹痛・背部痛などの有症状例，膵外病変合併例がステロイド治療の適応となる[7,8]．また，神澤ら[9]の報告では，ステロイド治療が行われた自己免疫性膵炎の 459 例のうち，60 % は硬化性胆管炎に伴う閉塞性黄疸に対してであった（本症例ではステロイド治療は行われなかった）．

　IgG4 関連の硬化性胆管炎は，画像だけでは悪性疾患との鑑別がむずかしい．自己免疫性膵炎の鑑別を行うためにも，画像診断の時点で IgG4 を測定することが望ましい．

■文　献

1) 日本糖尿病学会：糖尿病専門医研修ガイドブック．診断と治療社，2012：165-168．
2) Nakamura T, et al: Correlation between pancreatic endocrine and exocrine function and characteristics of pancreatic endocrine function in patients with diabetes mellitus owing to chronic pancreatitis. Int J Pancreatol 1996; **20**: 169-175.
3) 松本敦史，他：PFD テスト（Bentiromide 試験）．臨床検査ガイド 2015 年改訂版．文光堂，2015：232-234．
4) Nakamura T, et al: Can pancreatic steatorrhea be diagnosed without chemical analysis? Int J Pancreatol 1997; **22**: 121-125.
5) 中村光男：膵機能検査法への挑戦―膵外分泌補充療法のために―．膵臓 2012；**27**：1-8．
6) 神澤輝実，他：自己免疫性膵炎の治療と予後．日消誌 2012；**109**：905-909．
7) 川茂　幸：自己免疫性膵炎．診断と治療 2006；**104**：453-459．
8) 岡崎和一，他：自己免疫性膵炎診療ガイドライン 2013．膵臓 2013；**28**：715-783．
9) Kamisawa T, et al: Standard steroid treatment for autoimmune pancreatitis. Gut 2009; **58**: 1504-1507.

5 小腸切除と膵疾患の差

柳町 幸　弘前大学医学部附属病院内分泌内科・糖尿病代謝内科
町田光司　まちだ内科クリニック
中村光男　弘前市医師会健診センター所長/弘前大学名誉教授/東邦大学医学部客員教授

　経口摂取された食物は，消化吸収の過程を経て，体内で栄養素として利用される．食物の消化吸収に関わるおもな臓器は，胃，肝臓，胆道，膵臓，小腸である．これらの臓器障害によって，栄養素の消化吸収障害による低栄養が惹起される．

　本項では，小腸切除後の吸収障害を呈した症例を提示し，小腸性吸収障害と肝胆道疾患および，膵疾患による消化吸収障害の相違について概説する．また，小腸切除後の吸収障害に対する治療方法のポイントについても述べる．

症例提示

[症　例]　43歳女性.
[主　訴]　全身倦怠感，水様性下痢.
[既往歴]　40歳時に卵巣癌（stage IIIc）のため両側卵巣，子宮全摘出術施行，43歳時に癒着性腸閉塞のため小腸広範切除術施行.
[家族歴]　特記事項なし.
[生活歴]　喫煙歴：なし，飲酒歴：喫煙なし.
[身体所見]　身長161 cm，体重36.5 kg（BMI 14.0 kg/m^2）.
[現病歴]　40歳時に卵巣癌の摘出術を施行．その後，化学療法および放射線療法が施行された．術後2年を経過した頃から腸閉塞症状を繰り返すようになった．手術および放射線照射後の癒着性腸閉塞と診断され，43歳時に消化器外科にて小腸広範切除術が施行された．切除範囲は，Treiz靱帯肛門側70 cmから回盲部（Bauhin弁も切除）であった．小腸切除術後，一時的に中心静脈栄養を行っていたが，腸閉塞の再発なく経口摂取可能となったため退院．栄養補給は経口摂取のみで経過観察されていた．術後7か月，全身倦怠感，15回/日以上の頻回な水様性下痢，体重減少を主訴に近医内科を受診した．同科の診察でいそうと著明な脱水を認め，検査では貧血，血清TP，Alb，TC，TGの低下，低K血症を認めた（表1）ため入院となった.
[現　症]　無力様顔貌，舌・皮膚の乾燥著明，上下腹部正中に手術痕.
[経　過]（図1）[1)]　入院後，中心静脈栄養を再開した．高度栄養障害と下痢の原因検索のため，蓄便による出納試験（balance study）を施行した．食事は1,800 kcal（たんぱく質70 g，脂質50 g，炭水化物270 g，コレステロール200 mg）とし，3日間の蓄便を施行し，回収した糞便検体の糞便量，糞便中脂肪排泄量，胆汁酸排泄量，中性ステロール排泄量，たんぱく排泄量（窒素排泄量から換算）を測定した．排便回数は15回/日，便性状は水様便であった．測定結果は，糞便量が1,580 g/日（基準値：200 g/日未満），糞便中脂肪排泄量が39.4 g/日（基準値：5 g/日未満），糞便中胆汁酸排泄量が5,742.4 mg/日（一次胆汁酸47.6 %）（基準値：500 mg/日未満），糞便中中性ステロール排泄量が2,171.9 mg/日（基準値：300 mg/dL未満[1)]），糞便中たんぱく排泄量が36.8 g/日（基準値：10.7 g/日未満）であった（図2）．本検査の結果から，短腸症候群による脂肪，胆汁酸，中性ステロールおよび，たんぱく質の吸収障害をきたしていることが判明した．

　入院後，栄養改善目的にエレンタール®（600 kcal）を併用した．栄養指標はわずかに改善したが，食事摂取後の水様便は改善せず，排便回数も14～15回/日と頻回であった．そこで，エレンタール®を中止し，コレバイン®1,000 mg/日とポリフル®2,500 mg/日を併用した．錠剤での投与ではそのまま糞便中へ排泄されてしまったため，粉砕して投与した．その結果，排便回数が5～6回/日となり，便性状は水様便から泥状便（有形便の場合もあり）へ変化した．フルカリック2号®（820 kcal）と病院食1,800 kcal（組成は上記と同様）を継続した．十分に食事が摂取できていたため，出納試験を再検した．糞便量621

g/日，糞便中脂肪排泄量 7.6 g/日，糞便中胆汁酸排泄量 1,030.4 mg/日（一次胆汁酸 36.9 %），糞便中中性ステロール 313.0 mg/日，糞便中たんぱく排泄量 21.9 g/日へ減少した（図2）.

治療開始 3 か月目には，体重は 36.5 kg から 46.3 kg，血清 Alb 値は 2.3 g/dL から 2.8 g/dL，血清 TC 値は 47 mg/dL から 68 mg/dL と増加し，栄養状態の改善を認めた．また，血清 K 値も 2.2 mEq/L から 3.8 mEq/L まで上昇した．排便回数の減少と栄養状態の改善が得られたため，中心静脈栄養を中止し外来通院治療へと移行した．退院後は体重が 45 kg 台，血清 Alb 値は 3.8 g/dL 以上，血清 K 値は 3.6 mmol/L 前後を維持していた．安定した栄養状態の維持目的で，1 週間毎に脂肪製剤［イントラリポス® 20 % 250 mL（約 500 kcal）］の投与を続けた．

しかし，退院 2 か月後に卵巣癌の鼠径リンパ節転移巣が出現，増大し，リンパ管炎，リンパ節炎を発症して再入院となった．再入院後，腹腔内のリンパ節転移巣も増大し，腹痛を訴えるようになった．緩和ケアを主体に治療を行ったが，再入院後 2 か月で卵巣癌と多発リンパ節転移による多臓器不全で死亡した．

解説

本症例は，小腸広範切除術後の短腸症候群を原因とする脂肪，たんぱくを主とした栄養素の吸収障害が生じ，低栄養状態に陥った症例である．短腸症候群以外に脂肪消化吸収障害をきたす疾患は，膵疾患による膵外分泌不全，原発性胆汁性肝硬変（primary biliary cirrhosis；PBC），閉塞性黄疸などである．

短腸症候群の脂肪消化吸収障害について，膵外分泌不全，肝胆道系疾患による脂肪消化吸収障害との相違を示し，各病態に応じた治療法について概説する．

表1 本症例における入院時と退院 1 か月後の検査所見

末梢血検査	入院時	退院1か月後	生化学検査	入院時	退院1か月後
WBC (/μL)	13,300	7,000	TP (g/dL)	6.3 (4.8)	8.0
RBC (/μL)	248×10^4	344×10^4	Alb (g/dL)	3.2 (2.3)	3.9
Hb (g/dL)	8.6	11.1	AST (U/L)	24 (22)	42
Ht (%)	25.5	33.2	ALT (U/L)	37 (31)	87
Plt (μL)	18.7×10^4	12.6×10^4	ALP (U/L)	321 (240)	369
好中球	88.3	75.4	LDH (U/L)	413 (405)	382
リンパ球	7.3	15.8	T-bil (mg/dL)	0.8 (0.4)	1.4
単球	3.9	7.0	D-bil (mg/dL)	0.23 (0.1)	0.43
好酸球	0.1	1.7	γ-GTP (U/L)	28 (25)	28
好塩基球	0.4	0.1	BUN (mg/dL)	16 (15)	19
尿検査	入院時	退院1か月後	Cr (mg/L)	1.4 (1.1)	0.7
比重			Na (mmol/L)	142 (141)	145
pH	6.0		K (mmol/L)	2.0 (2.2)	3.6
蛋白	-		Cl (mmol/L)	104 (103)	107
糖			UA (mg/dL)	3.9 (2.3)	5.3
ケトン体	-		TC (mg/dL)	56 (47)	62
潜血	2+		TG (mg/dL)	68 (57)	74
ウロビリノーゲン	-		CRP (mg/dL)	1.9 (1.3)	1.9
			食後血糖 (mg/dL)	99	94

小腸切除後に低栄養状態に陥った症例．（ ）内は脱水解除後データ．
（長谷川範幸，他：消化と吸収 2007；**30**：5-7 より一部データ引用，改変）

❶ 健常者の脂肪消化吸収過程[2]

食事から摂取される脂肪のほとんどは中性脂肪である．食事から摂取された中性脂肪は胃内でエマルジョン化（乳剤化）されて上部小腸へ排出される．エマルジョン化された中性脂肪は膵リパーゼによって加水分解され，モノグリセリド（モノアシルグリセロール）と脂肪酸になる．モノグリセリドと脂肪酸は胆汁酸とミセルを形成する．さらに，食事中のコレステロールやリン脂質（レシチン），脂溶性ビタミンなどもミセル内に取り込まれて複合ミセルが形成される．

複合ミセルが小腸（おもに空腸）の微絨毛上皮の粘膜細胞に達すると，複合ミセルは壊れ，中の脂質や脂溶性ビタミンなどが粘膜細胞に取り込まれる．一方，ミセル形成に利用された抱合型胆汁酸の90％は回腸で再吸収され，再び肝臓へ戻り胆嚢に送られ，再度腸管内へ分泌される（胆汁酸の腸肝循環）．胆汁酸のほとんどが回腸で再吸収され，大腸へ流入する胆汁酸はわずかである．

胆汁酸は小腸内での脂肪消化吸収のために非常に重要な物質である．健常者のミセル相脂肪濃度は10.0 ± 3.7 mg/mL，ミセル相胆汁酸濃度は11.7 ± 4.8 mMであり，ミセル相胆汁酸濃度が2 mM未満になるとミセル相脂肪濃度は急激に減少することが示されている[3]．すなわち，ミセル相の胆汁酸濃度が2 mM以上（臨界ミセル濃度）でなければ，ミセル相の脂肪濃度は上昇せず，小腸での脂肪吸収が障害されることになる．

❷ 膵外分泌不全の脂肪消化吸収障害と治療

膵外分泌不全では，膵リパーゼ分泌不全によって中性脂肪の加水分解が行われず，中性脂肪が大量に糞便中へ排泄される．また，重炭酸塩分泌不全によって，上部小腸内のpHが低下し，胆汁酸が可逆的に沈殿する．その結果，脂肪酸はプロトン型となり，ミセル相から油相へ分配され，ミセルが形成されなくなる．膵外分泌不全では，中性脂肪が消化されずに糞便中へ排泄されることになる．通常の食事で摂取される脂肪は中性脂肪が多いため，便性状としては，中性脂肪を多く含む太く光沢を有する有形便となる．

したがって，膵外分泌不全による脂肪消化吸収障

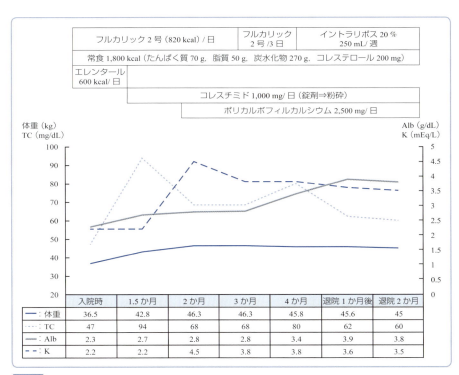

図1 本症例における治療経過
小腸切除後に低栄養状態に陥った症例．
（長谷川範幸，他：消化と吸収 2007；**30**：5-7 より一部データ引用，改変）

害では膵酵素製剤による治療を行う．また，膵酵素製剤の補充によっても脂肪消化吸収障害が十分改善されなければ，上部小腸内の pH を上昇させる（胆汁酸の可逆的沈殿を避け，脂肪酸をプロトン型にする）ため，胃酸分泌抑制薬（プロトンポンプ阻害薬や H_2 ブロッカー等）の併用が必要になる場合がある[4]．

③ PBC，閉塞性黄疸の脂肪消化吸収障害

PBC や閉塞性黄疸では，胆汁のうっ滞によって，上部小腸へ分泌される胆汁酸が減少する．その結果，食事中の中性脂肪はミセル形成されずに糞便中へ排泄される．また，胆汁酸と大便の茶色のもとになるビリルビンが腸管内に分泌されない．したがって，PBC や閉塞性黄疸の便性状は，黄土色～白色に近い有形便となる[5]．

④ 短腸症候群の脂肪消化吸収障害と治療

膵外分泌不全や PBC，閉塞性黄疸による脂肪便は有形便であり，下痢をきたすことは稀である．

一方で，小腸広範切除術，小腸バイパス，小腸瘻などによって生じた短腸症候群の脂肪便は 100％下痢を呈する．また，切除部位や残存小腸の長さによって吸収障害を受ける栄養素が異なること，栄養障害の程度が異なること，経口や経腸栄養療法のみ

		治療前	コレスチミド 1,000 mg	コレスチミド 1,000 mg ポリカルボフィルカルシウム 2,500 mg
便の測定	便性状（外観）	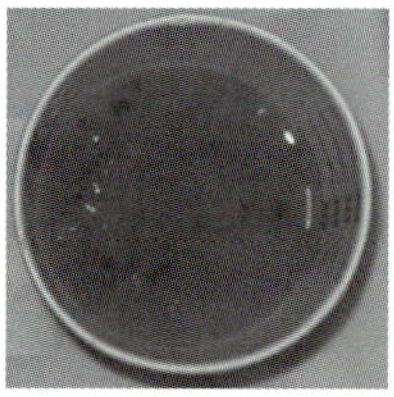	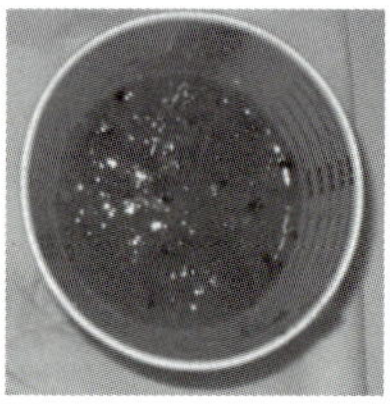	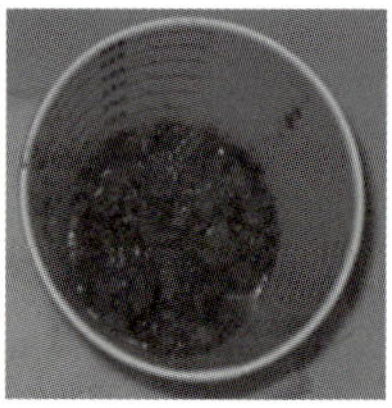
	糞便量（g/日）	1,580	1,196	621
	糞便脂肪排泄量（g/日）	39.4	22.1	7.60
	糞便たんぱく排泄量（g/日）	36.8	27.7	21.9
	胆汁酸排泄量（mg/日）一次胆汁酸（%）	5,742.4（47.6）	2,002.1（44.9）	1,030.4（36.9）
	中性ステロール（mg/日）	2,171.9	2,248.3	313.0
消化吸収	脂肪吸収量（g/日）	10.6	27.9	42.4
	脂肪吸収率（%）	21.2	55.8	84.8
	たんぱく吸収量（g/日）	33.2	42.3	48.1
	たんぱく吸収率（%）	47.4	60.4	68.7
食事調査	エネルギー（kcal/日）	1,800	1,800	1,800
	脂質（g/日）	50	50	50
	たんぱく質（g/日）	70	70	70
	炭水化物（g/日）	270	270	270
	コレステロール（mg/日）	200	200	200

図2 本症例におけるコレスチミドおよびポリカルボフィルカルシウム投与前後の糞便分析
小腸切除後に低栄養状態に陥った症例．
（長谷川範幸，他：消化と吸収 2007；**30**：5-7 より一部データ引用，改変）
［巻頭カラー口絵⑩］

では栄養管理が無理な症例も存在することなどが特徴としてあげられる．したがって，切除部位毎の病態を把握したうえで栄養療法を行うことが必要になる．

a 短腸症候群

小腸の長さは6〜7 mあるといわれ，十二指腸は約25 cm，空腸は2〜3 m(小腸の2/5)，回腸は3〜4 m(小腸の3/5)と大まかに分けられている．小腸における栄養素の吸収部位は以下のようになっている(表2)．十二指腸〜上部空腸では，Fe, Ca, Mg, 葉酸が吸収される．上部空腸ではたんぱく質，糖質，ビタミン，微量元素が吸収される．空腸〜上部回腸にかけて脂肪酸が吸収される．また，回腸では水や電解質，ステロール，胆汁酸，ビタミンB_{12}が吸収されるが，胆汁酸とビタミンB_{12}はおもに回腸末端で吸収される．

短腸症候群は，「広範な腸管切除の結果，栄養素の吸収に必要な小腸長が不足して吸収能が低下するために，標準的な経口あるいは経腸栄養では水分，電解質，主要栄養素，微量元素，およびビタミンなどの必要量が満たされない状態」[6]と定義されている．

短腸症候群をきたす小腸広範切除のわが国の基準は，小児で残存小腸が75 cm以下，成人で150 cm以下，または残存小腸が小腸全体の1/3以下が一般的に用いられている[7]．短腸症候群での吸収不良には小腸表面積の減少が関与するが，栄養素の小腸通過時間短縮や小腸粘膜病変の有無も影響を与えている．

b 空腸広範切除の特徴

空腸切除では，消化管ホルモンのコレシストキニン(CCK)やセクレチンの分泌が低下する．その結果，ガストリンの分泌が抑制されず，胃酸過剰分泌が生じ，十二指腸もしくは胃-空腸吻合部の腸粘膜障害，小腸内pH低下による膵酵素の不活化によるたんぱく質・脂質の消化効率の低下，腸管蠕動運動の亢進などをもたらす．また，胆囊の収縮能低下によって胆石形成のリスクも高くなる．

空腸は多くの栄養素の吸収の場であるため，残存空腸が100 cm以下の広範切除例は最も重篤な短腸症候群となり，経口摂取のみでは栄養維持が困難であり，長期間の中心静脈栄養が必要になる．

c 回腸広範切除の特徴

回腸切除では，胆汁酸，ビタミンB_{12}の吸収が障害される．特に回盲弁を含む回腸切除では，食物の小腸内通過時間の短縮や大腸からのbacterial overgrowth(腸内細菌の異常増殖)なども加わり，胆汁酸の再吸収障害とビタミンB_{12}の吸収障害が高度になる．また，たんぱくや脂肪の吸収障害も出現する．

再吸収されなかった胆汁酸は大腸へ流入する．胆汁酸には，コレステロールから生成される一次胆汁酸(ケノデオキシコール酸，コール酸)と，一次胆汁酸が腸内細菌によって脱抱合と脱水酸化反応を受けて生成される二次胆汁酸(デオキシコール酸，リトコール酸等)がある．一次胆汁酸(特にケノデオキシコール酸)が大量に大腸へ流入すると，大腸粘膜の環状アデノシン一リン酸(cAMP)活性が亢進し，水分と電解質の再吸収が抑制される[8]．水分の再吸収障害のため水様性下痢を呈し，さらに，K, Ca, Mg, リン酸などの電解質の欠乏が生じやすい．

また，胆汁酸腸肝循環破綻によって，ミセル中に取り込まれない脂肪酸は吸収されずに糞便中へ排泄される．二重結合を1つ有する脂肪酸(オリーブ油の主成分であるオレイン酸等)は，大腸に流入すると腸内細菌によって水酸化反応を受け水酸化脂肪酸となる．水酸化脂肪酸は大腸内の水分の再吸収を抑制し下痢を誘発する．

回腸は切除範囲によって便性状が異なると報告されている[9]．

回腸末端を含む回腸切除が100 cm以下では胆汁酸の吸収障害が主体で，糞便中脂肪排泄量は8〜20 gと中等度であり，胆汁酸性下痢が主体となる．一方，100 cm以上の切除では，胆汁酸の吸収障害が高度になり，胆汁酸の腸肝循環が破綻するため，

表2 小腸切除部位毎の吸収障害

	長さ(m)	吸収障害をきたす切除量	吸収が障害される栄養素等(機序)
十二指腸	0.2〜0.3		鉄，カルシウム，マグネシウム
空腸	2〜3	1/2以上	脂肪酸，たんぱく質，糖質，微量元素，水溶性ビタミン，脂溶性ビタミン
回腸	3〜4	(回盲弁あり)	胆汁酸，ビタミンB_{12}
		2/3以上(回盲弁なし)	胆汁酸(高度な再吸収障害)，ビタミンB_{12}，脂肪酸，たんぱく質，糖質など(通過時間短縮)

脂肪酸は小腸で吸収されずに糞便中へ排泄されることになる．したがって，100 cm 以上の広範な回腸切除では，糞便中脂肪酸排泄量が 20 g を超える脂肪酸性下痢が主体になる．治療法についても，膵性脂肪消化吸収障害と小腸性脂肪吸収障害では異なる．

5 小腸性脂肪吸収障害の治療

小腸性脂肪吸収障害は，膵外分泌機能が正常であるため，消化酵素製剤の補充では改善できない．

小腸切除後の残存小腸では，粘膜表面の肥厚と絨毛高の増大により実質的な吸収面積が増加し，消化吸収能の改善が起こる．この現象を「残存腸管の adaptation（適応）」といい，術後 1 年程度の期間をかけて起こる[10]．

この作用が生じる機序としては，①栄養素（グルタミンや短鎖脂肪酸等）の腸管上皮細胞に対する直接作用，②ガストリン，エンテログルカゴン，成長ホルモンやインスリン様増殖因子-I（IGF-I）などの小腸粘膜増殖作用のあるホルモン分泌促進，③消化液の分泌促進などが考えられている．

この adaptation 期には経口摂取を主体とし（成分栄養剤や半消化態栄養剤を使用），中心静脈栄養を併用した栄養療法が必要になる．経口摂取時に注意すべき点は，高張性や高浸透圧性の溶液（低分子量の糖質である砂糖や乳糖）を一度に大量に投与しないことである．これらは腸管への消化液分泌を促進し，食事内容物の腸管内通過時間をより早め，結果的に下痢や消化吸収不良を助長する可能性があるためである．

小腸性脂肪吸収障害の機序を考慮すると，胆汁酸吸収障害のコントロールや糞便中水分のコントロールによって下痢を改善させることが，経口摂取を中心とした栄養療法を行うために有用な方法になると考えられる．

胆汁酸吸収障害によって生じる下痢に対しては，コレバイン®（コレスチミド）[11]，クエストラン®（コレスチラミン）[12] の投与が有効である．コレバイン® とクエストラン® は，高コレステロール血症に対する治療薬である（クエストラン® は現在発売中止）．作用機序は，胆汁酸を吸着し再吸収される胆汁酸の量を減じることによって，コレステロールからの胆汁酸生成を促進し，血中コレステロール値を低下させる．

短腸症候群の胆汁酸吸収障害に対してコレバイン® を投与することで，小腸で再吸収されなかった胆汁酸がコレバイン® に吸着される．その結果，一次胆汁酸の大腸粘膜刺激が軽減され水様性下痢を改善させることが可能になると考えられる．

6 本症例の場合

本症例は，残存小腸が 70 cm であり，回盲弁も切除されていること，胆汁酸排泄量が 5,742.4 mg/日（基準値：400〜500 mg/日未満）と約 10 倍の胆汁酸排泄があり，糞便中脂肪排泄量は 39.4 g/日（基準値：40 g 以上の脂肪摂取下で 5 g/日未満）と大量であることから，胆汁酸の腸肝循環破綻による脂肪酸性下痢をきたしていた．

本症例では，コレバイン® 投与前の糞便量は 1,580 g/日，胆汁酸排泄量は 5,742.4 mg/日，一次胆汁酸は 47.6 % であったが，コレバイン® 1,000 mg/日投与開始後は，糞便量 1,196 g/日，胆汁酸排泄量 2,002.1 mg/日，一次胆汁酸 44.9 % へと減少した．また，糞便中脂肪排泄量も 39.4 g/日から 22.1 g/日へと減少した．しかし，便性状は水様〜ペースト状のままであり，排便回数は 10 回/日と多かった．

そこで，さらなる糞便量の減少と，便性状の改善を目的としてポリフル® を追加投与した．ポリフル® は過敏性腸症候群に対する治療薬である．本剤は胃内の酸性条件下で Ca を脱離してポリカルボフィルとなり，小腸や大腸の中性条件下で高い吸水性を示し，膨潤・ゲル化する．消化管内水分保持作用と消化管内容物輸送調節作用によって便性状の改善を図る薬剤[13] である．短腸症候群では，特に回盲部が切除されていると腸内通過時間が 1/5 に短縮するため[14]，栄養素や水分が十分吸収されない．そこで，ポリフル® を投与することで腸内通過時間を延長させることができ，栄養素や水分の吸収が促されると考えられた．

本症例では，コレバイン® にポリフル® を追加投与したことで，糞便量は 1,196 g/日から 621 g/日へ，糞便中胆汁酸排泄量（一次胆汁酸割合）は 2,002.1 mg/日（42.2 %）から 1,030.4 mg/日（36.9 %）へ，糞便中脂肪排泄量は 23.3 g/日から 7.60 g/日へと著明に減少した．

ただし，脂肪吸収障害を完全に改善させることはできなかったため，脂肪製剤の経静脈的投与の併用も必要であった．

その結果，治療開始後 6 か月で体重は 9.1 kg 増加し，血中 Alb 値も 3.8 g/dL 以上を保つことができた．

おわりに

　回盲部を含む小腸広範切除術後の脂肪吸収障害による下痢と高度栄養障害をきたした症例に対する治療法の1つを示した．コレバイン®の胆汁酸吸着作用やポリフル®による消化管内容物輸送調整作用などを利用して，下痢や脂肪吸収障害をある程度改善させ，生活の質（QOL）をいくらか改善させることができた．ただし，小腸広範切除による脂肪吸収障害に対する根本的な治療法はない．したがって，定期的な栄養アセスメント（体重測定や血中 Alb やコレステロール，ビタミンや微量元素の測定等）を行い，不足している栄養素やエネルギーを中心静脈栄養の併用で適宜補っていく必要がある．

■文　献■

1) 長谷川範幸，他：短腸症候群に対してコレスチミド，ポリカルボフィルカルシウム投与が有効であった一例．消化と吸収 2007；**30**：5-7.
2) Yamada-Kusumi N, *et al*: Fat digestion in patients with pancreatic insufficiency. Fat digestion and absorption. AOCS, 2000: 325-340.
3) 中村光男，他：脂肪吸収不良症候群患者における小腸ミセル層胆汁酸と脂肪濃度の関係について．胆と膵 1986；**7**：1561-1568.
4) Nakamura T, *et al*: Effect of omeprazole on changes in gastric and upper small intestine pH levels in patients with chronic pancreatitis. *Clin Ther* 1995; **17**: 448-459.
5) 中村光男：肝・胆・膵疾患による便通異常．*JIM* 1999；**9**：226-229.
6) Scolapio JS, *et al*: Short bowel syndrome. *Gastroenterol Clin North Am* 1988; **27**: 467-479.
7) 髙木洋治，他：短腸症候群．臨床消化器内科 1996；**11**：495-502.
8) Mitchell WD, *et al*: Bile acid in the diarrhea of ileal resection. *Gut* 1973; **14**: 348-353.
9) Hofmann AF: The enterohepatic circulation of bile acids in man. *Clin Gastroenterol* 1977; **6**: 3-24.
10) 和佐勝史，他：4.3.2 続発性吸収不良症候群．1) 短腸症候群．消化・吸収―基礎と臨床―．第一出版，2002.
11) Barkun A, *et al*: Bile acid malabsorption in chronic diarrhea: Pathophysiology and treatment. *Can J Gastroenterol* 2013; **27**: 653-659.
12) 中村光男，他：空腸横行結腸吻合術後，高脂血症が改善し，胆石症を合併した胆汁酸吸収不良症候群．胆と膵 1981；**2**：753-759.
13) 中村光男，他：内科でみられる過敏性腸症候群の治療とポリカルボフィルカルシウムの使用経験―過敏性腸症候群とポリカルボフィルカルシウム．下痢と便秘の新しいコントロール―．診療新社，2002：47-52.
14) Kalser H, *et al*: Secondary malabsorption syndrome. Gastroenterology, vol Ⅱ, Bockus HL, WB Saunders, 1976: 306-343.

6 膵酵素補充療法の問題点
—ベリチーム®とパンクレリパーゼを中心に

松本敦史　弘前市立病院内分泌代謝科
中村光男　弘前市医師会健診センター所長/弘前大学名誉教授/東邦大学医学部客員教授

膵外分泌障害が進行し膵外分泌不全をきたす[1]と，3大栄養素（炭水化物，たんぱく，脂質）などの消化吸収不良が出現し，放置すると低栄養状態となる．食事摂取量が適切であれば，十分量の膵酵素製剤の投与（膵酵素補充療法）により消化吸収不良が改善され，栄養状態を改善させることができる[2]ため，臨床的に膵外分泌不全を診断し，膵酵素補充療法を適切に行うことは非常に重要である．

一方，2011年に，膵外分泌不全に適応のある膵酵素製剤として，高力価パンクレアチンであるパンクレリパーゼ（リパクレオン®）がわが国で使用可能となった[3]．そこで筆者らは，従来の消化酵素製剤であるベリチーム®（conventional therapy）の大量療法あるいは高力価パンクレアチン療法が行われている例を対象に，食事調査，糞便中脂肪排泄量測定および^{13}C-BTA 呼気試験（膵外分泌不全診断法）を行い，膵外分泌機能（消化吸収），膵内分泌機能（糖尿病）の両面から，膵酵素製剤の適正使用について検討した．

対象と方法

対象は，2011～2013年の2年間で，従来の消化酵素製剤であるベリチーム®（conventional therapy）の大量療法あるいは高力価パンクレアチン療法がなされた11例である．ベリチーム®の大量療法［A 群］（No.1～4）4例［膵癌3例（膵全摘術後1例，膵癌膵頭十二指腸切除術後1例，化学療法のみ1例），慢性膵炎・膵体尾部切除後1例．4例中3例に糖尿病を合併］と，高力価パンクレアチン療法［B 群］（No.5～11）7例［膵癌3例（膵全摘術後1例，幽門輪温存膵頭十二指腸切除術後1例，化学療法のみ1例），膵頭十二指腸切除術後（胆管癌）1例，胃全摘術後1例，糖尿病（急性膵炎後）1例，低栄養のSjögren 症候群1例．7例中4例に糖尿病を合併］に，以下の方法で検討を行った．

外来患者には3日間の食事内容を食事調査表に記載してもらい，また入院患者では食事内容・残食の有無をもとに食事摂取量，脂肪摂取量を算出した．糞便中脂肪排泄量は食事調査と同時期の3日間の蓄便検体をガス液体クロマトグラフィー（gas-liquid chromatography；GLC）法で測定した．^{13}C-BTA 呼気試験で$\Delta^{13}CO_2$ ピーク値の低下（41.2‰ 未満），膵性脂肪便のいずれかまたは両方を満たす場合を膵外分泌不全と診断した（胃全摘例では脂肪便を認めることが多いが，^{13}C-BTA 呼気試験では正常の場合が多い）．また，食事が40 g/日に満たない場合でも，糞便中脂肪排泄量が5 g/日以上であれば膵外分泌不全とした．膵酵素製剤の導入前に膵外分泌機能を評価できなかった5例（いずれもB 群）に対しては，一時的に少なくとも3日間以上前から膵酵素製剤の服用を中止して膵外分泌機能の評価を行った．

また，膵酵素製剤の導入前後で栄養状態（BMI，血清Alb，血清TC 等）の変化，血糖コントロールの変化（HbA1c，インスリン投与量）を観察し（観察期間 8.1±5.5 か月），膵酵素補充療法の適正を調査した．

成績および考察

A 群（No.1～4）および B 群（No.5～11）の膵酵素量・投与期間，膵外分泌機能評価，食事脂肪摂取量，栄養指標（Alb，BMI）の変化，血糖コントロール（HbA1c，インスリン投与量）の変化，膵酵素補充療法の適応について，表1，表2にまとめた．

食事に関しては，A 群の4例中1例（No.4），B 群の7例中4例（No.7～10）では膵酵素製剤の補充前の時点で十分な食事摂取（脂肪摂取量 40 g/日以上）ができていなかった（脂肪摂取量 0～29.8 g/日）．

A 群では，膵酵素製剤としてベリチーム® 6～9 g/日（毎食直後に2～3 g ずつ）が投与されていた．呼

6 膵酵素補充療法の問題点—ベリチーム® とパンクレリパーゼを中心に

表1 膵酵素補充療法(ベリチーム®)の適応に関する検討(A群)

症例No.	症例	ベリチーム酵素量/期間	呼気Cmax(%) 基準41.2≦	糞便中脂肪(g/日) 基準5＞	外分泌不全	脂肪摂取(g/日) 基準40〜60	Alb(g/dL) 基準3.8≦	BMI(kg/m²) 基準18.5〜25.0	HbA1c(%) 基準6.0＞	インスリン量(単位/日)	○:適応あり ×:適応なし
1	50歳男性 膵癌/PD後	6g 9か月	15.8	10.2	あり	40.0	2.4↓4.4	21.6↓21.2	5.4↓5.1	なし	○
2	67歳男性 膵癌(化学療法中)	6g 4か月	37.7	5.9	あり	66.4	3.4↓3.2	20.3↓18.8	5.7↓7.5	16↓6	○⇒×*
3	67歳男性 慢性膵炎膵尾部切除	9g 7か月	30.5	23.8	あり	42.8	3.8↓4.0	18.1↓20.6	8.8↓7.3	6↓25	○
4	83歳女性 膵癌/PD後	6g(＋パンクレアチン6g) 22か月	26.5	21.9	あり	29.8	3.3↓3.8	15.6↓17.9	8.8↓8.0	12↓12	○

○⇒×*:消化酵素開始時には食事摂取できており適応があった.しかし,その後に食欲がなくなり,CTで膵癌増大,多発肝転移,腹水を指摘.体重増加は腹水の影響が考えられる.

気試験ではA群の4例全例(No.1〜4)でCmax($\Delta^{13}CO_2$ピーク値)の低下および膵性脂肪便(糞便中脂肪排泄量5g/日以上)を認めたため,全例を膵外分泌不全と診断した.膵酵素製剤の開始後,4例中3例(No.1,3,4)では,短くて1か月,長くても半年の間に栄養状態(Alb and/or BMI)が改善した.膵酵素製剤の導入後に栄養状態が悪化した1例(No.2)は膵癌患者で,十分な食事摂取量であったが,観察期間中に画像検査で癌の増大,転移を認めていた.

B群(No.5〜11)では,膵酵素製剤として高力価パンクレアチン1,800mg/日(毎食直後に600mg)が投与されていた.呼気試験ではB群の7例中3例(No.5,6,9)しか膵外分泌不全と診断されず,膵性脂肪便を認めていたのはそのうちの2例(No.5,6)であった.膵性脂肪便を認めた2例(No.5,6)では膵酵素製剤の補充後に栄養状態が改善していたが,残りの1例(No.9)は膵癌患者(化学療法のみ)で,食事摂取がほとんどなく,中心静脈栄養を併用しており,膵酵素製剤の適応でないと考えられた.

呼気試験で膵外分泌不全のなかった4例(No.7,8,10,11)中2例(No.8,10)は脂肪便もなく,膵酵素製剤の補充後も明らかな栄養状態の変化がなかった.また,No.8の症例では,急性膵炎で入院した際に高力価パンクレアチンが開始されており,薬剤の適応と異なる病態であった.No.7の症例は胃全摘術後の患者で,脂肪便を認めていたが,呼気試験では正常であった.そのため,膵外分泌不全ではなく,胃全摘に伴う消化吸収不良[4]と考えられた.膵外分泌不全でないため高力価パンクレアチンの適応とは異なるが,膵酵素製剤の補充後に栄養状態の改善を認めていた.

A群・B群の(膵性)糖尿病合併例では,膵酵素製剤が適切に使用されていた4例(No.3〜6)中3例(No.3,5,6)で糖質の消化吸収が改善し,血糖値の上昇(HbA1c上昇,インスリン療法導入あるいはインスリン増量)が認められた.

おわりに

結果として,A群は膵酵素製剤の導入時点では全例が膵酵素製剤の適応と考えられたが,B群の7例中4例(No.7〜10)は膵酵素製剤の適応ではないと考えられた.適応の有無の判断を誤りやすい理由として,①膵酵素製剤の補充前に膵外分泌機能が評価されていない,②食事摂取が(正しく)評価されていない,③薬剤の適応と異なる病態である,などがあげられた.

膵酵素補充療法によって栄養状態を改善させるためには,病名でなく病態を考慮し,膵外分泌機能評

表2 膵酵素補充療法(リパクレオン®)の適応に関する検討(B群)

症例 No.	症例	リパクレオン酵素量/期間	呼気 Cmax (%) 基準 41.2≦	糞便中脂肪 (g/日) 基準 5>	外分泌不全	脂肪摂取 (g/日) 基準 40〜60	Alb (g/dL) 基準 3.8≦	BMI (kg/m²) 基準 18.5〜25.0	HbA1c (%) 基準 6.0>	インスリン量 (単位/日)	○:適応あり ×:適応なし
5	72歳男性 膵癌/膵全摘	1,800 mg 10か月	17.6	22.2	あり	57.7	3.4↓3.7	15.2↓16.5	9.1↓9.5	16↓28	○
6	68歳男性 胆管癌/PD後	1,800 mg 6か月	15.2	43.4	あり	60.1	3.9↓4.3	19.7↓20.8	6.3↓6.4	0↓6	○
7	62歳女性 胃全摘後	1,800 mg 8か月	64.4	13.9	なし	35.2	4.2↓4.1	16.6↓17.7	5.5↓5.4	なし	△ 外分泌不全なし
8	45歳男性 2型糖尿病 急性膵炎後	1,800 mg 4か月	44.3	0.9	なし	9.3?	3.8↓3.9	21.1↓21.7	10.1↓10.0	経口薬	× 外分泌不全なし
9	73歳男性 膵癌(化学療法)	1,800 mg 6か月	16.3	0	あり	0	2.8↓2.3	18.0↓18.1	7.6↓7.3	なし	× 中心静脈栄養
10	25歳女性 Sjögren症候群	1,800 mg 1か月	62.5	0.1	なし	1.5	4.1↓4.2	13.9↓13.4	4.8	なし	× 外分泌不全なし 中心静脈栄養
11	64歳女性 膵癌/PD後	1,800 mg 1か月	46.9	16.2	あり	41.6	3.8↓3.8	21.5↓22.5	5.4↓5.6	なし	○

価および栄養状態の評価,糖尿病の評価を行うとともに,最も重要なのは食事摂取内容を正しく調査することである.

謝　辞

本研究は,第15回酵素応用シンポジウム(平成26年6月)で研究奨励賞をいただき,天野エンザイム株式会社からの研究助成を受けて行われたものです.天野エンザイム株式会社に,あらためて深謝申し上げます.

■文　献■

1) 中村光男:臨床医のための膵性脂肪便の知識—栄養障害・消化吸収不良改善のために.医学図書出版,1998:20-36.
2) 中村光男,他:吸収不良症候群.消化器の臨床 2004;**7**:534-540.
3) 竹内　正,他:薬の知識 パンクレリパーゼ(リパクレオン).臨床消化器内科 2012;**27**:383-386.
4) 中村光男,他:胃切除後の膵機能不全.肝胆膵 2002;**45**:45-50.

7 長期生存例の特徴
—慢性膵炎例および膵切除例

佐藤江里　弘前大学医学部附属病院内分泌内科・糖尿病代謝内科
丹藤雄介　弘前大学大学院保健学研究科生体検査科学領域／地域保健医療教育研究センター

　膵機能不全患者の治療は，膵性糖尿病(pancreatic diabetes)と消化吸収不良に対する適切なインスリン療法と，十分な消化酵素の補充が基本である．膵機能不全のおもな原因は，①進行した慢性膵炎(非代償期慢性膵炎)，②全摘を含めた膵切除，③わが国では稀であるが，欧米では比較的高頻度である囊胞性線維症(cystic fibrosis；CF)などである．

膵機能不全患者を診療する際の注意点

❶ 非代償期慢性膵炎

　慢性膵炎はアルコール性と非アルコール性に分類される．アルコール性慢性膵炎患者であれば，膵機能不全に対する薬物療法だけでなく，禁酒を第一とした生活指導が必要となる．厚生労働省の難治性膵疾患調査研究班における1995～2006年の追跡調査によると，慢性膵炎患者の平均死亡年齢は男性67.2歳，女性68.7歳と，わが国の平均寿命に比べて，男性で10歳程度，女性で15歳程度若い．さらに，慢性膵炎患者のなかでもアルコール性慢性膵炎患者の平均死亡年齢は男性65.6歳，女性52.9歳と，非アルコール性慢性膵炎患者の男性72.5歳，女性72.6歳と比べて若く，予後不良である．膵性糖尿病ではグルカゴン分泌能も障害されていることから，低血糖のリスクが高く，重症かつ遷延化しやすい．特に飲酒継続者では低血糖の頻度が高く，死に至る症例も多く報告されている[1]．慢性膵炎患者のおもな死因は悪性新生物(特に膵癌)，糖尿病やその合併症などであり，予後不良因子は診断時年齢，性別，疼痛経過のほかに喫煙，糖尿病，飲酒がある[2]．慢性膵炎による膵機能不全患者を診療する際には，消化酵素製剤とインスリンによる薬物療法だけでなく，飲酒や喫煙の有無，食事や身体活動を含めた生活習慣を確認し，低血糖を避けながらも良好な血糖を保つことが重要であり，癌の合併や糖尿病合併症の進行にも十分な注意を払う必要がある．

❷ 膵切除術後

　膵切除(特に全摘)により膵機能不全に陥ることがある．膵切除の原因疾患のほとんどは悪性であり，長期生存が困難な場合も多い．膵機能不全に対しては消化酵素製剤とインスリンによる薬物療法を行うが，術直後は下痢と食欲低下が多くみられるため，いずれも食事摂取の状況に合わせて使用量を調節する．インスリンは速効型または超速効型インスリン，持効型インスリンを用いて少量頻回注射を行い，血糖自己測定(self-monitoring of blood glucose；SMBG)も併用する．可能であれば持続血糖測定(continuous glucose monitoring；CGM)も適宜行い，夜間低血糖の有無を確認するのが望ましい．胆管炎や非アルコール性脂肪性肝疾患(non-alcoholic fatty liver disease；NAFLD)のも報告されており[3]，注意が必要である．

❸ 囊胞性線維症(CF)

　わが国ではCFは稀であるため，ここでは割愛する．

症例提示

　膵機能不全患者が長期生存するためには禁酒，禁煙，食事療法，薬物療法における患者本人の自己管理が必要不可欠であり，主治医はその状況を十分に把握する必要がある．生活指導と現状に合わせた治療内容の見直しを適宜行い，原因疾患および糖尿病合併症に注意しながら，個々に合わせたテーラーメイド医療を提供することが求められる．

　以下，当科通院中の長期生存を得ている膵機能不

全患者の症例を提示する.

❶ 非代償期アルコール性慢性膵炎症例

[症　例]　69 歳男性.
[既往歴]　49 歳時に慢性膵炎の急性増悪,64 歳時に喉頭癌,66 歳時に肺腺癌,閉塞性動脈硬化症.
[家族歴]　糖尿病および癌なし.兄が脳卒中.
[生活歴]　喫煙歴：15 ～ 64 歳は 20 本 / 日.飲酒歴：15 ～ 20 歳は日本酒 1 升 / 日.20 ～ 55 歳はウイスキー 1/3 本 / 日.中学校卒業後から出稼ぎなどで生計を立て,日本酒 1 升 / 日以上の大量飲酒をしていた.
[身体所見]　身長 162 cm,体重 57.8 kg（BMI 22.0 kg/m^2）.
[現病歴]　46 歳頃からしばしば腹痛を自覚するようになり,49 歳時に耐え難い腹痛が出現したため近医を受診した.石灰化慢性膵炎の急性増悪と診断され入院となり,同時に糖尿病も指摘されインスリン治療が開始された.54 歳時に地元に戻り,55 歳時には低血糖が原因で右手に熱傷を負い,近医に入院した.このとき,知的障害（IQ 32）があることが判明し,退院後は施設入所となった.60 歳頃から当科関連の糖尿病外来に通院するようになり,このときから消化酵素製剤の補充が開始された.
[糖尿病合併症]　眼底はレーザー治療後.腎症 2 期.神経障害あり.
[血液生化学検査]　LIP 7 U/L,トリプシン＜ 50 ng/mL,PLA$_2$ 78 ng/dL,C- ペプチド＜ 0.1 ng/mL,尿中 C- ペプチド 8.5 ～ 11.7 μg/ 日,グリコアルブミン 25 ～ 30 ％.
[膵外分泌機能検査]　PFD 試験：29 ％.
[治　療]
・インスリングルリジン（アピドラ®注ソロスター®）6 単位 / 日（3-1-2）（食直前）
・インスリングラルギン（ランタス®注ソロスター®）2 単位 / 日（分 1,朝食前）
・パンクレリパーゼ（リパクレオン® カプセル 150 mg）12 カプセル / 日（分 3,食直後）
・ランソプラゾール（タケプロン®OD 錠 15）2 錠 / 日（分 2,朝,眠前,他）

[経　過]　64 歳時に喉頭癌,66 歳時に肺腺癌を患ったが,いずれも治療により寛解している.治療中はステロイド使用による高血糖や食欲低下による低血糖もみられたが,頻回の受診によりインスリン投与量を適宜調節して対応した.現在,栄養状態は良好であり,血糖コントロールは高めの値ながら比較的安定している.
[考　察]　本症例は 49 歳時に慢性膵炎を指摘されてから 20 年が経過している.低血糖のエピソードや癌,大血管障害の合併があるものの,生活の質（QOL）は比較的良好である.施設に入所しているため,禁酒,薬物および食事の管理,定期受診が継続できており,このことが慢性膵炎の進行,低血糖の重症化を回避させているものと考えられる.

❷ 膵切除後症例

[症　例]　90 歳男性.
[既往歴]　64 歳時に膵頭十二指腸切除術（pancreatoduodenectomy；PD）,78 歳時に急性心筋梗塞,80 歳時に胆管炎.
[家族歴]　糖尿病なし.父が脳卒中,母が急性心筋梗塞,妹が肝硬変,娘が乳癌.
[生活歴]　喫煙歴：20 ～ 45 歳は 10 本 / 日.飲酒歴：40 ～ 64 歳は日本酒 1/2 合 / 日.
[身体所見]　身長 165 cm,体重 53 kg（BMI 19.5 kg/m^2）,正中および右下腹部に手術痕.
[現病歴]　64 歳時,体重減少と背部痛をきっかけに膵腫瘍が判明し,PD が施行された.組織診は粘液産生膵癌（良性も否定できない）であった.73 歳時,消化器外科の血液検査で高血糖が認められたため,当科に紹介入院となった.
[糖尿病合併症]　網膜症なし.腎症 2 期.神経障害あり.
[血液生化学検査]　LIP 6 U/L,トリプシン 20 ng/mL,PLA$_2$ ＜ 100 ng/dL,C- ペプチド 0.68 ng/mL,尿中 C- ペプチド 2.1 ～ 10.4 μg/ 日,グリコアルブミン 30 ～ 50 ％.
[膵外分泌機能検査]　PFD 試験：38.4 ％.
[治　療]
・インスリンアスパルト（ノボラピッド® 注）11 単位 / 日（6-2-3）（食直前）
・インスリンデテミル（レベミル® 注）2 単位 / 日,分 1,眠前）
・パンクレアチンほか消化酵素配合製剤（ベリチーム®）9 g/ 日（分 3,食直後）
・パンクレアチンほか消化酵素配合製剤（タフマック®E）3 g/ 日（分 3,食直後）
・ファモチジン（ファモチジン D 錠 20 mg「サワイ」®）1 錠 / 日（分 1,朝,他）

[経　過]　73 歳時,画像検査で残存膵の萎縮,^{13}C-

呼気試験やPFD試験を含めた検査で膵外分泌不全が認められたため，消化酵素製剤の補充を開始し，蓄便検査による糞便中脂肪を確認しながら増量した．糖尿病に対してはインスリン療法を開始し，混合型製剤1回注射で退院となった．退院後，間食が多いこともあり，血糖コントロールは不良で，強化インスリン療法に変更してもグリコアルブミンは30～50％の状態であった．80代前半まではインスリン注射やSMBG，内服などの自己管理ができていたが，高齢になるに従って多量の内服薬に抵抗を示すようになったため，消化酵素製剤とインスリンを含めた必要最低限の薬物のみに減量した．90歳という超高齢となった現在は，食欲低下や高血糖による脱水症，肺炎などにより入退院を繰り返しているが，家族とともに自宅で暮らしている．

[考　察]　本症例は膵切除後26年を経過した超高齢の膵機能不全患者である．ゆでたジャガイモやサイダーなどの間食が多く，血糖コントロールは長い間不良であったが，飲酒や喫煙はなく，薬物療法の自己管理もできていた．食事内容によっては低血糖を起こすこともあるが，家族と同居していることもあり，重症低血糖となったことはない．本人，家族ともに真面目で，定期受診はもちろんのこと，体調不良時も速やかに当科を受診されており，長期生存の理由の1つとなっているかもしれない．

■文　献■

1) 伊藤鉄英，他：膵性糖尿病の全国実態調査(2005年)最終報告．厚生労働科学研究費補助金難治性疾患克服研究事業難治性膵疾患に関する調査研究 平成20年度 総括・分担研究報告書，2009；139-146．
2) 三宅啓文：慢性膵炎の経過と予後に関する研究(第3編)—合併症，予後および予後決定因子について．岡山医会誌 1991；**103**：483-494．
3) 伊佐地秀司：膵切除術後(膵頭十二指腸切除と膵全摘術)医師サイドから．栄養評価と治療 2006；**23**：338-342．

第 3 章

附　錄

1 薬剤一覧

石岡拓得 一般財団法人愛成会弘前愛成会病院栄養科
中村光男 弘前市医師会健診センター所長／弘前大学名誉教授／東邦大学医学部客員教授

本項では，本書に掲載した薬剤を一覧で示す．
なお，商品名の後の「(後)」はジェネリック医薬品を意味する．

共和薬品：共和薬品工業，マイラン EPD：マイラン EPD 合同会社，小野薬品：小野薬品工業，武田薬品工業：武田薬品，Meiji Seika：Meiji Seika ファルマ，佐藤薬品：佐藤薬品工業，前田薬品：前田薬品工業，全星薬品：全星薬品工業，ヤクルト薬品：ヤクルト薬品工業，グラクソ：グラクソ・スミスクライン，大日本住友：大日本住友製薬，ノボ：ノボノルディスクファーマ，イーライリリー：日本イーライリリー，アボット：アボットジャパン，フレゼニウスカービ：フレゼニウスカービジャパン，大鵬薬品：大鵬薬品工業，日本臓器：日本臓器製薬，田辺三菱：田辺三菱製薬，ベーリンガー：日本ベーリンガーインゲルハイム．

分類	一般名等	商品名等	製造会社等	本書掲載頁
消化酵素製剤	濃厚パンクレアチン ビオヂアスターゼ 1000 リパーゼ AP6 セルラーゼ AP3	ベリチーム配合顆粒	共和薬品	25，41，42，51，53〜55，56，99，102，103，104，110〜112，116〜118，122〜125，127〜129，131，137〜139，141，142，143，147，148，151，153，155〜157，166，167，171
	パンクレリパーゼ	リパクレオン	マイラン EPD（EA ファーマ）	25，53〜55，128，129，131〜133，137〜140，142，143，154〜156，166，170
	パンクレアチン	パンクレアチン「ヨシダ」	吉田製薬	2，25，53，54，116〜118，136〜138，167
	ジアスターゼ配合剤	タフマック E	小野薬品	53〜55，99，124，125，136〜139，170
	ヒロダーゼ配合剤	ポリトーゼ	武田薬品	55
	パンクレアチン	パンクレアチン「日医工」	日医工	55
	サナクターゼ M メイセラーゼ プロクターゼ オリパーゼ 2S パンクレアチン	エクセラーゼ（後）	Meiji Seika	53〜55

1 薬剤一覧

分類	一般名等	商品名等	製造会社等	本書掲載頁
消化酵素製剤	ビオヂアスターゼ 1000 ニューラーゼ リパーゼ AP6 セルラーゼ AP3 パンクレアチン	フェルターゼ(後)	佐藤薬品	55
	ビオヂアスターゼ 1000 ニューラーゼ セルラーゼ AP3 プロザイム 6 リパーゼ AP6 パンクレアチン	フェンラーゼ(後)	日医工	55
	ビオヂアスターゼ 2000 ニューラーゼ セルラーゼ AP3 パンクレアチン プロザイム 6	オーネス SP(後)	鶴原製薬	55
	ビオヂアスターゼ 2000 リパーゼ AP12 プロザイム 6 膵臓性消化酵素 8AP	オーネス N(後)	鶴原製薬	53, 55
	ビオヂアスターゼ 2000 ニューラーゼ セルラーゼ AP3 パンクレアチン プロザイム 6	オーネス ST(後)	鶴原製薬	55
	ビオヂアスターゼ 2000 セルラーゼ AP3 ニューラーゼ プロザイム 6 膵臓性消化酵素 8AP	ハイフル(後)	丸石製薬	55
	ビオヂアスターゼ 2000 ニューラーゼ セルラーゼ AP3 パンクレアチン プロザイム 6	ケイラーゼ(後)	三恵薬品	55
	ビオヂアスターゼ 2000 セルラーゼ AP3 ニューラーゼ パンクレアチン	ボルトミー(後)	全星薬品	55
	ビオヂアスターゼ 2000 セルラーゼ AP3 ニューラーゼ プロザイム 6 膵臓性消化酵素 8AP	ヨウラーゼ(後)	陽進堂	55
	ビオヂアスターゼ 2000 ニューラーゼ セルラーゼ AP3 膵臓性消化酵素 8AP プロザイム 6	マックターゼ(後)	沢井製薬	55
	−	タカヂアスターゼ	第一三共	53, 54
	−	麦芽ジアスターゼ	天野エンザイム	53
	−	ビオジアスターゼ	天野エンザイム	53, 54
	−	ジアスターゼ	天野エンザイム	54

1 薬剤一覧

分類	一般名等	商品名等	製造会社等	本書掲載頁
消化酵素製剤	−	ビスコット	ナガセケムテックス	54
	−	ジアスメン	天野エンザイム	54
	−	モルシン	キッコーマン	54
	モルシン ニューラーゼ ビオヂアスターゼ 2000 オリパーゼ 4S セルラーゼ AP3 プロナーゼ パンクレアチン	セブンイー・P 2013 年 3 月で薬価削除	科研製薬	54
	−	セルロシン AP	エッチビィアイ	54
	−	パンセラーゼ SS	ヤクルト薬品	54
	−	プロザイム	天野エンザイム	54
	−	リパーゼ MY	名糖産業	54
	−	リパーゼ AP	天野エンザイム	54
	パンクレアチン	HYPERZYM 2013 年 3 月で薬価削除	ゼリヤ新薬	70
	高力価パンクレアチン	膵臓性消化酵素 8AP	天野エンザイム	70, 83
消化酵素製剤 (一般医薬品)	−	シロン	ロート製薬	53, 54
	−	キャベジン	興和	53, 54
	−	太田胃酸	太田胃散	53, 54
プロトンポンプ阻害薬	ランソプラゾール	タケプロン	武田薬品	170
H_2 ブロッカー	ラニチジン	ザンタック	グラクソ	19, 20
	ファモチジン	ファモチジン D「サワイ」(後)	沢井製薬	170
下剤	センノシド	アローゼン	ポーラファルマ	13
胃運動改善薬	モサプリド	ガスモチン	大日本住友	95, 115
	ドンペリドン	ナウゼリン	協和発酵キリン	115
経口血糖降下薬	ミグリトール	セイブル	三和化学研究所	132 〜 134, 146 〜 148
	グリメピリド	アマリール	サノフィ	125, 137, 138
	シタグリプチン	ジャヌビア	MSD	137, 138, 146 〜 148, 151, 155
	グリベンクラミド	ダオニール オイグルコン	サノフィ 中外製薬	150, 151 150
インスリン	インスリン アスパルト (遺伝子組換え)	ノボラピット	ノボ	112, 122, 125, 132, 170
	インスリン グルリジン (遺伝子組換え)	アピドラ	サノフィ	147, 148, 170
	インスリン ヒト (遺伝子組換え)	ヒューマリン	イーライリリー	113, 136, 150
	インスリン デテミル (遺伝子組換え)	レベミル	ノボ	127, 170
	インスリン グラルギン (遺伝子組換え)	ランタス	サノフィ	101 〜 103, 107, 132, 170

1 薬剤一覧

分類	一般名等	商品名等	製造会社等	本書掲載頁
インスリン	インスリン リスプロ（遺伝子組換え）	ヒューマログ	イーライリリー	102〜104，107，127，130，131
	インスリン ヒト（遺伝子組換え）	ノボリンN	ノボ	112，125
		イノレットR	ノボ	116，117
	インスリン デグルデク（遺伝子組換え）	トレシーバ	ノボ	131
成分栄養剤	−	エレンタール	EAファーマ	38，96，99，159，161
半消化態栄養剤	−	エンシュア	アボット	38
	−	ラコール	イーエヌ大塚製薬	38
流動食（食品）	−	オクノスA	ホリカフーズ	111
脂肪乳剤	−	イントラリピッド	フレゼニウスカービ	96
	−	イントラリポス	大塚製薬工場	96，160，161
高カロリー輸液	アミノ酸 糖 電解質 ビタミン	フルカリック2号	テルモ	159，161
抗菌薬	メロペネム	メロペン	大日本住友	128
	アンピシリン	ビクシリン	Meiji Seika	128
	セフォタキシム	クラフォラン	サノフィ	128
	レボフロキサシン	クラビット	第一三共	128，154〜157
抗癌剤	ゲムシタビン	ジェムザール	イーライリリー	136，138，139
	テガフール ギメラシル オテラシルカリウム	ティーエスワン	大鵬薬品	136
ステロイド	デキサメタゾン	デカドロン	日医工	136，138
解熱鎮痛薬	スルピリン	メチロン	第一三共	13
	ワクシニアウイルス接種家兎炎症皮膚抽出液	ノイロトロピン	日本臓器	113
	サリチルアミド アセトアミノフェン 無水カフェイン プロメタジンメチレンジサリチル酸塩	PL配合顆粒	塩野義	13
抗不整脈薬	プロカインアミド	アミサリン	第一三共	13
漢方薬	六君子湯	ツムラ六君子湯エキス	ツムラ	95
肝・胆消化機能改善薬	ウルソデオキシコール酸	ウルソ	田辺三菱	99
アルドース還元酵素阻害薬	エパルレスタット	キネダック	小野薬品	113
末梢性神経障害治療薬	メコバラミン	メチコバール	エーザイ（EAファーマ）	113
抗てんかん薬	カルバマゼピン	テグレトール	サンファーマ	113
整腸剤	−	ミヤBM	ミヤリンサン製薬	155

1 薬剤一覧

分類	一般名等	商品名等	製造会社等	本書掲載頁
陰イオン交換樹脂	コレスチミド	コレバイン	田辺三菱	74, 82, 159, 164
	コレスチラミン	クエストラン	サノフィ	74, 82, 164
コレステロールトランスポーター阻害薬	エゼチミブ	ゼチーア	MSD	74
過敏性腸症候群治療薬	ポリカルボフィルカルシウム	ポリフル	マイランEPD	159, 161, 164
その他	ダビガトラン	プラザキサ	ベーリンガー	132
	アミドトリゾ酸	ガストログラフイン	バイエル製薬	145, 146, 157, 158
	ラクツロース	モニラック	中外製薬	17, 22, 72, 82
	ベンチロミド	PFD内服液	サンノーバ	12, 30

監修を終えて

　病巣の積極的摘除を試みる外科系医療は別にして，内科系消化器医療を俯瞰した際に，病態の進展に果敢に介入する医療，あるいは病態に介入できないまでも良好なQOLを維持し，予後を改善する治療に関しては，未だ道遠しの感を禁じ得ないというのが，多くの消化器内科医が共有している感情であろう．この本の編集者である中村光男先生は，糖尿病を中心とした内分泌・代謝疾患の診療・研究の第一人者であられるが，早くから膵外分泌機能・消化管運動の重要性に着目し，優れた研究グループを率いて精力的な活動を展開してこられている．すなわち，症状改善という皮相的な目標達成に満足せず，膵機能不全症例の病態改善に長年取り組まれてきた．糞便中脂肪含量の測定はいうまでもなく，膵外分泌不全の診断を目的に独自の呼気試験を確立し，病態の正確な把握を基盤に，食事，消化吸収，栄養の三者に配慮したうえで，食事療法・膵酵素補充療法，インスリン療法を駆使した治療を展開されている．小腸上皮のトランスポーター，腸内細菌叢，腸管免疫などの研究により，今でこそ，消化管は栄養コントロールの中核として糖尿病，脂質異常症，自己免疫疾患に深く関与していることが明らかになり，新たな注目を集めているが，先生のグループはそのような流れとは全く独立した形で，孤高を保つが如く地道な研究を積み重ねられ，別ルートを辿って早い時期から上記の見解に達せられている．先生のグループの現在の到達点を示す本書の内容は，現状の消化器内科診療に感ずる不全感を多少とも軽減してくれるものである．特に各論の項などで御理解いただける通り，まさに内科の本道ともいうべき栄養学を組み込んだ診療の姿を示しており，今後の展開に大いなる想像力を膨らませる読者も多いことと思う．

　精力的に膵機能不全の病態を見据え，その改善を追求し続ける執筆者達が書き上げた本書が放つ独特のオーラの中に尋常ならぬ気迫，集中力が混じっていることを感じるのは私だけではないと思う．なぜなら，本書は武道の達人であり，ハンターでもある中村光男先生の小宇宙とでもいうべきものだからである．そして，この小宇宙はその領域をさらに拡大させる確かな兆しを示している．中村先生，そして御一門の先生方の今後益々の御活躍を期待申し上げたい．

　また，本書に啓発されて内科の本道を目指し，ユニークな臨床医学の領域を創成する多くの若い人材があとに続くことを願ってやまない．

　最後になったが，本書が世に出るうえでは良きパートナー，診断と治療社の相浦健一氏を得たことが大きいと思う．この場をお借りして氏のこれまでの御尽力に対して心よりの敬意と謝意を表させていただく次第である．

2017年9月吉日

監修
帝京大学医学部特任教授 / 埼玉医科大学消化器肝臓内科客員教授
一瀬雅夫

索引

和文索引

あ
亜全胃温存膵頭十二指腸切除術(SSPPD) 154
アミラーゼ 7, 27
アルコール 38, 42, 43
　──性慢性膵炎 101, 110
安静時エネルギー消費量(REE) 44, 47

い
胃全摘術後 27, 140, 150
　──の消化吸収障害 142
一次胆汁酸 81
陰イオン交換樹脂 82
インスリン分泌能 132
インスリン療法 58
陰膳法 34

え
栄養
　──管理 95
　──サポートチーム(NST) 34
　──指標 89
　──障害 33, 38, 39, 41
　──状態 154
　──素欠乏 31
　──バランス 38
　──評価 89
エネルギー
　──制限 44
　──摂取量 44
　──喪失量 89
　──代謝の評価法 47

か
回腸広範切除 163
過栄養 47
ガス液体クロマトグラフィー(GLC) 9, 17, 62, 77
カルボキシペプチターゼ 27, 64
カロリー制限 3, 42, 45
患者教育 59
間接法 16, 29

き
聞き取り 33
基礎分泌能 26
揮発性 83
キモトリプシン 12, 27, 30, 64
急性腎不全 114
強化インスリン療法 59, 107, 108, 127
禁酒 46
近赤外分光法(NIRS) 10

く
空腸広範切除 163
クワシオルコル 31

け
経口ブドウ糖負荷試験(OGTT) 139
経腸栄養 95
血清アルブミン(Alb) 92
血清総コレステロール(TC) 93
血糖 101
　──コントロール 57, 102, 127
　──自己測定(SMBG) 43

こ
高アミラーゼ血症 114
高血糖 44, 113, 116
高植物ステロール血症 80
高浸透圧高血糖症候群 136
高速液体クロマトグラフィー(HPLC) 87
呼気ガス 16
呼気試験 3, 25
呼気中水素濃度 17, 68
呼吸商(RQ) 47
コプロスタノール 80

コレシストキニン(CCK)　　3，114
混和不全　　27，140

さ

残食調査法　　34
三位一体　　4，42

し

脂質制限　　38
持続皮下インスリン注入療法(CSII)　　60
疾患別エネルギー必要量　　48
シックデイ　　113
脂肪　　44
　　──酸　　93
　　──消化吸収　　161
　　──(消化)吸収不良　　18，61
　　──制限　　2
　　──摂取量　　3
脂肪便　　2，7，25，61
　　──の診断基準　　7
　　──の診断方法　　8
十二指腸挿管法　　30
腫瘍マーカー　　109
消化器症状　　32
消化吸収
　　──試験　　62
　　──障害　　31
　　──不良　　5
消化酵素製剤　　53
小腸性吸収障害　　159
小腸切除後　　159
上部消化管のpH　　5
食事
　　──思い出し法　　34
　　──記録法　　33
　　──指示量　　41，44，45，133
　　──制限　　43
　　──摂取頻度調査法　　34
　　──摂取量　　34，42
　　──摂取量の評価　　41
　　──調査　　33，38
　　──調査期間　　34
　　──療法　　3，33，41，45
自律神経障害　　110
腎不全患者　　50

す

膵炎食　　45
膵外分泌
　　──機能検査　　12，29
　　──障害　　13
　　──不全　　13，54
膵機能不全患者　　2
膵酵素の大量補充療法　　122
膵酵素補充療法　　2，129
膵性糖尿病　　4，41，57，89，101，110
　　──の治療戦略　　57
膵切除術後　　41，42，89，132
膵全摘　　3，99，127
膵体尾部切除　　132，134
出納試験　　3
膵頭十二指腸切除術(PD)　　98，116，134
　　──後のREE　　51
膵島腫瘍　　99
スクリーニング検査　　89
スタチン製剤　　80
ズダンⅢ染色　　8，61
ステロイド糖尿病　　136，139
スライディングスケール　　136

せ

制限食　　45
生体ガス　　16
成分栄養剤　　38，96
セクレチン試験　　16
石灰化　　98，101，110，114
セルレイン・セクレチン(C-S)試験　　16
全身症状　　31

そ

総エネルギー　　44

た

体重　　92
脱水状態　　113
短鎖脂肪酸　　83
胆汁酸プール　　82
炭水化物　　44
　　──(消化)吸収不良　　5，16，65
短腸症候群　　159，163
たんぱく　　44
　　──制限　　42

181

――（消化）吸収不良　5, 64
――分解酵素　27
――便　30

ち

窒素バランス　44, 89
窒素便　65
中心静脈栄養　95
中性ステロール　78
腸肝循環　161
腸内細菌過剰症候群　5, 62, 68
直接法　29

つ

通性嫌気性菌　77

て

低アルブミン（Alb）血症　4, 38, 46, 141
低栄養　25, 46, 47, 89, 98
低血糖　33, 41, 57, 127
低コレステロール血症　38
低体重　38, 141

と

統合失調症　50
透析　50
糖尿病　13, 50
　――合併例　44
　――食　4, 45, 107
　――性ケトアシドーシス（DKA）　114
　――性神経障害　113
　――性膵障害　134
　――と胆膵腫瘍 and/or 膵切除, 糖尿病発見時期からみた分類　119
　――と慢性膵炎の発見時期からみた分類　105
動脈血ガス分析　113
トリプシン　27, 64

な

内科的回腸切除　82

に

肉眼的脂肪便診断　7
二次性糖尿病　57
二次胆汁酸　82
日本薬局方　53

尿中窒素排泄量　89
尿中パラアミノ安息香酸（PABA）排泄率　12
尿糖排泄量　89
ニンヒドリン法　64

は

パラアミノ安息香酸（PABA）　12, 30
パンクレアチン　53
パンクレオザイミン・セクレチン（P-S）試験　12, 16, 26
半消化態栄養剤　38

ひ

非代償期慢性膵炎　42, 89
非たんぱく態窒素　30

ふ

不揮発性　83
複合ミセル　161
腹背部痛　114
浮腫　31
ブリットル型糖尿病　110, 114
糞便中キモトリプシン活性　30
糞便中脂肪排泄量　2, 7, 29, 89
糞便中窒素排泄量　27, 89
糞便量　7
分類　105, 119

へ

閉塞性黄疸　162
便臭　7
便性状　32
ベンゾイル-L-チロシル-[1-^{13}C]アラニン（^{13}C-BTA）呼気試験　3, 25
ベンゾイル-L-チロシル-パラアミノ安息香酸（BT-PABA）　25
　――試験　12, 30
ベンゾイル-L-チロシン（BT）　12
便中エラスターゼ1　31
ベンチロミド　12

ほ

膀胱超音波検査　13

ま

末梢神経障害　114

マラスムス　31
慢性下痢　32
慢性膵炎　98
　──の臨床経過　104
慢性閉塞性肺疾患（COPD）　50

む
無自覚低血糖　112

ゆ
有痛性末梢神経障害　110

幽門輪温存膵頭十二指腸切除術（PPPD）　98, 122
輸入脚　68

ら
ラニチジン　19

り
リパーゼ　7, 61

欧文 - 数字索引

A
acid steatocrit 法　8
acidemia　114
azotorrhea　30, 65

B
bacterial overgrowth syndrome　5, 62, 68
bacterial translocation/endotoxin translocation　95
balance study　3
bentiromide　12
Billroth II 法　68
Billroth I 法　68
BMI　92
brittle diabetes　110, 114
BT-PABA 試験　3, 12, 30

C
chronic obstructive pulmonary disease（COPD）　50
Cmax　27
coprostanol　80

D
diabetic ketoacidosis（DKA）　114

F
Fédération Internationale Pharmaceutique（FIP）法　54

G
gas-liquid chromatography（GLC）　3, 9, 17, 62, 77

H
H_2ブロッカー　19
high performance liquid chromatography（HPLC）　87
HMG-CoA 還元酵素　78

I
IgG4　154

K
Kjeldahl 法　30, 64
kwashiorkor　31

M
marasmus　31

N
near-infrared spectroscopy（NIRS）　10
Niemann Pick C1 like 1（NPC1L1）　80
nutrition support team（NST）　34

O
oral glucose tolerance test（OGTT）　139

P
pancreatic diabetes　4, 41, 57, 89, 101, 110

pancreatic diabetes の治療戦略　　57
pancreatic function diagnostant(PFD)試験　　3, 12, 25, 30
pancreatic function diagnostant(PFD)試験の基準値　　12
pancreaticocibal asynchrony　　27, 140
pancreatoduodenectomy(PD)　　98, 116, 134
pancreatoduodenectomy(PD)後の REE　　51
post treatment neuropathy　　114
pylorus-preserving pancreatoduodenectomy (PPPD)　　98, 122

R
rapid turnover protein(RTP)　　93
respiratory quotient(RQ)　　47
resting energy expenditure(REE)　　44, 47
Roux-en-Y 法　　68

S
self-mon toring of blood glucose(SMBG)　　43

sick day　　113
sitosterolemia　　80
steatorrhea　　2, 7
substomach-preserving pancreatoduodenectomy (SSPPD)　　154

V
van de Kamer 法　　3, 9, 30, 62
von Hippel Lindou(VHL)病　　99

数字
^{13}C-混合中性脂肪(MTG)呼気試験　　19
^{13}C-脂肪消化吸収試験　　19
^{13}C-グリココール酸(GCA)呼気試験　　68
^{13}C-トリオクタノイン呼気試験　　22
^{13}C-トリオレイン　　19
^{13}C-BTA 呼気試験　　3, 25
^{13}C-starch 呼気試験　　18

・ JCOPY 〈(社)出版者著作権管理機構 委託出版物〉
本書の無断複写は著作権法上での例外を除き禁じられています．
複写される場合は，そのつど事前に，(社)出版者著作権管理機構
（電話 03-3513-6969，FAX03-3513-6979，e-mail：info@jcopy.or.jp）
の許諾を得てください．

・本書を無断で複製（複写・スキャン・デジタルデータ化を含みます）
する行為は，著作権法上での限られた例外（「私的使用のための複
製」など）を除き禁じられています．大学・病院・企業などにお
いて内部的に業務上使用する目的で上記行為を行うことも，私的
使用には該当せず違法です．また，私的使用のためであっても，
代行業者等の第三者に依頼して上記行為を行うことは違法です．

膵外分泌不全診療マニュアル
―膵性消化吸収不良と膵性糖尿病の診断と治療

ISBN978-4-7878-2324-3

2017年10月1日 初版第1刷発行

編　　集	中村光男	
監　　修	竹内　正，一瀬雅夫	
発 行 者	藤実彰一	
発 行 所	株式会社　診断と治療社	
	〒100-0014　東京都千代田区永田町2-14-2　山王グランドビル4階	
	TEL：03-3580-2750（編集）	
	03-3580-2770（営業）	
	FAX：03-3580-2776	
	E-mail：hen@shindan.co.jp（編集）	
	eigyobu@shindan.co.jp（営業）	
	URL：http://www.shindan.co.jp/	
装　　丁	株式会社ジェイアイ	
印刷・製本	広研印刷 株式会社	

©Teruo NAKAMURA, 2017. Printed in Japan.　　　　　　　　　　[検印省略]
乱丁・落丁の場合はお取り替えいたします．